SCHULMEDIZINISCH AUFGEGEBEN - WAS NUN?

Herausgeber:

SENSEI Verlag, Cannstatter Str. 13
71394 Kernen.

Autorin:
Heidrun Ehrhardt

Alle Rechte, auch die des auszugsweisen Nachdruckes, der fototechnischen Wiedergabe und der Übersetzung, nur nach vorheriger schriftlicher Genehmigung durch den Herausgeber. Eine Haftung des Verlags, des Vertriebs und der Autoren für Personen-, Sach- und Vermögensschäden ist ausgeschlossen.

1. Auflage: Juli 2001
2. Auflage: Januar 2002
3. Auflage: Juni 2002
4. Auflage: Juli 2003
ISBN 3-932576-66-7

Ich muss das, was war,
von mir schreiben,
um das Vergangene loslassen zu können;
Das Gestern hat der Tod längst einkassiert:
Vor mir liegt das Leben!

Heidrun Ehrhardt

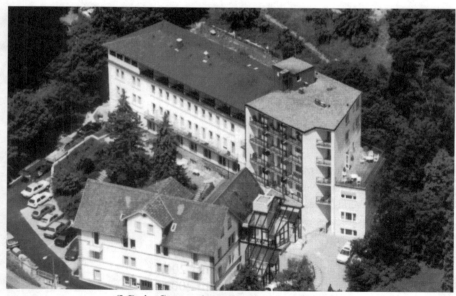

(M)ein Sprungbrett in ein neues Leben:
die Hufeland-Klinik in Bad Mergentheim.

Danke

Danke, dass ich wieder aufatmen kann,
Ich war im Siechtum – zwei Jahre lang.
Einen Tumor in der Brust
Und niemand hat gewusst
Von der immunbiologischen Therapie.
Ich musste leiden wie noch nie.

Danke, dass ich sie gefunden hab,
Die Klinik, die mir Hilfe gab,
Die den ganzen Menschen sieht
Und sein Gleichgewicht hinbiegt.
Ich hab mich wohl gefühlt in diesem Hause,
Vom Alltag und dem Stress war einmal Pause.

Sie gab mir Kraft und Hoffnung, neuen Mut,
Der Aufenthalt in ihr tat mir so gut.
Danke, dass ich sie gefunden -
Die Metastasen sind verschwunden!
Vor einem Jahr hat man mich aufgegeben ...
Jetzt werd ich viel bewusster leben!

Ins »kalte Wasser« war ich nicht gesprungen,
Dies behaupten doch nur böse Zungen.
Die immunbiologische Therapie hat das getan,
Wozu mein Arzt keine Zeit sich nahm.

Höchste Zeit, die armen Teufel aufzuklären,
Die zwischen Chemo und Tod sich nicht wehren!
Drum lass ich mich filmen, mitten im Fieber,
Setz auf Lebensqualität und lache wieder!

Herzlichen Dank dem gesamten Team:
Als für mich die Sonne wieder schien
... da begann ein neues Leben –
ich glaube, es wird mir noch vieles geben.

* * *

Herzlichen Gruß – bis zum nächsten Jahr,
wenn ich wieder nach Mergentheim fahr.

Heidrun Ehrhardt

Wenn Sie Ihren eigenen Tod vor Augen haben,
stellt sich das Nachdenken von selbst ein.
Das einzige, was Sie den ganzen Tag tun, ist, darüber nachzudenken,
wie und wo Sie was falsch gemacht haben.

Schon Pfarrer Kneipp, der sprach es aus:

Dein Leben seh wie folgt nun aus:
Zuerst die Wassertherapie –
versuch sie gleich und lobe sie;
doch auch die Ordnungstherapie
durchzieh dein Leben für und für.
Dazu noch die Ernährungslehre,
da ohne sie nur Chaos wäre.
Beobachte die Umwelt sehr genau.
Trotz hohem Wissen oft nach oben schau.
Dort kommt dir Segen, Kraft und Ruhe her.
Denn alles Erdenleben lenkt
nur Gott der Herr!

Erst als der Wasserdoktor Ordnung in die Seelen seiner Patienten brachte, hatte er Erfolg!

„Er meint die Ordnung im höchsten, im christlichen Sinne, dass wir wieder lernen, worauf es im Leben wirklich ankommt, nämlich im Geist Gottes zu handeln, auf seine Stimme zu hören, ihn immer wieder zu suchen und seine Kraft zu erflehen, um genug Liebe und Verständnis für die Menschen zu haben, mit denen wir leben, um unser Ziel, unsere Bestimmung hier auf Erden, nicht zu verfehlen."

Veronica Carstens.

Schulmedizinisch aufgegeben - was nun?

Inhalt

Kap. 1	10 Jahre vor meiner Diagnose	18
Kap. 2	Brustkrebs - Eine Sprache der Seele	27
Kap. 3	Der Rückfall	41
Kap. 4	Therapie für die Seele	49
	Ich suche mir meine Klinik selber aus	49
	Psyche und Glaube helfen heilen	56
	Alles, was mich kränkt, macht mich krank	57
Kap. 5	Solange ich lebe, liebe ich	59
Kap. 6	Hoffnung	74
Kap.7	»Meine» ganzheitliche immunbiologische Therapie	78
	Das Konzept der biologischen Krebstherapie	79
	Über die Verlängerung des Lebens	84
	Nicht der Arzt heilt, sondern die Natur – Ihre Natur	85
	Wissenschaftlich nicht anerkannt	86
	Fieber hilft heilen, anderes auch	89
	Ich fieberte	92
	Mein Blut wurde »gewaschen», Lunge und Gewebe gestärkt	101
	Unterstützung durch Homöopathika, Enzyme, Vitamine, Bakterien	102
	Beseitigung negativer Umwelteinflüsse	105
	Ausschaltung belastender seelischer Einflüsse	107
Kap.8	Die Immuntherapie	115
	Ein ungewöhnliches Organ	115
	Immunmodulatoren	116
	Proteolytische Enzyme und Thymusextrakt	117

Schulmedizinisch aufgegeben - was nun?

Die Mistel - Pflanze zwischen Gut und Böse	120
Unsere Abwehrkraft – Die natürlichen Heilkräfte aktivieren	122
Konventionelle Therapie	127
Bewusst heilen	128
Flügel für die Seele	129
Etwas lernen über Gesundheit, Ernährung	131
Was also ist Ganzheitlichkeit ?	136

Kap.9	Meine Ernährung	147
	Warum Chemie und Bestrahlung? Ich mag sie nicht.	148
	Ich bin für natürliche und unverfälschte Nahrung!	151
	Essen gegen Krebs	153
	Wie ernähre ich mich gesund, wenn ich krank bin?	154
	Was ist lakto-vegetabile Vollwertkost?	157
	Problem: Natürliche Vital- und Aufbaustoffe	167
	Der Mineralstoffwechsel	169
	Die Leber ist das Steuerrad des Leben	171
	Was sagt uns die Ernährungsmedizin	173
	Heilkräuter und -tees	175
	Krebs ist eine Zivilisationskrankheit	180
	Die Beziehung zwischen Boden und Pflanze	181
	Eine Kette von Giften	184
	Wie ein Holunder wächst	184
	Entgiftung und Entschlackung am Morgen	186
	Mein symbiosefreundliches Frühstück	188
	Mein wertvolles Mittagessen	191
	Mein bekömmliches Abendessen	193
	Essen wie die wilden Tiere	195
	Also doch eine Diät?	197
	Ernährung als Therapie	201
	Bierhefe, Rote-Bete- und Weizengrassaft – alles Medizin!	204
	Die Medizin der Zukunft ist die Ernährung!	210

Schulmedizinisch aufgegeben - was nun?

	Zusammenfassung	214
	Nahrungsmittel sollen unsere Heilmittel sein	216
	Was ist für den Krebspatienten verboten?	218
Kap.10	(Ich muss) über das Leben erzählen	227
	Geist – Heilung	227
	Die Stille	230
	Die Liebe	232
	Woher alle Energie kam	234
	Wendezeiten	238
	Der Himmel hat mir grünes Licht geschickt	241
	Schrei ist heilende Medizin für die gequälte Seele	246
	Wachsen wie ein Baum	251
	Überall ist Leben – im Wasser und in Steinen	254
	Sei Lob und Ehr dem höchsten Gut	261
	Warum bin ich hier?	262
	Ich bin nicht zum Fernseh gucken hier!	263
	Wir brauchen eine neue Kirche	266
	Eine Eintrittskarte für einen wahren Film	267
	Was bleiben will, muss sich verändern	274
Kap. 11	Sich auf den Tod vorbereiten	279
	Eine spirituelle Wüste	279
	Dem Leben einen Sinn geben	280
	Arme Sklaven	280
	Die wirklichen Dinge des Lebens	281
	Die Begegnung mit dem Tod	282
	Veränderungen	283
	Bewusst – Sein	285
	In sich hinein schauen	286
	Geist und Atem	289
	Kommunikation mit Schwerkranken, Sterbenden und Hinterbliebenen	289

Schulmedizinisch aufgegeben - was nun?

Mitgefühl und Liebe	293
Angst vor dem Tod?	294
Hoffnung und Vergebung	295

Kap. 12	Aschermittwoch, Karfreitag und ein neues Leben	297

Kap. 13	Ich habe mir einen Traum erfüllt	300
	Zusammenfassung	304
	2 Jahre später	313
	Quellen – und Literaturverzeichnis	323
	Fremdwörterindex	326

Mein Buch

Ich möchte mit diesem Buch ganz viele Menschen ansprechen, die schulmedizinisch aufgegeben worden sind, die chronisch krank sind, die von der Schulmedizin enttäuscht worden sind und nach Alternativen suchen, die gesund leben wollen und die etwas lernen möchten im Umgang mit ihren Mit-Menschen, Kranken, Krebskranken und Sterbenden.

Ich möchte stellvertretend für viele Frauen sprechen, deren Leben mit der Diagnose Brustkrebs zur Umstellung verurteilt wird – nicht zum Sterben! Und unserer modernen Gesellschaft sagen, warum der Brustkrebs bei uns Frauen so rasant zunimmt.

Ich möchte unserem Gesundheitsministerium und unserer »Patientenverwaltungsindustrie« sagen, wie Krankenkassen sparen und Krankenhäuser billiger sein können, aber auch menschenwürdiger. Und wo bzw. bei wem Forscher und Wissenschaftler ansetzen und fortfahren sollen, um »ein Mittel gegen den Krebs« zu finden.

Mein »Fall«

Mein Fall wurde im Januar 1999 von der »National Foundation for Alternative Medicine« in das Verzeichnis geheilter Fälle aufgenommen: Alternative Medical Records. Eine wissenschaftliche Auswertung, welche dem «best cases protocol«, das von National Health Institut der USA initiiert und mit führenden Spezialisten des National Cancer Institut, der Universität Texas Housten, der Harvard School u. a.erarbeitet wurde. Dieses Forscherteam aus Washington hat der Regierung einiges vorzuweisen.

Ich hoffe, ihm wird es gelingen, die Mächtigen zu überzeugen!

Alle Menschen haben das Recht zu wissen und zu wählen

Liebe Leserinnen, liebe Leser!

Wahrscheinlich haben auch Sie schon öfters aus den Medien erfahren, dass es nicht bewiesen ist, dass alternative Therapien auch wirklich helfen und dass es keine echten wissenschaftlichen Studien darüber gibt. Krebstherapeuten wie Dr. Burzynski in den USA, Dr. Govallo in Russland oder Dr. Budwig in Deutschland haben Tausende von Seiten über ihre wissenschaftlichen Arbeiten veröffentlicht. Wir sollten langsam etwas besser verstehen, dass die so beliebte Doppelblindstudie sicherlich nicht das richtige Instrument ist, um beurteilen zu können, wie gut ein Arzt oder eine Therapie ist.

In diesem Buch erfahren Sie vom metastasierenden Brustkrebs einer mutigen Frau, wie sie ihre Krankheit besiegt hat, welche Therapien sie machte, welche Ernährungsmaßnahmen die Therapie begleiteten, welche Visualisierungstechniken sie benutzte, welche allgemeinen Lebensänderungen notwendig waren, um den Krebs zu besiegen – und vieles mehr. Die Summe dieser Maßnahmen lässt sich in kein bestehendes »wissenschaftliches« System pressen und auswerten.

Krebs ist heilbar. Immer wieder erleben ganzheitlich orientierte Ärzte, dass auch Menschen in einem so genannten »finalen Stadium« ihren Krebs besiegen. Werden Sie deshalb aktiv und finden Sie heraus, was Sie noch heute gegen Ihren Krebs tun können. Übernehmen Sie die Verantwortung für Ihre Erkrankung. Überlassen Sie es nicht anderen Menschen, dass Sie gesund werden. Beginnen Sie noch heute damit, darüber nachzudenken, was Sie zukünftig anders machen werden und vertrauen Sie Ihrer inneren Stimme, die Ihnen sagt, dass Sie Ihren Krebs besiegen werden.«

Lothar Hirneise
Vorstand des Vereins *Menschen gegen Krebs e.V.*

Mit diesen Worten von Lothar Hirneise möchte ich Ihnen, wenn Sie noch Optionen suchen, weil Sie von den konventionellen Krebsbehandlungen enttäuscht wurden, weiterhelfende Adressen anbieten:

Menschen gegen Krebs e. V.
Postfach 12 05
71386 Kernen
Tel.:   07151 - 910217
Fax :   07151 - 910218
Internet: www.krebstherapien.de
e-mail: mgk@krebstherapien.de

Gesellschaft für Biologische Krebsabwehr
Postfach 10 25 49
69015 Heidelberg
Tel.:   06221/138 02 0
Fax :   06221/138 02 20
in Berlin   030/3425041
in Chemnitz: 03722/98316
in Dresden: 0351/8026093
in Düsseldorf: 0211/241219
in Hamburg: 040/6404627
in München: 089/268690
in Wiesbaden: 0611/376198

Ihnen wünsche ich alles Gute!

Ihre Heidrun Ehrhardt

Schulmedizinisch aufgegeben - was nun?

Vorwort

1.

Die Diagnose einer schweren körperlichen Krankheit führt zu enormem psychischen Stress. Spirituelle Not und Entfernung von der eigenen Kultur, von der Familie oder von der Gemeinschaft wird weithin als Ursache für ein »Dahinschwinden« oder sogar für den Tod gehalten. Verschiedenste Symptome werden in eine erkennbare Konstellation von kultureller Gültigkeit verwandelt, das Potential für Kontrolle oder Heilung wird sichtbar.

Im Allgemeinen wird die Angst des Patienten und seiner Familie gemildert. Wie aber verhalten sich diese, wenn dem Problem der Name »Krebs« gegeben wird? Liebe Patienten, Sie selbst können entscheiden, ob Ihre Krankheit das Schlimmste oder das Beste ist, was Ihnen jemals zugestoßen ist; Sie wählen, ob Sie aufgeben oder kämpfen wollen! Der Weg des Heilens, den Sie wählen, wird davon abhängen, was Sie für die Ursachen Ihrer Krankheit halten. Denken Sie einmal darüber nach! Sie dürfen dem Problem nicht nur eine einzige Ursache zuweisen. Es handelt sich nicht nur um den »genetischen Fehler«, das »falsche Denken« oder Fehlverhalten oder um das Eindringen eines Virus bzw. anderen Stoffes von außen. Manche Probleme manifestieren ihre Symptome auf der körperlichen Ebene, andere aber auf der psychischen oder geistigen – und wieder andere auf der spirituellen oder sozialen/gemeinschaftlichen Ebene. Diese Symptome reagieren am besten auf die Behandlung, die für ihre besondere Ebene entworfen wurde.

2.

Krebs, Aids, Diabetes, Alzheimer ... sind für die meisten Menschen zu mehr als nur einem Begriff geworden. Unsere eigene Unachtsamkeit und Unbewusstheit aber verursacht die steigende Belastung der Umwelt, was uns geistig, emotional und körperlich durch schlimme, oft tödliche Krankheiten sehr zu schaffen macht. In vielen Familien gibt es schwere Erkrankungen und Tod. Unsere Schulmedizin steht diesen Krankheiten oft hilflos gegenüber und streckt mit dem Urteil »unheilbar« ihre Waffen.

Ich weiß, der Schock der Diagnose hat Sie in ein »tiefes Loch« geworfen, und es dauert seine Zeit, da heraus zu finden. Sie sind verunsichert, haben

Angst. Ich habe mich während »meiner Karriere« als ernsthaft erkrankter Mensch, der von Arzt zu Arzt, von Termin zu Termin taumelte, gefragt, warum das Wartezimmer mancher Ärzte so voller Angst ist? Beklemmung macht sich breit zwischen alten durchgeblätterten Magazinen und schweigenden Menschen: Angst statt Geborgenheit! Die in ihr Schicksal ergebenen Menschen haben eine solche Ausstrahlung. Ist es die tiefe Angst vor der Wahrheit, die wir Patienten spüren?

Wenn Sie am Boden sind, wenn nichts mehr hilft dann werde ich Ihnen mit diesem Buch – ganz leise über die Hintertreppe – eine neue Hoffnung schicken. Nicht mit Apparatemedizin, sondern mit sanfter Medizin, die Ihnen den Rücken stärkt, damit Sie über Ihre Krankeitshürde drüber kommen. Ich möchte Ihnen einen Strohhalm reichen, und er wird hier und da halten!

3.

Ziel meines Buches ist es, Patienten die Unausweichlichkeit der Prognose, sterben zu müssen, zu entreißen. Aus meinem Wohnzimmer war im letzten Jahr manchmal ein »kleines Selbsthilfezentrum« geworden, die Patienten sind unheimlich dankbar: Jeder greift nach dem Strohhalm der Hoffnung bei der Suche nach einem Heilverfahren.

Ich möchte, dass ganz viele Patienten gemeinsam mit ihren Angehörigen, Therapeuten und Freunden dieses Buch lesen, daraus Hoffnung auf Genesung und Kraft für ihren Weg schöpfen. Suchen Sie sich einen Arzt bzw. eine Klinik, wo Sie selbst aktiv an Ihrer Therapie mitwirken. Lernen Sie für sich selbst zu denken und zu handeln, auch wenn es zunächst durch den Schock der Diagnose schwer fällt. Sie dürfen Ihren Kopf nicht an der Rezeption eines Krankenhauses abgeben oder sich etwas aufzwängen lassen, woran Sie selbst zweifeln! In unseren hiesigen Kliniken scheint niemand zu begreifen, dass man gegen eine tödliche Krankheit ankämpfen und sie besiegen kann. Ich hätte die mir als letzte Chance empfohlene Hochdosis-Chemotherapie mit Stammzelltransplantation niemals überstanden, nicht nach zweijähriger aggressivster Chemotherapie. So habe ich Gott um Hilfe gerufen, mich an meinen inneren Arzt gewandt und meinen Weg in der Naturheilkunde gefunden. Eine ganzheitliche immunbiologische Therapie durchgeführt und eine ganze Menge selbst getan.

Schulmedizinisch aufgegeben - was nun?

Der Arzt, dem ich mein Vertrauen schenkte, sagte zu mir:

»Heilen kann ich Sie nicht, das müssen Sie schon selber tun. Aber ich kann mit verschiedensten Therapiemöglichkeiten Ihre Selbstheilungskräfte anregen.«

Dieser in der biologischen Krebsbehandlung erfahrene Praktiker hat mich überzeugt, ich kann sein Konzept jedem Krebspatienten empfehlen!

Es fällt uns oft schwer zu glauben, dass eine Heilung meist mit relativ einfachen Wegen möglich ist. Eine schwere Krankheit wie Krebs muss an ihren Wurzeln gepackt werden – es darf nicht nur das Symptom behandelt werden.

4.

Um Ihnen den Einstieg in dieses Buch ein wenig zu erleichtern, möchte ich Sie bitten, einmal sehr intensiv und ehrlich über folgende Fragen nachzudenken:

* **Welchen Sinn hat mein Leben? Welche Ziele habe ich vor mir?**

* **Bin ich ein glücklicher Mensch oder habe ich in meinem Leben wesentliches versäumt?**

* **Waren die Schwerpunkte, die ich meinem Leben gesetzt habe, richtig, oder habe ich nur Wert auf Dinge gelegt, die eigentlich nichts wert sind (Geld, gesellschaftliches Ansehen, Geschäft, Beruf)?**

* **Wenn ich ganz gesund wäre, könnte ich dann mein jetziges Leben lebenswert, interessant und schön empfinden, oder sehne ich mich insgeheim danach von diesem Leben erlöst zu sein?**

Vorwort

* **Bin ich ein Mensch, der viele negative Gedanken pflegt: Neid, Hass, Groll, Missgunst ...?**

* **Mache ich mich gerne mit negativen Gesprächen wichtig, z. B. über eigene oder fremde Krankheiten, Unfälle, Todesfälle, sonstige schlechte Nachrichten?**

* **Fällt es mir schwer mich zu freuen und öfters einmal zu lachen?**

Mit diesem Nachdenken möchte ich Sie dazu auffordern, Ihre Krankheit nicht als Feind zu betrachten, sondern als etwas Gutes, das zur dramatischen Änderung Ihrer Lebensperspektive führen wird, und so zu einer neuen Identität und Ihrem Leben neue Impulse geben kann.

Meine seelischen Probleme hat Dr. Wöppels »Therapie für die Seele« geheilt. Die abnormalen Zellen sind wieder zu Hause – in meinem Körper. Friede und Harmonie durchfluten meine Zellen. Welchen Weg zur Heilung Sie auch immer gehen werden, verbünden Sie sich mit Ihrer Krankheit!

Schulmedizinisch aufgegeben - was nun?

1

Zehn Jahre vor meiner Diagnose

Im Frühjahr 1986 schrieb ich an der Abschlussarbeit meines Fernstudiums und bereitete mich auf die Prüfung zur Agraringenieurin vor. Ich schloss dieses Studium mit »gut« ab, trotz aller familiären Schwierigkeiten: Zu jener Zeit lebte ich mit meiner eineinhalbjährigen Tochter noch im Hause meiner Eltern. Mein Mann und ich wollten bauen: Um- und Ausbau des großen Bauernhofes, auf welchem die Schwiegereltern mit 75 und 81 Jahren wohnten.

Meine Mutter wurde Anfang des Jahres an Brustkrebs operiert, bekam 82 Bestrahlungen und war fast das ganze Jahr im Krankenhaus. Vater arbeitete im Zwei-Schicht-System als Landmaschinenschlosser und hatte daheim ein zweites bäuerliches Arbeitsverhältnis. Da mein Bruder von der Armee eingezogen war, musste ich verstärkt zugreifen. Der Kinderwagen meiner Tochter stand oft am Feldrain oder vorm Schweinestall. Zum anderen kümmerte sich Vater aber auch rührend um die Kleine, wenn ich zum Studium war. Zum Haushalt gehörten noch mein 78jähriger Großvater, der gerade von einer Darmverlegung (Krebs) nach Hause gekommen war, und eine 93jährige alte Dame, die zu versorgen war. Alle riefen »Heidrun«, so dass ich mich über das Erziehungsjahr meiner Tochter noch ein halbes Jahr von meinem Arbeitgeber freistellen ließ. Eine erdrückende Situation, die mir seelisch sehr zu schaffen machte. Ich hatte stark abgenommen, wog damals nur noch 50 Kilogramm.

Nach Abschluss des Studiums bekam ich im örtlichen Tierproduktionsbetrieb eine Arbeit angeboten, die mir sehr zusagte und auch Spaß machte. Es tat mir anfangs ein wenig leid, die Kleine in eine Kindereinrichtung geben zu müssen, doch als ich sah, wie gern sie unter Kindern war, war das für mich in Ordnung. Endlich war ich wieder unter Leuten, hatte eine Auf-

Zehn Jahre vor meiner Diagnose

gabe, die anerkannt wurde und in der ich »aufgehen« konnte. Obendrein genoss ich einen guten Vorgesetzten. Doch der Tag reichte von vorn bis hinten nicht aus, die Zeit verging im Fluge.

Erst Ende des Jahres kam meine Mutter aus dem Krankenhaus nach Hause. Ihr linker Arm war eine ganze Hand kürzer als der rechte. Doch sie war mutig und zuversichtlich, machte Dank ihrer Physiotherapie schnell Fortschritte und hatte Freude an ihrer Enkelin.

Zwischen Weihnachten und Neujahr begannen mein Mann und ich mit den Bauarbeiten an dem 200 Quadratmeter großen Stallgebäude. Vater legte Hand an, wo er nur konnte. Auch ich musste zupacken wie ein Mann. Unter DDR-Bedingungen war Bauen wahrhaftig kein Vergnügen! 1987 und 1988 waren somit zwei harte Jahre! Ich hatte an so manchen Tagen Rückenschmerzen. Doch es ging weiter. Wir kamen unserem Ziel näher: Einzug im März 1989! Zuvor, 1988, bekam ich jedoch einen anderen Vorgesetzten, einen aus der »Roten Garde«. Er war der Vater einer ehemaligen Mitschülerin und fiel meinen Eltern schon damals in der Schulversammlung negativ auf. Gewohnt, selbstständig und verantwortungsbewusst zu arbeiten, sollte ich nun nach seiner Pfeife tanzen. Im wahrsten Sinne des Wortes: Ich hatte Spießruten zu laufen! Es gab eine Vielzahl von Auseinandersetzungen; ich wurde vor dem LPG-Vorsitzenden »angeschmiert« und hatte den Eindruck, er »läufert« alle gegen mich auf.

Zu dieser Zeit herrschte in den Rinderproduktionsanlagen, in denen ich arbeitete, seuchenhaftes Verkalben und Verenden. Und ich war schwanger! Da ich weiter ständig Rückenschmerzen hatte und dieses belastende Gefühl, der ganze Bauch will nach unten, ging ich im Herbst 1988 zum Arzt und ließ mich arbeitsunfähig schreiben. »Meine Mütterbänder seien zu schwach«, sagte der alte Pfeiffer in seinem väterlichen Ton. Fortan dachte ich an mich und an das Kind in meinem Leib, doch wohl zu spät. Die nächsten Wochen musste ich im Liegen zubringen, weil ich so den Druck am besten aushielt. Am Aschermittwoch 1989 um 18.00 Uhr bekam ich Wehen, Vater fuhr mich in die Klinik und um 20.00 Uhr war alles vorbei: Das Kind war tot. Ich wurde operiert, hatte täglich 39 (!) bunte Tabletten in meinem Schächtelchen und damit jede Menge Gift! Die Schwester sagte: »Da hatten Sie aber noch einmal Glück, dass wir sie durchgekriegt haben ... «

Für mich war eine Welt zusammengebrochen. Die kleine Stephanie war enttäuscht, als die Mama kein Brüderchen mit nach Hause brachte. Und

Schulmedizinisch aufgegeben - was nun?

mein Mann? Er sagte nur: »Wir versuchen es noch einmal, wenn du mehr Ruhe hast.« Nach dem Klinikaufenthalt war ich noch eine oder zwei Wochen bei meiner Mutter. Ich war sehr schwach, meine Psyche lag am Boden. Genau zu der Zeit drängten mein Bruder und seine Frau darauf, dass ich »das Feld räume«. Sie wollten umbauen. Dieser Druck wurde so stark, dass ich in meinem zerrütteten Seelenzustand und noch schwacher körperlicher Verfassung keine andere Möglichkeit sah, als meine Koffer zu packen und den Umzug vorzubereiten. Als es dann im März soweit war, war ich aber noch nicht soweit! Ich fühlte mich bedrängt, verletzt, unwohl, im Wege zu sein. War ständigen Reibereien ausgesetzt, so dass ich mich aus meinem Elternhaus drängen ließ, obwohl ich unter den Fittichen meiner Mutter gern noch etwas kräftiger geworden wäre. Auf der anderen Seite wollte ich aber auch den Giftspritzen meiner kinderlosen Schwägerin aus dem Wege gehen und einfach meine Ruhe haben.

So richtig mit Liebe bin ich wohl nicht von zu Hause weggegangen. Ich erinnere mich genau an den ersten Morgen, den ich im neuen Heim verbrachte: weinend saß ich am Küchentisch, so als ob man mir etwas genommen hatte, was mir über all die Jahre meiner schönen Kindheit und Jugend so vertraut war. Ich brauchte lange, um darüber hinwegzukommen. Zum Glück hatte ich eine gute Nachbarin, eine junge Pastorin, zu der ich ein sehr freundschaftliches Verhältnis hatte. Das half mir sehr.

Ich stürzte mich also bald wieder an die Arbeit, um unser neues Heim so gemütlich und schön zu gestalten, wie nur möglich. Auf dem 10.000 Quadratmeter großen Grundstück artete mein Gärtner-Hobby so richtig in Arbeit aus. Die mannshohen Brennessseln waren bald verschwunden. Es gab Klein- und Großvieh, das zu versorgen war, und für die Leiden und Wehwehchen der beiden »alten Herrschaften« im Elternhaus meines Mannes musste auch immer Zeit sein. Als meine »Krankschreibung« auslief, ging ich halbtags wieder arbeiten. »Einen Schonplatz bei der LPG gibt es nicht« - nur zu gut wurde mir verdeutlicht, dass es besser wäre, wenn ich mir eine andere Arbeit suchen würde. Mein Vorgesetzter stänkerte mit aller Kraft weiter, so dass ich schließlich zum Jahresende kündigte und damit zehn Jahre Landwirtschaft an den Nagel hing. Hatte ich nicht studiert, um mich in diesem Beruf zu verwirklichen? Für Frauen wohl ein schweres Pflaster: 1989 – und dann auch noch Landwirtschaft!

Heute weiß ich, dass bei Patienten, die mit einer Depression zu tun haben, alles, was diese labile Situation aktualisiert, zu entscheidender Schwächung der Immunabwehr führen kann. Die Kündigung einer Arbeit, die zum Lebensinhalt geworden war, ist da bereits ausreichend.

Im Herbst 1989 bewarb ich mich dann im neuen Wohnort beim Reise- und Verkehrsunternehmen als Verkehrstechnologin und Einsatzleiterin. Eine freigewordene Stelle einer ehemaligen Mitschülerin, welche die DDR kurz vor der Wende verließ. Ich begann mit der neuen Herausforderung als mein Schwiegervater im Sterben lag und sie endete acht Monate später, als ich schwanger war – und gehen durfte. Aus dem gleichen Grunde lehnte ich kurz darauf auch das Angebot einer Stelle beim MDR-Jugendsender ab. So fügte ich mich also wieder dem Willen meines Arztes, ließ mich ab dem vierten Monat krankschreiben und musste viel liegen. Dies wiederum kam meiner Tochter zugute, für die ich ja nun etwas mehr Zeit hatte. Das Brüderchen wurde im März 1991 mit stolzen acht Pfund gesund zur Welt gebracht.

Eine Zeit, in der es für uns »gestraften Ossis« viel umzudenken und zu lernen gab! War es nicht schon schlimm genug, dass man als polytechnischer Oberschüler wie auch in der sozialistischen Berufsausbildung ständig ideellen Konflikten ausgesetzt war? Immer das sagen sollte, was dem jungen Menschen nicht an seinem Fortkommen hinderte bzw. das nicht sagen durfte, was man in seiner christlichen Erziehung im Elternhaus nahegelegt bekam. Damals hatte ich sehr darunter gelitten; das ganze System war so unnatürlich, dass ich es schon kaum mehr mit meinem Gewissen vereinbaren konnte. Gegensätze und Konflikte also schon von Kindheit an! Nun stand ich da mit meinem Erziehungsgeld und dem Kurzarbeitergeld meines Mannes – und den neuen bundesdeutschen Preisen, Versicherungsbeiträgen, Steuern und Abgaben. Mit minimalem Familieneinkommen musste ich 1991 nicht nur gut kalkulieren, sondern auch erfinderisch werden. Durch den Bau waren die Reserven aufgebraucht, aber auch keine Schulden entstanden.

1992 klingelte es wieder etwas besser in der Lohntüte meines Mannes, die Durststrecke war beendet. Fleißig und strebsam begannen wir, die zer-

Schulmedizinisch aufgegeben - was nun?

fallenen bäuerlichen Nebengebäude zu sanieren. Dank Fördermittel für den dorfbildprägenden Vier-Seiten-Hof und meinem guten Hinzuverdienst bei der Kirche hatten wir auch das geschafft. Ich war mit mir zufrieden, ging 36 Stunden in der Woche einem Arbeitsverhältnis nach, das mir Freude bereitete und sehr interessant war. Als Sachbearbeiterin und Kirchen-Chronistin war ich auch verantwortlich für Kultur- und Denkmalschutz, für Brauchtum und Tradition. Ich genoss die Selbstständigkeit und die Anerkennung meiner Arbeit. Habe Publikationen veröffentlicht und mich gemeinsam mit dem Chef für die Restaurierung einer einzigartigen romanischen Dorfkirche eingesetzt. Es war wirklich eine Arbeit, die ich gern gemacht habe. Ob ich nun Kirchenführerin oder Friedhofsverwalter war. Das Gemeindeleben und die Partnerschaft mit einer Gemeinde im Westerwald erfuhren einen Aufschwung. Am liebsten kramte ich wohl in den alten Kirchenbüchern und Pfarrakten, denn das war hoch interessant.

Doch für Heimatgeschichte und kirchliches Leben waren in einem Ort, in dem vierzig Jahre Tradition und Brauchtum zerschlagen waren, nur wenige zu begeistern. Ich hatte es somit schwer. Selbst von Mitgliedern des eigenen Kirchenvorstandes wurden mir Steine in den Weg gelegt, wahrscheinlich, weil sie mir den Erfolg nicht gönnten. Und mit den Herrschaften im kirchlichen Verwaltungsamt hatten Pfarrer N. und ich ohnehin ständig Ärger. Doch das ist ein anderes Thema. Zu meinem Vorgesetzten aber hatte ich ein gutes und vertrautes Verhältnis. Ich glaube, er konnte sich immer auf mich verlassen! Zum Predigen und Beerdigen kam der »langjährige Vakanzverwalter« jedoch selber, aber Seelsorger vor Ort war ich so manches Mal gewesen. Da ich die Arbeit vor der Haustür hatte, war ich natürlich immer greifbar. Mit einem Bein im Pfarramt, mit dem anderen bei der kranken Schwiegermutter. Alles war gut organisiert: Familie, Beruf, Ehrenamt, Haushalt, Garten, Fernausbildung – nur an mich habe ich nicht gedacht! Wie deutlich mir das heute wird!

Manchmal haben mich Leute gefragt, insbesondere aus den alten Bundesländern, wie ich das schaffe? Ich war immer im Gange, hatte nie Ruhe und war in Gedanken schon bei der nächsten Sache. Im Juli 1994 schickte mich mein damaliger Frauenarzt im Rahmen einer Vorsorgeuntersuchung zu einer Mammographie. Ich bekam daraufhin einen Probeschnitt in die linke Brust. Das entnommene Gewebe war gutartig, nach ein paar Tagen durfte ich wieder arbeiten. Niemand sagte mir, was das zu bedeuten hatte! Nach

Zehn Jahre vor meiner Diagnose

einigen Monaten hatte ich den Arzt gebeten, mich erneut zur Kontrolle zu schicken, doch er weigerte sich: »Es besteht kein Grund dazu, der Befund war gutartig.«

Ich schrieb also weiter an meiner Kirchenchronik, durchforschte mit großem Interesse die alten Schriften, betrieb adlige Familienforschung, um über die Patronatsherrschaft die geschichtliche Entwicklung von Kirche und Gemeinde zu verfolgen. Diese Dinge waren auch für die Restaurierung der Kirche von großer Bedeutung. Die Geschichte mit der Brust geriet in Vergessenheit. Gemeinsam mit Pfarrer N. habe ich Großes für den Erhalt des Bau- und Kunstdenkmales geleistet. Es war eine Freude etwas »wachsen« zu sehen! Ich hatte eine gemeinnützige Aufgabe, die mich erfüllte.

Leider konnte ich mich nicht ausschließlich auf sie konzentrieren, andere Dinge lenkten mich dauernd von ihr ab: das Baugeschehen an der Kirche, die ABM-Projekte an Pfarrhaus und Friedhof, die Sorgen und Nöte von Gemeindemitgliedern – und nicht zuletzt familiäre Umstände: Der Gesundheitszustand meiner Schwiegermutter verschlechterte sich derart, dass ich sie waschen und füttern musste. Nachts lag sie gar vor dem Bett und phantasierte die unmöglichsten Dinge. Mein Mann und ich schoben Nachtwache und heizten die alten Kachelöfen in ihrem Haus. Endlich – kurz vor ihrem Zusammenbruch – wies sie der Arzt ins Krankenhaus ein. Ich hatte vier Wochen Zeit, mich zu erholen. Die Schwiegermutter saß im Rollstuhl, als sie Ende März 1996 als Pflegefall nach Hause kam. Mein Mann richtete unser zweites Kinderzimmer für sie her, ich bekam ein Arbeitsverhältnis bei der AOK-Pflegeversicherung! Innerlich hatte ich mich geweigert, es anzunehmen. Ich wusste genau, dass ich mich damit total überlade. Diese Last, die ich mir da aufbürdete, erdrückte mich.

Ich hatte in all den Jahren ein gutes Verhältnis zu der alten Dame und sie verdiente wohl einen gesegneten und friedvollen Lebensabend zu haben. Mein Mann, der sehr auf sie fixiert war, und seine drei älteren Schwestern wollten nicht, dass die Mutter in einem Pflegeheim betreut wird. Für sie war es eine Selbstverständlichkeit, dass ich mich um die Pflege zu kümmern habe. Ob mir das recht war oder nicht. Auch meine Mutter gab ihre Meinung dazu: »Ihr habt von den Eltern die Wirtschaft geerbt, somit steht es euch zu, sich um die Mutter zu kümmern.« Mein Mann arbeitete damals beim Bau, war von morgens bis spät abends außer Haus. Er hat wohl nie wahrhaben wollen, wie mich diese Überforderung belastete und wie wenig Zeit ich

Schulmedizinisch aufgegeben - was nun?

dadurch für die Kinder und für ihn hatte. Meine Eltern nahmen die Kinder ab und an am Wochenende zu sich, »damit ich meine Arbeit schaffe«. Und die beiden wurden dann von meiner kinderlosen Schwägerin so richtig verwöhnt (bei ihr hatte ich nie etwas zu lachen, ich hatte ja Kinder!) Meine Arbeit bei der Kirche forderte mich sehr, auch die ehrenamtliche. Hinzu kam, dass ich im Herbst 1995 eine Volkstanzgruppe gegründet hatte und die Abgabetermine für den Abschluss meines Lehrganges bevorstanden. Meine Wohnung musste auch immer perfekt aussehen, es könnte ja Besuch kommen. Irgendwie habe ich immer versucht, es allen recht zu machen, ich konnte nie »Nein« sagen. Manchmal standen schon am Sonntagmorgen um 7.00 Uhr die Hinterbliebenen eines Verstorbenen hilflos in meiner Tür. Von den Problemen einer Kirchengemeinde, wo vierzig Jahre alles unterdrückt wurde, was mit Kirche und Glauben zu tun hat, möchte ich nicht schreiben, aber meine Arbeit wurde auch noch in den Jahren nach der »Wende« belächelt. Ich musste mir manches gefallen lassen, was ich nicht mit mir und meiner Umwelt in Einklang bringen konnte.

Dennoch habe ich einiges geschafft und bin stolz darauf. Mein Arbeitgeber hat mit mir rechnen können, der »Laden« lief, ob ich krank war oder nicht – und er mit einem Bein schon im Bischofsamt stand. A. N. ist ein Mensch, der mit Menschen umzugehen weiß – vom Obdachlosen bis zum Bundeskanzler. Ich habe viel von ihm gelernt und hatte ein erbauendes Verhältnis zu ihm. Er war es dann auch, auf den ich mich während meines Siechtums verlassen konnte, auch wenn seine Besuche zu 75 Prozent dienstlich waren! Ihm tat es in der Seele leid, mich so elend daliegen zu sehen. Er hat sich gefragt, wie eine so junge und dynamische Frau so krank sein kann?

Heute frage ich mich, wie hast du das damals alles geschafft? Ja, ich konnte gut organisieren. Jeden Tag, jede Woche. Jeden Abend war ich todmüde ins Bett gefallen. Das ging viele Jahre gut. Doch dann kam etwas auf mich zu, womit ich tief in meinen Innersten zu kämpfen hatte. Meine Gedanken waren so oft, wie lange halte ich das noch aus? Warum unternimmt mein Mann nichts, um mich aus diesem Joch zu befreien? Er hat schließlich drei Schwestern, die sich an der Pflege ihrer Mutter beteiligen könnten! Warum sieht er zu, wie sehr mich diese ganze Sache belastet? Merkt er nicht, dass wir eigentlich gar keine Zeit mehr für uns selbst und füreinander haben? Es musste so kommen: Ich brach unter dieser Last

Zehn Jahre vor meiner Diagnose

zusammen. Mein Körper zeigte seinen letzten Aufschrei – Krebs.

1995/96 wurde ich immer nervöser, gereizter und zerstreuter. Das Pensum unerledigter Dinge schien wie ein Kreislauf, aus dem ich nicht mehr herauskam. Wenn ich von meinem Leid sprach, schaute mich mein Mann mit großen Augen an. Unser Pflegefall hielt mich so in Schach, dass ich kaum mehr aus dem Haus kam und mir meine Kinder leid taten, weil ich sie oft vertrösten musste.

Es war ein trauriges Schauspiel. Ich saß mittendrin und merkte nicht einmal, dass man mich schauspielern ließ. Leben ließ. Denn das Leben, welches ich mir in meiner blühenden Jugend ausmalte, war es weiß Gott nicht! Warum habe ich nicht den Menschen gelebt, der ich wirklich bin? Die Frage »Was sagen denn die Leute, wenn ...?« hatte mein Leben völlig entfremdet, eigene Ideen und Kreativität verdrängt.

Meine Krankheit hatte seelische Ursachen bzw. Auswirkungen, die ich selbst gar nicht wahrnahm, weil ich meiner Seele keine Zeit und keine Beachtung schenkte. Die Ursachen dieser seelischen Belastung lagen weniger in der Kindheit, vielmehr in der Ehe und im Beruf. Die eigenen Bedürfnisse und Gefühle wurden blockiert und unterdrückt, bis ich irgendwann merkte, dass nicht ich selbst mein Leben bestimmte, sondern andere. So kamen Depressionen, Schuldgefühle, Gefühle der Überforderung, der Verzweiflung und der Hoffnungslosigkeit auf. Ein schwerer seelischer Stress, der mir gar nicht bewusst war, aber mein Immunsystem lahm legte und dieser Krankheit Tür und Tor öffnete.

Liebe Leserinnen, liebe Leser, für viele von Ihnen sind diese Zusammenhänge sicher nur schwer einzusehen und zu verstehen, mein »Fachmann« jedoch wusste von deren großer Bedeutung: Er verordnete mir eine Therapie für die Seele. In seiner Klinik hatte ich Zeit, und diese wertvolle Zeit schenkte ich mir selbst und meiner Seele. Ich lächelte einmal mir selbst zu, nicht immer nur den anderen. Damals musste ich mit einer Sache fertig werden, gegen die ich mich innerlich weigerte, sie aber dennoch annahm, weil es scheinbar keine andere Lösung gab. Dieser innere Widerspruch hat auch 1985/86 bei meiner Mutter bestanden, die in diesen Jahren aufopfernd zwei Familienangehörige pflegte. Und ich habe mich mit vielen Brustkrebs-Patientinnen unterhalten, überall finden sich die gleichen Muster! Bei allen, die Fürsorge übernahmen, nahm der Stress überwältigende Dimensionen an.

Schulmedizinisch aufgegeben - was nun?

Jeanne Achterberg schreibt:

*»Es ist nicht ungewöhnlich, dass bedeutende kör-
perliche und psychosoziale Probleme in lang andau-
ernden Phasen der Fürsorge zutage treten. Die Verantwortung für die Versorgung eines alten Menschen oder für ein Kind mit einer langwierigen oder
tödlichen Krankheit ruft unermesslichen Stress
hervor. Die für die Fürsorge Verantwortlichen
werden tief mit in die Krankheit hineingezogen, und
die durch die Diagnose hervorgerufene anfängliche
Angst kann sich später zu Erschöpfung, Hoffnungslosigkeit und Depression entwickeln.«*

(Aus Rituale der Heilung, S. 48)

2

Brustkrebs
eine Sprache der Seele

Nach nur wenigen Wochen dieser extremen Belastung konnte ich den Knoten in meiner Brust tasten. Ende Mai 1996 erfolgte die Biopsie und am 3. Juni wurde ich operiert. Am dazwischen liegenden Wochenende entließ man mich aus dem Krankenhaus, »weil ich Geburtstag hatte«. Diesen Geburtstag sollte ich wortwörtlich nehmen! Es war wie ein Sterbetag, den ich an diesem 1. Juni in meinem Elternhaus begangen hatte; alle weinten! Mutter zündete mir eine Kerze an und erzählte, wie sich zehn Jahre zuvor die Ereignisse bei ihr überrollten: Sie wurde an der Galle operiert, in gleicher Narkose der Probeschnitt an der Brust. Dann die Entfernung von Brust und Lymphknoten, 82 Bestrahlungen. Doch sie hat es geschafft! Sie machte mir Mut, viel Mut!

Als ich Montagmittag aus der Narkose aufwachte, durchlebte ich das reinste Gefühlschaos. Ein Alptraum war gar nichts dagegen. Meine Zellen waren also lange genug gereizt, sie waren zu drastischen, von der Ebene des Erbgutes ausgehenden Veränderungen bereit. Ein Tumor von zwei Zentimetern Durchmesser entsteht nicht von heute auf morgen. Lange mag es den Gewebezellen gelungen sein, die anhaltende Reizüberflutung abzuschotten, doch in der vergangenen Zeit musste eine überreizt reagiert haben und entartet sein. Sie schlug aus der Art und ging ihren Weg. Sie begann etwas völlig Neues, setzte auf Wachstum und Selbstverwirklichung. Was für den Körper Lebensgefahr bedeutete, war für die über lange Zeit gemarterten Zellen (mechanische, chemische und physikalische Reize, z. B. dauernder Druck, eindringliche Strahlen, Umweltgifte) ein Akt der Befreiung. In jenem Zeitraum, in dem der Ausbruch zu vermuten ist, fand ich rückwirkend genügend Situationen des Zusammenbruchs meiner Abwehr. Nur solange mein Körper über genügend Stabilität und Abwehrkraft verfügte, konnte er den Aufstand der Zelle niederschlagen.

Schulmedizinisch aufgegeben - was nun?

Zellen entarten relativ häufig, werden aber auf Grund einer guten Abwehrlage unschädlich gemacht, so kann niemand mit Sicherheit wissen, ob er nicht auch Krebs hat. Ich glaube, das ist der Grund für den beispiellosen Schrecken, den das Thema Krebs verbreitet. Und genau darüber hat man mit mir weder in den drei Wochen meines Klinikaufenthaltes noch während der vielen Monate der Chemotherapie gesprochen bzw. sprechen wollen. Einzige Ausnahmen waren die Krankenhausseelsorgerin, »mein« Pfarrer und natürlich meine Mutter. Das zeigt deutlich, dass Krebs in unserer Gesellschaft noch immer mit dem Tod verbunden wird!

Krebs ist »eine Karikatur unserer Wirklichkeit« (Ruediger Dahlke). Ich habe in den vergangenen drei Jahren viele Betroffene erlebt, die »in der Blüte ihrer Jahre«, »auf dem Höhepunkt ihrer Karriere und Verantwortung«, »von dieser heimtückischen Krankheit unerwartet aus dem Leben gerissen« wurden. Solche Redewendungen, wie sie dann in ihren Todesanzeigen zu finden sind, spiegeln erstaunliche Blindheit für Schattenthemen. Die Lebensgeschichten der Krebskranken beweisen jedoch, dass das Ereignis durchaus nicht so plötzlich und ohne Warnsignale eintraf. Die Frauen kamen ihren Verpflichtungen stets klaglos nach, ihnen mangelte es aber »an der hohen Verantwortung«, das heißt an der Fähigkeit, auf die Bedürfnisse des Lebens zu antworten. Wie ich konnten sich alle kaum abgrenzen und schlecht nein sagen.

Sie ließen sich leicht Verpflichtungen aufbürden – und haben sie gern übernommen, um ihrem Leben einen äußeren Sinn zu geben. Erbrachte Leistungen und Erfolge wurden so zu guten Verschleierungen, hinter denen Sinnlosigkeit, innere Leere und Depressionen wucherten. »Doch die Larve der versteckten Depression ist gesellschaftlich so hoch geschätzt, dass man gar nicht an ein Krankheitsbild denken mag.

Sozialer Erfolg, gerade wegen der inneren Starre, passt wunderbar ins Idealbild des modernen Menschen. Fast alle Ideale dieser Gesellschaft finden sich bei der typischen Krebspersönlichkeit: Sie ist brav und nicht aggressiv, still und duldsam, wirkt ausgeglichen und sympathisch, weil sie selbstlos, hilfsbereit, pünktlich und ordentlich ist. So ist ihre enge Verbundenheit mit diesem Krankheitsbild nicht erstaunlich: Dem Krebs kann man seinen Erfolg auf vordergründiger Ebene nicht absprechen. Er kann einen Organismus so schnell unterwerfen und den eigenen Vorstellungen anpassen; keine Krankheit ist hartnäckiger und widerstandsfähiger

Brustkrebs – eine Sprache der Seele

gegenüber Abwehr- und Therapiemaßnahmen. Daher ist die Angst vor Krebs weit verbreitet, denn wer hält sich schon gern den Spiegel vor! Was führt nun auf tiefer Ebene zum Versagen der Körperabwehr und zu der entsprechend demütigen Situation? Jede Erkältung zeigt dieses Phänomen: Sobald man im übertragenen Sinne »die Nase voll« hat und seelisch zumacht, öffnet sich der Körper stellvertretend den entsprechenden Erregern, und unsere Nase verschließt sich. Medizinisch ausgedrückt macht eine Abwehrschwäche die Betroffenen anfällig. »Wo sich das Bewusstsein erregenden Themen verschließt, muss sich die Körperebene ersatzweise den entsprechenden Themen öffnen. Die Immunabwehr wird also immer dann schwächer, wenn die Abwehr auf der Bewusstseinsebene übertrieben wird. Wer im Bewusstsein zu verschlossen, d. h. zu konfliktfeindlich ist, zwingt die Offenheit in den Schatten, wo sie im Körper als Anfälligkeit wieder auftaucht.« Der bekannte Arzt und Psychotherapeut Rüdiger Dahlke beschreibt in seinen Büchern viele Krankheitsbilder, und ich möchte seine Worte durch meine Erfahrungen als Krebspatientin hier unterstreichen: »Wer sich im Bewusstsein erregen läßt und sich auch dort zu verteidigen weiß, muss das Thema nicht in den Körper schieben. Wenn konfliktfeindliches Nicht-nein-sagen-können in den Körper sinkt, wird es hier als Unfähigkeit, sich abzugrenzen, wieder sichtbar.

Alltägliche Lebenserfahrung bestätigt dieses Prinzip. So erfahren wir, dass sich der Schnupfen in nichts auflöst, wenn wir uns zwei Stunden von einem spannenden Film begeistern lassen. Erst am Ende des Filmes, bei der Erinnerung, dass wir eigentlich verschnupft waren, bekommen wir »die Nase« dann wieder »voll«. Ein begeisterter Mensch, der Feuer und Flamme für ein Thema ist, kann sich in dieser offenen Situation praktisch überhaupt nicht erkälten, denn er steht dem Leben offen gegenüber (vital, lebendig), verfügt über eine gesunde körperliche Abwehr und ist so weniger anfällig für Infektionen. Ein enger, verängstigter Mensch hingegen, wird sich aufgrund seiner schlechten Abwehrlage häufiger Erreger »einfangen« und die entsprechenden Erkältungen »kultivieren«.

Damit die Abwehr aber so vollständig zusammenbricht, dass ein Tumor entsteht, ist eine sehr tiefe Blockade und Verschlossenheit nötig. Der Mensch öffnet sich einem wesentlichen Aspekt seines Lebens nicht mehr, der Lebensfaden reißt. Ein Beispiel hierfür ist, wenn einem depressiven Menschen, der kaum Kommunikation mit seiner Umwelt hatte, die einzige

Schulmedizinisch aufgegeben - was nun?

Bezugsperson stirbt. Ohne diesen Menschen nimmt er nicht mehr weiter am Lebensfluss teil; er weigert sich, den Verlust an sich heran zu lassen. Das heißt, sein Bewusstsein verschließt sich vor dem Verlust, **seine seelische Abwehr nimmt sprunghaft zu und die körperliche Abwehr bricht zusammen.** Unser Immunsystem wird also geradezu zum Anzeiger für Offenheit und Vitalität. Auch ich habe mit einer Depression zu tun gehabt, und alles, was diese labile Situation aktualisierte, hat zur entscheidenden Schwächung der Immunabwehr geführt. Da genügte die Kündigung meiner Arbeit, die zum Lebensinhalt geworden war, oder die Enttäuschung in meiner Partnerschaft. Der dritte Tag nach meiner Operation war unser zehnter Hochzeitstag und ich lag im Bett eines Krankenhauses, weil sich das weiche Drüsengewebe der Brust (medizinisch: Mamma) am Ort natürlicher Geborgenheit und Lust verhärtet hatte und bösartig geworden war! Ich habe mich gefragt: Liebt dich dein Mann wirklich? Hätte er sich nicht schützend vor dir stellen müssen? Warum hat er dir etwas aufgeladen, was dir selber zu viel erschien? Warum hat er die Giftpfeile seiner Schwestern an dich weitergeleitet, in mir damit negative Gedanken und Gefühle erweckt?

Damit sind die Themen Mütterlichkeit, Lust und Beziehungen angesprochen, sie liefern die Basis des Dramas! »Es« hatte mich an der empfindlichsten Stelle, in Herznähe, getroffen, und ich hatte es für mich behalten, niemanden verraten, wie verletzt und böse ich war. So musste der Körper zeigen, was wirklich los war. Und es war die Hölle, die in meinem Busen tobte, mein Herz war im wahrsten Sinne des Wortes zur Mördergrube geworden. Die Phase des Zusammenbruchs der Immunabwehr und damit der eigentliche Ausbruch der Krankheit ist, wie Ruediger Dahlke sagt, beim Brustkrebs durch einen tiefen Kummer markiert, den sich die betroffenen Frauen nicht in seiner ganzen Tragweite eingestehen. Sie nehmen sich mehr zu Herzen als sie zugeben, drücken es verbergend an ihren Busen. Wie bekümmert oder wie böse sie über die zugefügte Schmach oder Verletzung auch sind, sie schreien sie nicht heraus, sondern bewahren sie in ihrem Busen, wo sie sich verkörpert und zu Krebs werden kann. Was wie selbstlose Zurückhaltung aussieht und manchmal als Verständnis ausgegeben und missverstanden wird, ist vielmehr die **Angst,** loszuschlagen und anzuklagen, **für die eigenen Interessen zu kämpfen!**

Aufopfernder Mütterlichkeit liegt Egoismus besonders fern, und so wird er bewusst unterdrückt. Im Körper aber drückt er wieder heraus, und zwar

Brustkrebs – eine Sprache der Seele

genau an der Stelle, wo die echte Weichherzigkeit und das mütterliche Verständnis (für alles) leben. Die Betroffen, so Ruediger Dahlke, sind offenbar (noch) nicht in der Lage, solche Ziele vorbehaltlos zu leben. Der nicht eingestandene Vorbehalt verkörpert sich und verrät, wie viel höllische Energie da im eigenen Busen geschlummert hat und nun erwacht ist. All das nicht gelebte Aggressive, Zerstörerische, Verschlingende und Rücksichtslose schlägt nun auf der Körperebene los.

Beim Brustkrebs sinkt die Offensive in den Schatten; die Betroffene hat die Initiative aufgegeben und sich seelisch auf Rückzug gepolt. Dieses nicht bewusst gelebte offensiv-aggressive Element drückt sich nicht nur im Krebsgeschehen selbst, sondern auch in den gängigen Therapien aus. Wird der Knoten, der an sich immer Symbol eines ungelösten Problems ist, chirurgisch mit dem Messer herausgeschnitten, ist die bis aufs Blut gehende Aggression unverkennbar. Aber auch die energiereichen Strahlen strahlen Aggressives aus, bringen sie doch neben den Krebszellen auch vielen gesunden Zellen den Tod. Zytostatika (Chemotherapie) gehen in ihrer Art höllischer Aggression mit Vergiften und Blockieren einher und stehen dem Krebs symbolisch am nächsten. Diese abstoßenden Methoden bringen etwas ins Spiel, das uns Krebspatienten fehlt. Erst viel später habe ich es in mein Bewusstsein integriert, konnte es aus meinem körperlichen Schattendasein erlösen und mich von der Bedrohung befreien.

Doch damals, im Frühjahr 1996, sah man nur diesen Knoten, nicht meine Umwelt. Krebs schien auf der chirurgischen Station dieses kirchlichen Krankenhauses ein Tabu-Thema zu sein. Aus dem Verhalten der Ärzte und Schwestern musste ich schließen, Todeskandidat zu sein. Auf Grund meines jungen Alters und des fortgeschrittenen Grades der Erkrankung waren die Ärzte zutiefst pessimistisch hinsichtlich meiner Genesung und vermittelten mir auch diesen Pessimismus. Die Medizin hätte mir keine weitere Hilfe zu bieten, als mit schweren Geschützen aufzufahren. Sollten diese nicht nur das allerletzte Mittel sein, wenn die einfacheren und unbedenklicheren Methoden versagt haben?

Ich glaube, das Problem ist hier, dass den Ärzten in ihrer Ausbildung nicht beigebracht wird, einfachere Methoden zu nutzen, die das körpereigene Heilungspotential dienlich machen. Sie nehmen sich nicht die Zeit, zuzuhören. Alles, was sie machen, ist Chemotherapeutika verordnen. Sie sagen, dass sie nichts mehr für uns tun könnten, dass es noch schlimmer

Schulmedizinisch aufgegeben - was nun?

werden würde, erzählen dem Patienten, dass er damit leben müsse und in wenigen Monaten (oder Wochen) sei er tot. Als Krönung: Er könnte so leben wie bisher und **alles** essen wie bisher. Diese Äußerungen spiegeln einen tiefen Pessimismus gegenüber dem menschlichen Heilungspotential wider. Diese Haltung ist – aus meiner heutigen Sicht – unverantwortlich! Der geächtete Patient zieht sich von der Gesellschaft, seinen Freunden und seiner Familie zurück, hört auf zu essen und wird geschwächt. Dahinter stehen physiologische Maßnahmen wie z. B. Störungen des autonomen Nervensystems. Wenn sich der Patient schon der Chemotherapie aussetzt, welche ihm ohnehin förmlich aufgedrängt wird und sicher nicht überall von Nöten ist, warum klärt man ihn nicht auf, was er darüber hinaus vorbeugend gegen ein Wiederauftreten der Symptome tun kann? Patienten möchten erfahren, wie sie mittels Ernährung, mit Nährstoffergänzungen und über psychisch wirkende Mechanismen die körpereigenen Abwehrkräfte mobilisieren können. Warum motiviert man sie wohl nicht, selbst die Verantwortung über ihre Gesundheit zu übernehmen? Es müsste doch ein Vergnügen sein, mit motivierten Patienten zu arbeiten!

Unsere Ärzte sollten lernen, mit den Menschen umzugehen, die von der Armee als untauglich abgelehnt worden waren oder die keine Lebensversicherung bekamen. Sie müssen akzeptiert werden! Der seelische Zustand eines Krebspatienten und die psychologische Unterstützung der Familie und der Umwelt spielen eine wichtige Rolle bei seiner Genesung. **Jeder Patient braucht Glauben, Liebe, Hoffnung und Ermutigung**; er muss Fortschritte bei sich selbst und anderen sehen. Ein guter Therapeut ist eine aufmunternde Hilfe, besonders, wenn Sie dieser auch seelisch stärkt und schützt.

Ich musste mich aber den Gegebenheiten dieses Krankenhausbetriebes unterordnen; es war, als hätte ich meinen Kopf draußen an der Rezeption abgegeben. Brav lag ich in meinem Bett und leistete den Anordnungen der Ärzte und Schwestern folge. Durch den Schock der Diagnose war ich seelisch völlig am Boden, weinte tagelang. Meine nette Bettnachbarin nahm mich in den Arm und beruhigte mich. Ihre Freundlichkeit und Herzlichkeit machten mich im Handumdrehen optimistisch. Ihr Mann, ein Polizeibeamter, hatte einen goldenen Humor. Bald ging ich mit den beiden im Park spazieren und die Schwestern ließen mich suchen. Doch nach wenigen Tagen wurde die Gute entlassen. Ich wurde traurig! Die Schwestern legten mir eine maulfaule Patientin in mein Zimmer, die war so dick und phlegmatisch, dass sie sich vom Personal die intimsten Sachen erledigen ließ. Ich konnte zu ihr nur oberflächlichen Kontakt finden und beschäftigte mich somit den Rest meines Klinikaufenthaltes mit mir selbst. Das heißt, soweit war ich damals noch nicht, aber ich tat etwas, um das gegebene Umfeld etwas in den Hintergrund zu stellen: Ich vertiefte mich in die Geschichte Anhalts und betrachtete Fotos, wie Dessau früher einmal aussah. Zog Vergleiche mit der Leidensgeschichte der Fürstin Luise, der todtraurigen Schattenfrau des Gartenreiches, welche vor 200 Jahren schrieb: »Für mich ist die Freude am Menschen und die Wonne Mensch zu seyn meistens dahin und kehret nie wieder, so wie jeder Frühling wiederkehret.« Luise von Anhalt-Dessau hatte es immer schwer. Hier spricht eine »schöne Seele«, die Empfindungen aus Naturbildern saugt. War sie doch eine Literaten-Natur, die Gefühltes sofort in Geschriebenes übersetzt! Mein Arzt war verwundert, dass ich mich in dieser Situation »mit solchen Dingen« beschäftigen konnte. So etwas hätte er noch nie erlebt. Eine Woche nach der Entlassung arbeitete ich bereits wieder an meiner Chronik, den operierten Arm auf zwei Kissen gestützt.

A. N. hatte mich am Sonntag zuvor besucht. Wir saßen in der Schaukel auf meiner Terrasse, ich ließ beinahe den Sonntagsbraten anbrennen und er vergaß fast seinen Gottesdienst, so vertieft waren wir beide im Gespräch um das, was mich nun bewegte: Warum gerade ich? Wie fühlst du dich jetzt in diesem Augenblick? Hast du Angst? Steht dein Mann zu dir? Wie sagst du's deinen Kindern? ... Ich weinte und ich lachte mit ihm. Er hielt die ganze Zeit seinen Arm um mich. Ich fühlte mich geborgen, Gott so nahe, als er sagte: «Gott lässt dich nicht fallen, du willst leben! Vertraue auf ihn!« Ich ließ den Kopf nicht hängen, dazu hatte ich gar keine Zeit: Die Bauarbeiten an der Kirche begannen, der Drucktermin für die Chronik war in gut einem halben Jahr, meine Familie, die Schwiegermutter und mein Garten riefen nach mir. Nach den ersten beiden Chemotherapien reiste ich mit meinem Chef nach Bonn, um an einem Benefizkonzert zum Erhalt unserer romanischen Dorfkirche teilzunehmen. Das erste Mal in adligen Kreisen, und dann noch mit Perücke! In den Mittelpunkt des Stehbanketts geschoben, mussten wir beide Rede und Antwort stehen. Für ihn in seiner lockeren Art, ganz alltägliche Arbeit, aber für mich eine Herausforderung.

Die beiden Tage stärkten mein Selbstbewusstsein, insbesondere die

Schulmedizinisch aufgegeben - was nun?

Gespräche, die wir führten. Meine Arbeit anerkennend, erkundigt sich Frau v. Z. noch heute nach meinem Gesundheitszustand, ebenso viele aus unserer Partnergemeinde im Westerwald. In meinem Umfeld jedoch sah das damals weniger günstig aus, daher suche ich mir heute die Leute aus, mit denen **ich** meine Zeit verbringen möchte!

Ich bekam nun ein halbes Jahr lang adjuvante Chemotherapie mit Cyclophosphamid, Methotrexat, 5-Fluorouracil und Nebenwirkungen wie Abgeschlagenheit, Übelkeit, Gelenkbeschwerden, Schleimhautentzündungen und vollständigen Haarausfall. Dieses barbarische rote Zeug in den Infusionsflaschen zerstörte alle meine Sinnesempfindungen. Beim ersten Mal gab man mir nichts gegen die Übelkeit, ich musste mich die ganze Nacht lang übergeben, wusste nicht mehr, ob ich Männlein oder Weiblein war. Später bot man mir jeweils ein Mittagessen an, während ich an der Infusion hing: meistens Fisch mit einer furchtbaren Soße – der Geruch! Gegessen habe ich eigentlich immer, meist jedoch etwas Leichtes und Frisches, denn abnehmen durfte ich nicht! Um meine Küche zu Hause machte ich in der ersten Woche nach der Chemotherapie immer einen großen Bogen, der Geruch hätte mich umgehauen. Wie erleichtert war ich, als Mutter für meine Familie und die Schwiegermutter kochte.

Die Schwiegermutter war zu dieser Zeit ein Kapitel für sich: Frisch operiert, mit meinem schwer beschädigten Arm (Entfernung der axillären Lymphknoten), sollte ich weiter für ihre Pflege verantwortlich sein! Auch das nahm ich wieder auf mich, obwohl ich gerade an den Tagen nach der Chemotherapie hätte daneben liegen können. Ende Juli 1996 bekam meine Schwiegermutter für mehrere Tage Besuch, ein Cousin mit Frau und zwei Enkelinnen. Auf mich lastete noch mehr Arbeit. In einem Schlag hat mich Gott erlöst: Die 85-Jährige rutschte mit ihrem Fernsehsessel weg, fiel hin und zog sich einen Oberschenkelhalsbruch zu. Die etwas jüngere Tante stolperte über die Schwelle von der Terrasse in die Diele und hatte einen dreifachen Bruch des Sprunggelenks. Zweimal mussten wir abends um 22.00 Uhr den Notdienst kommen lassen, welch eine Aufregung! Die Leute fragten schon, was bei uns los sei? Am dritten Abend ging die Familie früher zu Bett, um nicht noch etwas herauszufordern. Vierzehn Tage später, am Geburtstag meiner Schwiegermutter, besuchte ich sie das letzte Mal im Krankenhaus. In Anbetracht meiner Situation wollte ich davon Abstand nehmen, Krankenhauskeime mit nach Hause zu tragen. Marthchen, so

Brustkrebs – eine Sprache der Seele

nannten wir sie liebevoll, nahm ein letztes Mal meine Hand und sagte: »Ich will nicht mehr! Ich möchte dir nicht länger zur Last fallen, du hast jetzt mit dir selber zu tun.« Sie hatte ein Seil über ihrem Bett hängen und versuchte sich noch einmal mit aller Kraft zu mir hochzuziehen, aber es ging nicht mehr. Ich musste, nachdem wir uns verabschiedet hatten, zum Stationsarzt; er wollte mit meinem Mann und mir über die Entlassung der Schwiegermutter sprechen. Schlimmes schien auf mich zuzukommen! Ich bewegte daheim meinen Mann, darüber mit seinen drei Schwestern zu sprechen, da ich deshalb nachts schon nicht mehr schlafen konnte. Mein Flehen und Bitten aber blieb ungehört. Das Gespräch fand zwar statt, aber jede der drei Töchter hatte eine andere Ausrede, sich nicht an der Pflege beteiligen zu können. Mein Mann brachte also wieder keine gute Nachricht für mich mit. Die Entlassung stand nun hautnah vor der Tür. Meine Mutter, eine Schwägerin von mir und die Diakonie-Schwester boten mir ihre Hilfe an.

Doch dann bildete sich ein Blutgerinnsel in dem kranken Bein, die Schwiegermutter wurde mit dem Hubschrauber in die nächste Uniklinik geflogen:»Hier müssen wir ihr sonst das Bein abnehmen«, sagten die Ärzte meinem Mann. Nach einer Woche wurde die 85-Jährige zurückgeflogen, dann ließ man sie in Ruhe sterben. Die Stimme war schon längst von ihr gegangen. Endlich hat sie ihren Frieden, dachte ich, und ich auch. Selbstverständlich richtete ich auch allein die Leichenhalle für ihre Beerdigung her und unsere Wohnung für mehr als dreißig Trauergäste. Am Tag nach der Beerdigung begann der »Zirkus« mit den lachenden Erben. Ich verlangte jedoch den Einhalt der Trauerzeit und bat meinen Mann, mich mit »diesen Dingen« zu verschonen. Es wäre seine Verwandtschaft und ich bräuchte meine Kraft nun für mich, schließlich hatte ich mehrere Monate Chemotherapie hinter mir – und noch vor mir! Auch dieses Argument zog bei meinem Mann nicht. Er lud alle seine Sorgen auf mich und belastete mich mit den Hässlichkeiten seiner Schwestern: Telefonterror in der Adventszeit, drohende Anwaltsbriefe, bis hin zur Haushaltsauflösung und den Streitigkeiten um die letzten paar Taler, die diese arme Frau besaß. Ich hatte sieben ganze Monate kaum geschlafen, war nur noch ein weinendes Bündel und nicht mehr fähig klar zu denken!

Die Diagnose Krebs veränderte mein Leben entscheidend, ebenso das meiner Familie, meiner Freunde und all derjenigen, die mit mir umzugehen hatten. Mich befielen unmittelbare Zukunftsängste, ich sah plötzlich meinen

Schulmedizinisch aufgegeben - was nun?

Tod vor Augen, erkannte mich selbst als hilflos und auf meine Nächsten angewiesen. Ich fühlte mich einsam, sozial isoliert und sah mich unfähig vor Leid und Schmerz. Die Situation erschien mir schlimmer als der Tod, schon jetzt um mein Leben gebracht zu sein. Um mich herum drehte sich die Spirale: Meine Angst verstärkte den Schmerz, dieser meine Einsamkeit. Der Schmerz führte mich in Hoffnungslosigkeit und Depression, welche wiederum den Schmerz verstärkten. Niemand kümmerte sich um meine emotionale Befindlichkeit, meine innere Verfassung. Ich war mir selbst überlassen. Eine Woche vor Weihnachten 1996 schimmerten sogar Selbstmordgedanken durch. Ich erinnere mich genau an einen der dunklen Dezemberabende: Ich stand am Badfenster, völlig in Tränen aufgelöst und mein Mann auf zwei Metern Abstand. Er sagte: »Du machst dich ja selber fertig«, schloss die Tür, ging ins Wohnzimmer und setzte sich vor den Fernseher!

Wenn ich damals nicht meine Kinder gehabt hätte, die sagten: «Komm Mutti, wir verreisen, damit du dich wieder freuen kannst ... ?« Wie gut tat mir diese Woche verschneite Winterlandschaft und Spaß mit den Kindern! Ich hatte endlich ein paar Nächte schlafen können! Mitte Februar war ich überhaupt kein Mensch mehr. Pfarrer N. konnte es nicht fassen, als ich mich weigerte an einer wichtigen Sitzung teilzunehmen. Ich wollte nur noch weg! Und am nächsten Tag war es dann so weit: Ich fuhr mit der Bahn in den Schwarzwald zur Rehabilitation. Endlich Menschen um mich, die mich verstanden! Diese vier Wochen Winkelwaldklinik und Vorfrühling im Breisgau taten wahre Wunder: Ich erwachte.

In den Maiferien war ich mit meiner Familie noch einmal im Schwarzwald, »um den Fortschritt der Natur zu beobachten«: Die Haare waren gewachsen, die Stimmung – dank meiner Misteltherapie – hervorragend. Ich sah gut aus, und fühlte mich auch so. Doch dann bemerkte ich eine walnussgroße Entzündung an meinem operierten Arm, kurz darauf eine zweite und eine dritte. Zunächst wurde ich vom Arzt nach Hause geschickt, mit der Bitte zu kühlen, doch dann wurde es mir zu bunt! Mein Hausarzt verordnete schließlich eine Computertomographie von Thorax und Oberbauch, bei welcher dann die Metastasen in der Lunge festgestellt wurden. Ich selbst habe etwas später aus der chinesischen Heilkunde erfahren, dass diese Entzündungen genau an den Stellen meines Armes waren, wo sich die Lungen-Meridianpunkte befinden und was die Manifestierung des Brustkrebses in der Lunge zu bedeuten hatte!

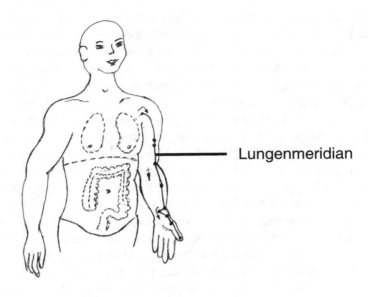

Lungenmeridian

Sorgen und Trauer sind mit der Lunge verbunden (Manifestation Metall). Jede der fünf Manifestationen ist mit einem Yin- und einem Yang-Organ verbunden, die einander unterstützen. Metall entspricht Lungen (Yin) und Dickdarm (Yang). Diese Manifestationen auf der Ebene der Organe sind mit Manifestationen auf der Ebene der Emotionen verbunden: Übermaß oder Mangel an Emotionen wirken auf die Energie der organischen Funktionskreise ein, und organische Disharmonien wiederum bringen die Emotionen aus dem Gleichgewicht. Zuviel Sorgen und Trauer schwächen das Qi, übermäßige Schwermut erzeugt »Knotigkeit« und »Steckenbleiben«; Angst lässt die Energie nach unten sinken und Furcht lässt sie chaotisch werden.

In einer kreativen Entfaltung vielfacher Zuordnungen (z. B. Metall-Wut, die durch Ungerechtigkeit entsteht und sich in hilfloser Wut zeigt) umfasst der Zyklus der fünf Manifestationen auch alle natürlichen Zyklen (Tage, Stunden, Klimata) sowie Körperbereiche, Sinnesorgane, Sinnesfunktionen und Sinneswahrnehmungen. Die Jahreszeit Herbst für meine Emotion Trauer passt hier genauso gut herein wie die Äußerung Weinen auf das rezeptive Yin-Organ Lunge. Diese Zuordnungen machen zugleich auch

Schulmedizinisch aufgegeben - was nun?

Gesetzmäßigkeiten deutlich, nach denen das individuelle Qi auf verschiedenen Ebenen wahrnehmbar wird. Wenn Energie nicht frei zwischen den Blutgefäßen, Muskeln und Sehnen fließen kann, empfindet man z. B. in den Beinen Taubheit, Schmerzen oder ein Anschwellen. Nach einer Weile stellen sich frische, unvertraute, angenehme Empfindungen ein. Ich habe später die aufsteigende Energie entlang der Wirbelsäule als starken Druck bzw. Schmerz im Rücken empfunden, die von meiner Krankheit herrührte. »Die Schmerzen, die man empfindet, zeigen den Selbstheilungseffekt der verstärkten Vitalität und weisen darauf hin, dass die Krankheit noch heilbar ist.« (Ebenda, S.48) Huai –Chin Nan beschreibt auch Phänomene wie Lichtpunkte, Lichtstrahlen oder Dunkelheit vor den Augen, traumartige Zustände, innere Klänge beim Aufsteigen von Energie im Kopf, innere Stimmen, Veränderungen in den Hirnwellen. Farbschwingungen ordnet er organischen Schwächen und Störungen zu, wonach weißes Licht Störungen der Lungen entspricht. Und ich habe viel weißes Licht gesehen! Besonders in den Wochen der Entscheidungsfindung zur Hochdosis Chemotherapie, in denen meine innere Stimme »Nein« gesagt hat. Mit bis zu zehnfacher Dosis Zytostatika sah ich den Tod hautnah vor Augen und mobilisierte alle meine Energie.

Nun möchte ich nicht auf chinesische Therapieverfahren eingehen, aber ich habe gelernt, Energie durch Atmen, Bewegen und durch das Ausdrücken von Gefühlen zu mobilisieren. »Bioenergetik« heißt die inzwischen weit verbreitete Form der körperorientierten Psychotherapie, die das Ziel hat, »einen Menschen von seiner Fixierung auf die traumatischen Erfahrungen seiner Vergangenheit zu befreien, die sich in den Verkrampfungen und chronischen Spannungen seines Körpers manifestiert haben.« (Alexander Lowen: Bio Energetik, S. 5). So durfte ich später in meiner Klinik eigene Erfahrungen sammeln. In der chinesischen Philosophie haben die beiden Energien Yin und Yang ein Polaritätsverhältnis zueinander. Sie bilden auch die Grundlage der bei uns inzwischen »anerkannten« Akupunktur(medizin). Nach Lowen besteht die Selbsterlösung »in der Befreiung von Hemmungen und Tabus, die einem durch die Erziehung aufgezwungen wurden.« (Ebenda, S. 26)

Der geheimnisvollen Energie, welche alles Leben ermöglicht und erhält, versuchen Wissenschaftler schon seit hundert Jahren empirisch auf die Spur zu kommen: Der französische Ingenieur Lakhovsky erklärte Organismen als

Brustkrebs – eine Sprache der Seele

hochfrequente Schwingungskreise. Seiner Ansicht nach müssen kranke Zellen in die richtige Schwingung zurückgeführt werden, um Störungen dieser schwingenden Lebensenergie beseitigen zu können. In der Adventszeit 1997 unterhielt ich mich – in meiner Not – telefonisch mit dem Quantenphysiker Dr. Fritz Albert Popp, dem es in seinem Biophotonenlabor gelang, Licht in den Zellen von Lebewesen sichtbar zu machen, welches die Heilerin aus Kalifornien willentlich aus ihrer Hand aussendete. Er wollte mir helfen, wenn ich mit meiner Therapie nicht weiterkommen würde. Doch das erübrigte sich dann.

Bereits 1958 gelang es dem russischen Elektroingenieur Kirlian, das Energiefeld von organischen und anorganischen Objekten unter Einfluss hochfrequenter Ströme zu fotografieren. Wird der menschliche Körper nach seiner Methode fotografiert, so zeigt sich an seinen Umrissen eine Ausstrahlung von individuell unterschiedlichem Muster, das sich je nach Befinden ändert. Mit Erfolg wird diese Technik heute zu diagnostischen Zwecken verwendet; so stellt man die energetische Ladung der Akupunkturpunkte an Fingern und Zehen fest, woraus man auf den Zustand der organischen Funktionskreise schließen kann. Auch die Homöopathie und Bachblüten-Therapie beruhen auf einem energetischen Modell.

Dass die Welt nicht einzig und allein Produkt wissenschaftlichen Verstandes ist, beweisen uns die nicht selten ein bisschen wunderlichen Persönlichkeiten wie Geistheiler, Parapsychologen oder Psychiater, die nach den Energieprinzipien des indischen Yoga arbeiten bzw. mit geistgesteuerter Energie heilen. Für sie gibt es keine Frage nach einer absoluten Gültigkeit ihres Mythos, sondern nur danach, ob er »richtig« ist, um ihre freie geistige Bewegung im Bereich der Phänomene und ihre Fähigkeit zu heilen unterstützt. Ich habe mich selbst und die Welt um mich herum beobachtet, mir ist klar geworden, dass viele natürliche Erscheinungen psychiatrisiert oder von der Religion vereinnahmt und unter dem Begriff »Sünde« absorbiert worden sind. Wir sollten uns von dem Gift unserer Erziehung befreien und Phänomene, die so alt sind wie die Welt, mit neuen Augen sehen (lernen).

Es ist eine Sünde, den Menschen »dumm sterben zu lassen«, wenn er doch davon überzeugt ist, dass ihm diese oder jene »wissenschaftlich nicht anerkannte« Methode hilft! Traurig ist, dass er früher sterben muss, wenn er sie nicht selber bezahlen kann!

Das holistische Modell (Physik und Gehirnforschung) und das Phänomen der Morphogenese weisen darauf hin, dass der Organismus eine Art Ganzheitlichkeit hat, die mehr ist als die Summe seiner Teile. An mir selbst habe ich erfahren, »dass die gleichzeitige Aktion unabhängiger Einheiten zusammen einen größeren Effekt hat als die Summe der einzelnen Aktionen.« (B. A. Brennau: Licht-Arbeit, S. 79) Ich habe meinen eigenen Mythos als das anerkannt, was er ist: persönlich, relativ und nicht übertragbar – und ihn mit einem christlichen Hintergrund verbunden.

»Durch das Praktizieren von Wahrheit, göttlichen Willen und Liebe, die Glaube und Kraft mit sich bringen, schaffen wir in unserem Leben Raum für das Wirksamwerden der Gnade. Wir empfangen Gnade, indem wir uns der göttlichen Weisheit hingeben, und erfahren dies als Seligkeit. Wir erleben die Alleinheit und unsere völlige Geborgenheit, komme was da wolle. Wir erkennen in diesem Zustand, dass wir jede Erfahrung, sei sie lustvoll oder schmerzhaft wie Krankheit und Tod, selbst geschaffen haben, um unseren Weg zu Gott zurückzufinden.« (Ebenda, S. 448)

Der Umgang mit solch einem Mythos ist eine stete Gratwanderung. Selbstgefühl und Selbstwertgefühl – die Gesamtheit meiner persönlichen Wirklichkeit erreicht mich nur durch meine Sinne. Diese sind nun erweitert und ihre Wahrnehmungen sind für mich real. Sie, liebe Leserin, können sich nur durch eigene Erfahrung ein Urteil bilden!

Unsere Schulmedizin ist Yang-betont, was allein auf Dauer nicht gut ist. Sie ist eine ausgesprochene – und sehr gute – »Notfallmedizin«. Doch wenn die Notfallsituation behoben ist, sollten wir fragen: Warum? Das ist Yin. Es fehlt also **die Suche nach der Ursache**. Die Funktionskreise der Organe haben mit psychischen Qualitäten zu tun. Meine Störungen im Funktionskreis Lunge waren mit depressiven Zuständen verbunden. Der Onkologe schaut nach der Lunge; mein ganzheitlich orientierter Internist verfolgt die Spur weiter zum Darm und erklärt mir, dass es meistens eine Rückvergiftung Darm-Leber-Galle gibt. Leber und Gallenblase grenzen an das Zwerchfell, und das kann Atmungsprobleme auslösen, wodurch wiederum die Lunge belastet wird. Man muss also die ganze Spur zurückverfolgen und kann nicht nur die Lunge behandeln, ganz abgesehen davon, dass die Depression die allerletzte Manifestation des gesamten komplexen Vorgangs ist. **Krebs ist immer ein komplexes Geschehen, nicht nur ein örtliches**! Wenn man sich bei dieser schweren Erkrankung allein auf die Schulmedizin verlässt, dann ist man verlassen.

3

Der Rückfall

Wenn Ärzte eine Prognose stellen, wie viel Zeit ihrem Patienten noch bleibt, begehen sie einen schrecklichen Fehler! Wie kalt und leer steht es wohl um eine Krankenhaus-Ärztin, die einer 35jährigen berufstätigen Frau und Mutter zweier Kinder in einer ganz normalen Sprechstunde folgendes erklärt: «Metastasen in der Lunge! Prognose: aussichtslos! **Sie haben keine Chance**, Sie können den Kopf in den Sand stecken! Ich empfehle Ihnen eine Chemotherapie, wie Sie sie schon letztes Jahr hatten, jedoch nicht ganz so stark. Morgen gehe ich erst einmal in den Urlaub. In vier Wochen nehme ich Sie stationär auf, bis dahin haben Sie sich bitte überlegt, ob Sie diese Therapie machen möchten oder nicht. Es kommt am Ende ja doch auf das Gleiche hinaus! Fahren Sie noch einmal mit Ihren Kindern in den Urlaub, die brauchen Sie jetzt. Und dann können Sie «darauf» warten. **Es gibt keine Rettung mehr.**» Vielleicht habe ich noch bis Weihnachten hat sie gesagt... und wir schrieben den 15. Juli!

Was geht in einer Patientin vor, die so etwas zu hören bekommt? Mit welchem Recht darf diese Halbgöttin in Weiß den Schlussstrich unter mein Leben ziehen? Letztendlich bin ich diejenige, die sagt: «Ich will nicht mehr.» Bis dahin hat der Tod keine Chance. Nur Gott kann entscheiden, wann meine Zeit abgelaufen ist! Nun gerade nahm ich mein Leben selbst in die Hand. Eine solche Prognose sollte keine sich selbst erfüllende Prophezeihung werden! Ich war überzeugt, dass ich gesund werden kann, egal wie schlecht meine Chancen standen. Und mein Körper reagierte auf meinen Glauben, nicht auf den der Ärztin. Mit tatkräftiger Unterstützung meines Hausarztes erfolgten in Windeseile einige Spezialuntersuchungen: Computertomographie, Knochenszinthigraphie, spezielle Blutuntersuchungen und eine Überweisung an die nächste Uni-Klinik.

Hier sollte ich mich einer Professorin vorstellen, die selbst einmal Brustkrebs hatte und - wie ich später erfuhr - deren Haushälterin schon seit achtzehn Jahren mit Lungenmetastasen lebte. Leider hatte die Kollegin gerade ihren 65. Geburtstag und sechs Wochen Urlaub bis zum Ausscheiden aus

Schulmedizinisch aufgegeben - was nun?

dem Dienst. Ich musste mit dem Stationsarzt vorlieb nehmen, welcher mich dann nach seinem besten Wissen über eine «Hochdosis Chemotherapie mit Stammzelltransplantation» aufzuklären versuchte. Danach brauchte ich wirklich erst einmal Urlaub, um diese Geschichte zu verdauen. Ich fuhr mit meiner Familie und Freunden in die Lüneburger Heide. Bald darauf stand ich wieder an der Pforte dieser Klinik, weil die Ungewissheit mich nachts nicht schlafen ließ: Ein Rohrbruch auf dem ellenlangen Flur, große Schlafsäle mit lichter Höhe von 4,50 Meter und in der Ecke ein Waschbecken mit einem Vorhang – wie 1960. Ich sollte als vierte in ein Zimmer, in dem schon drei Todeskandidaten an der «Strippe» hingen; das heißt an der Infusion, nicht am Telefon. Ein solches gab es 1997 hier noch nicht. Nach einigem Motzen zeigte mir die Schwester ein Zweibettzimmer, in dem ich aber alleine liegen würde. Das war mir nur recht! Mit dem Stationsarzt jedoch hatte ich nicht die besten Erfahrungen gemacht: Er versuchte mir in jener Nacht, in der ich in meiner Todesangst zu ihm fand, mit zitternden Händen ein EKG anzuklemmen, das nicht halten wollte. Auch meine Venen wollten kein Blut geben, so dass der Herr Doktor zu fluchen begann. Nach dem Mittagessen verließ ich das Haus, ich hielt es da einfach nicht länger aus! Mein Mann aß das für mich bereitgestellte knusprige Hähnchen – mir verging der Appetit beim Anblick der Fettaugen in der Sauce. Ich zahlte meine 14,00 DM und verschwand.

Ein paar Straßen weiter stellte ich mich dann in einer «onkologischen Gemeinschaftspraxis» einem Experten vor, der mir von einem – inzwischen verstorbenen – jungen Patienten aus meiner Nachbarschaft empfohlen wurde: Eine Kapazität von einem Schulmediziner! Ich fand ein offenes Ohr für meine Sorgen, durfte mir einige Fallbeispiele anhören und mir das Beste heraussuchen. Nach zwei Stunden verließ ich das Sprechzimmer, ging mit meinem Mann in die «Kartoffelstube», um mich zu stärken. Zu fortgeschrittener Stunde nahm ich wieder Platz beim Doktor, welcher inzwischen mit Deutschlands Experten auf dem Gebiet der Lunge telefoniert hatte: das Virchowklinikum in B. und das Transplantationszentrum der Uni-Frauenklinik in D.

Ich vertraute mich ihm an, nicht nur weil er immer wieder sagte: «Frau Ehrhardt, Sie müssen mir vertrauen», sondern weil ich damals der Meinung war, ein Spezialist, zu dem man aus 200 km Entfernung zur Chemotherapie kommt, der muss dir helfen können. Mein Termin bei dem Professor in B.

Der Rückfall

war jedoch erfolglos. Für die dortige Studie hätte meine Chemotherapie mindestens ein Jahr zurückliegen und mein Blut Rhesusfaktor positiv haben müssen. Hingegen ich für die D. Studie in Frage käme, wenn mit der vorgesehenen Taxolbehandlung ein Rückgang der Metastasen von über 50 Prozent zu verzeichnen wäre. Wohl oder übel unterzog ich mich nun erneut dieser barbarischen und menschenunwürdigen Methode: der **Chemotherapie**. August bis Dezember – **eine Zeit des Grauens und des Siechtums, ohne medizinisch-seelischen Beistand, ohne Aufbauung von außen**. Zunächst sollten drei Therapien das gewünschte Ergebnis erzielen. Nach einer jeden wusste ich tagelang nicht, ob ich Männlein oder Weiblein bin. Um die Küche musste ich einen noch größeren Bogen machen, diesen Geruch hätte ich nicht ertragen können. Meine Mutter kam wieder, um die Familie zu versorgen. Ich hielt es mit der Übelkeit nur noch im Liegen aus. Sitzen war nur noch auf dem großen Gymnastikball möglich, Treppen auf- und absteigen auf allen Vieren!

Nach einer Woche ging es mir jeweils wieder besser. Pflichtbewusst wie ich war, ging ich wieder ins Pfarrhaus. Das konnten nur wenige verstehen; ich hatte Ablenkung – eine Aufgabe – und kam auf andere Gedanken. An der Wand vom Pfarrzimmer, gleich neben dem Friedhofsplan, hatte ich ein Plakat mit einem Storch hängen, in dessen Schnabel sich ein Frosch befand: Seine Arme waren um den Hals des Storches geschlungen. Darüber stand: «Parole 97: **Niemals aufgeben!**» Mag es so etwas wie Galgenhumor gewesen sein, den ich zu diesem Zeitpunkt entwickelte, oder das Interesse, wieder zu lesen – ich wusste, dass ich den «Kopf nicht in den Sand stecken» werde! Als ich so da lag nach der ersten Chemotherapie und dachte: Das kann doch nicht alles sein. Es muss doch etwas geben, was dich gesund macht! Da schlug ich den Weltbildkatalog auf, der vor mir auf dem Tisch lag, und wählte aus seinem großen Sortiment naturheilkundlicher Bücher: «Spontanremissionen», «Krebs ganzheitlich behandeln», «Heilung aus eigener Kraft» usw. **Ich las, wie Menschen mit ihrem Krebs fertig wurden, was man tun kann, um seine Selbstheilungskräfte zu mobilisieren und welche ganzheitlichen Behandlungsmethoden es gibt**. (Mein Mann fragte: «Was willst du denn mit Büchern? Hast Du nichts im Garten oder im Haushalt zu tun?»

Das Lesen von Legenden, von Heilsgeschichten, ist heilsam und gibt Hoffnung. Eine einzige Heilsgeschichte von jemanden, der etwas bewältigt

Schulmedizinisch aufgegeben - was nun?

hat, was einem gerade bevorsteht und schwer zu werden droht, sagt mehr als viele Statistiken! Erfahrungsberichte geheilter Patienten, die es aus eigener Kraft geschafft haben und mit der Herausforderung fertig wurden, machen Mut. **Lebensmut, der um zu Gesunden unverzichtbar ist.** Es ist die innere Natur, die heilt und nicht die Medizin – wie Paracelsus schon wusste. Ich fand ein Adressenverzeichnis von 30 Kliniken in Deutschland, die biologische Krebstherapien anwenden. Als ich mich dann mit meinem Onkologen über Galvanotherapie und ähnliches unterhalten wollte, lachte der mich aus: «Das hilft Ihnen auch nicht! Alles Humbug, Scharlatanerie.» Seine Kollegin: «Das Geld für die Mistelspritzen können Sie sich sparen!»

Ich habe dieses krankmachende Milieu kennen gelernt, in welchem Krebspatienten sitzen und auf ihren Tod warten: Massenabfertigung, keine Psychoonkologie. Ein perfekt durchorganisiertes System von schulmedizinischer Onkologie und Radiologie sowie integrierter Pharmaindustrie. Zur Apotheke geht es ins Nebenzimmer. Hier darfst du als Nummer 625 jedesmal DM 50,00 hinterlegen, wenn du im Infusionsraum deine Chemotherapie bekommen «möchtest». Habe erlebt, wie selbstsicher onkologische Schwestern in diesem «Wartezimmer auf den Tod» sagen: «Sie kommen wieder!», und mich mit Patienten unterhalten, die das vierte oder sechste Jahr zu Chemotherapie kamen ...

Das Grau und Grau dieser onkologischen Gemeinschaftspraxis sprach für sich: Menschen verzweifelt, den Tod ins Gesicht geschrieben, schweigen vor sich hin. Niemand wagt zu sprechen. Sie haben Angst. Und man lässt sie warten, mitunter mehrere Stunden. Niemand spricht mit ihnen; niemand sorgt sich um die Seele eines Krebspatienten. Schlimmer als bei der Beerdigung in der Leichenhalle! Wo bleibt die Sorge um den Menschen? Niemand fragt nach den Ursachen seiner Krankheit, nach seinen Lebensumständen, nach seiner Ernährung. Niemand denkt: Das ist ein Mensch, der da sitzt. Ein Mensch mit Gefühlen und Hoffnungen! Die Psyche des Patienten wird völlig außer Acht gelassen. Er bekommt seine «chemische Keule» und wird nach Hause geschickt – mit einem Termin für das nächste Mal.

Viele Patienten die ich gesehen habe, sahen furchterregend aus, das Schlimmste war ihnen ins Angesicht geschrieben. Manche weinten, andere übergaben sich. Die meisten schlichen vor sich hin wie der «Tod auf Latschen». Die Situation im Wartesaal, wie im Infusionsbereich, musste ausweglos erscheinen, wenn der Patient sie so hinnahm wie sie war. Da schien

Der Rückfall

sich nur noch eine Hoffnung auszubreiten: die Hoffnung auf Erlösung.

Inzwischen hatte ich eine vierte und fünfte Taxolbehandlung über mich ergehen lassen müssen, die Computertomographie im Oktober erwies keine Veränderung. Erst Anfang Dezember erfuhr ich von einer «zahlen- und größenmäßigen Regredienz» (etwa 50 % Rückbildung). Da hatte ich gerade meinen Hilferuf an die ganzheitlich arbeitende Klinik geschickt! Doch zunächst durfte ich mich in D. vorstellen, hätte aber vor Ende Februar 1998 keinen Termin für die Hochdosistherapie bekommen – und «das wär zu spät für mich!» Die Ärztin schickte mich nach J. in das neue Forschungsinstitut, welches sich auf diese Studie spezialisiert hatte: «Da sind Sie in den besten Händen.» Also ließ ich mich drei Tage später auch dort noch mehrere Stunden über diese «so erfolgreiche Studie» aufklären. Wegen der Kostenübernahme (2 x150.000 DM) durch meine Krankenkasse bräuchte ich mir keine Sorgen zu machen, das würde man schon für mich regeln. Im Übrigen habe man auch eine Versicherung abgeschlossen – falls mir etwas passiert (und ich das Institut nicht lebend verlassen kann.)

In meiner Wut nahm ich die mir etwas symphatischer erscheinende Ärztin beim Schlawittchen, drängte sie in die letzte Ecke des Institutes und fragte sie: «Was würden Sie an meiner Stelle tun? Wofür würden Sie sich entscheiden?» Sie antworte mir : «Ich würde eine biologische Krebstherapie machen.» Sie war wenigstens ehrlich. Als Termin für den Indikationszyklus wurde der 16.01.1998 angesetzt. Um diese 5 Wochen «zu überbrücken», musste ich Mitte Dezember noch eine sechste Chemo aushalten. Das war die Schlimmste! Ich glaube, ich habe mich damals nur durch Heilkräuter, Vitamine, Mineralstoffe und Sauerstoff über Wasser gehalten. Die ganze Palette habe ich meinem Heilpraktiker auf den Tisch gebaut und ihn gefragt, ob denn diese Hochdosis für mich wirklich die letzte Rettung sein könnte, oder ob mich eine biologische Krebstherapie weiter bringen würde? Ich hatte panische Angst vor dieser konzentrierten Waffe, bei der mein Immunsystem auf Null heruntergefahren würde und mich der leiseste Windhauch umgehauen hätte. So war ich froh, als endlich einmal jemand zu mir sagte: «Ich würde es nicht machen», und warum nicht. Auf die Frage des Heilens bekam ich ein **«Jein, es kommt immer darauf an, was der Patient selber tut!**» Irgendwie war ich erlöst von der Qual und dem Druck, eine Entscheidung finden zu müssen.

Von einer Bekannten hatte ich ja von der Hufeland-Klinik in Bad

Schulmedizinisch aufgegeben - was nun?

Mergentheim erfahren: Sie berichtete mir von einigen Patienten mit metastasierendem Krebs, die in einem erbärmlichen Zustand in diese Klinik kamen und sie in relativ guter Lebensqualität verließen. Ihre Worte klangen wie Musik in meinen Ohren. Es war der 1. Advent, und der bedeutete für mich Hoffnung: «Er kommt und wird dir helfen». Sofort schickte ich alle meine Befunde an den leitenden Arzt der Hufeland-Klinik und bat um Hilfe. Genau einen Tag nach der letzten Chemo bekam ich einen Anruf aus Bad Mergentheim, wann ich denn kommen möchte? So schnell wie möglich wollte ich in diese Klinik. Einen Tag später raffte ich mich hoch von meinem Lager des Siechtums, legte meinem Hausarzt die Unterlagen von der Klinik auf den Tisch und bat um Einweisung. Dieser tat etwas verwundert, er konnte sich nicht vorstellen, was ich da wollte und was da gemacht würde, und ich hätte doch diesen Termin für die Hochdosistherapie. Aber willig tat er, was ich von ihm wünschte.

Meiner Krankenkasse muss das Ganze auch wie ein exotischer Wunsch vorgekommen sein. Jedenfalls hatte sie es mit der Kostenzusage nicht so eilig, währenddessen ich mich in meiner Todesangst mit der Sauerstoffflasche am Bett über Weihnachten und Neujahr rettete! Irgendwie musste ich durchhalten bis zum 6. Januar, egal wie. Ich habe jeden Tag gebetet und einige andere mit mir. In dieser Zeit erlebte ich zum ersten Mal eine Gotteserfahrung.

Einen Tag vor Silvester besuchte mich Bischof A. N., einer der wenigen, die sich noch in meine Nähe wagten. Wir hatten ein fröhliches und aufgewecktes Gespräch miteinander. Genau so wollte ich, dass – wenn – meine Seele in den Himmel springt. Ich glaube, er amüsierte sich über meinen Galgenhumor, doch als ich diesen entwickelte, ging es mit mir aufwärts! A. N. versprach mir, «den Draht nach oben» ganz fest zu spannen und mich in all seinen Gebeten einzuschließen. Ich habe oft an seine Besuche und seine Worte gedacht, wie **er verstand mit Menschen umzugehen**. Da könnten sich unsere «Halbgötter in Weiß» ein Scheibchen abschneiden! (Ich möchte damit an die Hauptaufgabe eines Arztes erinnern. Das Wort «Doktor» kommt aus dem lateinischen und heißt «Lehrer». **Der Arzt sollte dem Menschen lehren, wie er nicht krank wird**. Und so sollte die Lehre einer gegebenen Krankheit erst an zweiter Stelle stehen.)

Am 5. Januar jedoch hatte ich daheim noch einen Termin bei meinem Onkologen. Dreieinhalb Stunden nach der Computertomographie rief er

Der Rückfall

mich endlich in sein Sprechzimmer und erklärte mir, dass er heute keine Zeit hätte, meine Aufnahme mit der vom November zu vergleichen. Er beantwortete mir auch keine weiteren Fragen, welche die Hochdosis betrafen, ich hätte schließlich genug Gelegenheit gehabt, die Experten in B., D. und J. zu fragen. Es war 14:00 Uhr und er hätte noch nicht gefrühstückt. Da war es für mich aber höchste Zeit, den Arzt zu wechseln! Ich legte ihm ein Faltblatt von der immunbiologischen Therapie in Bad Mergentheim auf den Tisch und sagte: «Morgen fahre ich dorthin und verschaffe mir Klarheit, was ich tun muss!» Er hätte mich anspringen können: »Was wollen Sie denn da, die haben Ihnen vom Diagnostischen her doch überhaupt nichts zu bieten. Manche müssen eben erst ins kalte Wasser springen, ehe sie wach werden!« Und wie wach ich geworden bin! Gott sei Dank!

Nur wenige Tage hatte ich also Zeit, mich zu entscheiden. So hatte auch ich den Wunsch, «der Welt der invasiven, technologischen Behandlungsmethoden zu entfliehen und mich dem romantischeren Ideal der natürlichen Heilung zu verschreiben» (A. Weil). **Wissend, dass die Schulmedizin nicht**

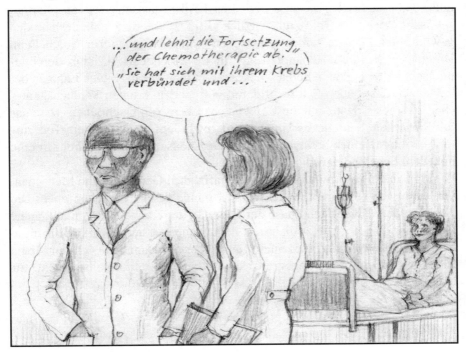

Schulmedizinisch aufgegeben - was nun?

an die Wurzel des Krankheitsprozesses heranreichte und die Heilung nicht förderte, sondern diese Prozesse nur unterdrückte oder lediglich die Symptome kurierte. Wie erleichtert war ich, als ich in dem Forschungsinstitut anrief und die geplante Hochdosis absagte: ein Zentner Ballast, den ich viele Wochen mit mir umher trug, fiel von mir herab. Ich fühlte mich vom ersten Augenblick an in dieser ganzheitlich arbeitenden Klinik geborgen und wohl, wie in einer großen Familie. Der Arzt war wie ein Vater zu mir, das gesamte Klinikteam mit einer großen Fürsorglichkeit um mich bedacht und eine Reihe von Mitpatienten munterten mich auf, mit ihren positiven Beispielen. Ich wusste, hier bin ich richtig! Heute würde ich gleich nach der Operation eine solche Klinik aufsuchen, keinesfalls mir diese plumpe, barbarische Methoden der Chemotherapie aufzwängen lassen.

Was mir nicht behagte, war die suppressive Natur der konventionellen Medizin. Dieser Charakter wird schon durch die häufige Vorsilbe «Anti» bei den gängigsten Medikamentengruppen verraten, hinzu kommen die Beta- und Rezeptoren-Blocker. Eine Medizin, die ihrem Wesen nach unterdrückt und bekämpft (Fieber!), muss Patienten Risiken aussetzen, denn pharmazeutische Wirkstoffe sind grundsätzlich giftig. All zu oft stehen deshalb den gewünschten Effekten unliebsame Nebenwirkungen gegenüber. Schon beim Durchlesen der Patientenaufklärung für die Hochdosis Chemo durchlief mich ein kalter Schauer. Selbst im Angesicht meiner miserablen Lage, in der ich steckte, habe ich mich nicht damit anfreunden können, Versuchskaninchen zu spielen. Hätte ich diese Hochdosis Chemo unterschrieben, wäre das mit Sicherheit meine letzte Unterschrift geworden: die unter mein Todesurteil! Es musste einen besseren Weg geben: Die Naturheilkunde bot mir eine unbedenkliche und natürliche Alternative.

Ich habe mich programmiert, du schaffst das! Genau wie die Menschen, von denen ich gelesen hatte. Ich wusste, meine Kinder brauchen mich: Die Große in der schwierigen Phase der Pubertät, der Kleine als Schulanfänger! Du kannst dich doch jetzt nicht aus dem Staub machen; Gott hat dir diese beiden Kinder geschenkt, du musst für sie da sein! Dann habe ich mir kleine Ziele gesetzt und mich abgegrenzt. Die Krankheit gab mir das Recht, für mich selbst zu sorgen!

4

Therapie für die Seele
Ich suche mir meine Klinik selber aus

Heilige Drei Könige: Endlich in Bad Mergentheim angekommen. Die Stufen der Hufeland-Klinik hinaufschleichend, vernahm ich das leise Plätschern eines Brunnens in der mit Blumen und weihnachtlicher Dekoration geschmückten Eingangshalle, im Hintergrund sanfte klassische Musik. Ganz angetan ließ ich mich in die schwarze Ledergarnitur vor dem Sekretariat nieder. Meine Angst, dass man mich nicht aufnehmen würde, weil ich ohne Kostenzusage der Krankenkasse kam, war verschwunden. Die freundliche Sekretärin begleitete mich sogleich in den Speisesaal zum Mittagessen. Ein Festtagsessen, wie mir schien: Salatteller, Vorsuppe, Vollwert-Menü und Nachtisch – und diese Freundlichkeit vom Personal! Ich war so gerührt, dass mir die Tränen kamen. Irgendwie weinte ich aber auch aus meiner Situation heraus. Meine Tischnachbarinnen, eine Strahlenärztin und eine Stewardess, kümmerten sich rührend um mich; bald schon lachte ich.

Die Sekretärin zeigte mir nun mein schönes Eckzimmer in der zweiten Etage, verwies auf den herrlichen Blick ins Städtchen und auf meinen von der Sonne beschienenen Sessel: ich sollte mir es recht bequem machen, mich ein wenig ausruhen und wenn ich Lust hätte, schon in der dicken Klinik-Mappe blättern. Da meine Vorstellung beim Arzt erst am Abend war, hatte ich viel Zeit zum Lesen, gewann einen vertiefenden Überblick von dem Konzept der Klinik – und über all das, **was ich selber tun kann, um gesund zu werden!**

Von denjenigen, welche das Haus bereits kannten, erfuhr ich, dass ihnen die verschiedensten Behandlungen guttaten und sie dadurch eine hohe Lebensqualität erreichten. Überall wurde über Krebs, Therapien und Wege zur Genesung gesprochen, als gäbe es nichts selbstverständlicheres. Ich hatte einfach das Gefühl: »Hier bin ich Mensch, hier darf ich sein!« Es war wie in einer großen Familie: man erzählte sich, was einem auf dem Herzen

Schulmedizinisch aufgegeben - was nun?

lag und tauschte seine Erfahrungen miteinander aus. Wie längst vertraut wirkten auf mich auch der Assistenzarzt am ersten Abend, ein aus der Ukraine stammender Naturheilarzt, und der Chefarzt am darauf folgenden Tag. In beiden Gesprächen konnte ich alles Vergangene fallen lassen und mit einem Mal meinen Blick nach vorne richten! **Zuversichtlich, voller Hoffnung, setzte ich nun auf das sich bewährte Konzept der ganzheitlichen immunbiologischen Therapie.** Überzeugt von der heilsamen Wirkung des Fiebers, stimmte ich auch der aktiven Fiebertherapie zu.

Neben einer einheitlichen Basismedikamentation und schmackhafter Vollwerternährung, hatte jeder Patient seinen eigenen Behandlungsplan erstellt bekommen: Infusionen, Spezialbehandlungen wie Fieber- oder Hyperthermie, Galvanotherapie, Colon-Hydrotherapie, Spritzen, physikalische Anwendungen, Psychotherapie, Kunsttherapie, Musiktherapie, Meditation, Bewegungstherapie, Farbtherapie, Ozon- und Sauerstoff-Mehrschritt-Therapie und anderes. Gewissenhaft war von jedem Patienten selbst Buch zu führen über morgendliche und abendliche Temperatur, Puls, Stuhlgang, Blutdruck, Medikamentation und Therapiekoordinierung. Tägliches Laufen an der frischen Luft gehörte genauso zum Therapieplan wie das Durchforsten der empfohlenen Literatur.

Im Infusionsraum wurde mit den Schwestern gesungen und gelacht, man durfte sich unterhalten, lesen oder seinen Blick aus dem Panoramaraum hinüber zu den umliegenden Bergen schweifen lassen und entspannen. Die tiefe Entspannung mit dem Chefarzt war bei allen Patienten immer sehr gefragt: Wenn Dr. Wöppel mit der Figur eines starken Bärens und seiner tiefen ruhigen Stimme über seinen großen Bart »brummte«, waren alle weg! Entspannt und vollgetankt mit neuer Lebensenergie flogen wir aus unseren Sonnenstühlen auf, um die verbleibenden Stunden des Nachmittages individuell zu nutzen. Wer keine Anwendung mehr hatte, durfte die klare Luft genießen gehen, im Kurpark wandeln oder im Städtchen bummeln. Die Patienten im Rollstuhl wurden selbstverständlich mitgenommen. Fast täglich gab es Konzerte, medizinische Vorträge oder andere Veranstaltungen. Einmal in der Woche ging es Schwimmen, einmal zum Yoga, einmal ins Kloster zur Meditation – der Pater war eine Seele von Mensch – , einmal in die Kirche zum Gottesdienst, zum Meditativen Tanz oder Gruppentanz.

In kleinen psychologisch geleiteten Simonton-Gruppen sprach man über **Krankheitsursachen** genauso wie über **Krankheitsbewältigung**. Typische

50

Therapie für die Seele

krankmachende Lebenssituationen wurden durch uns wie in einer Laien-spielgruppe dargestellt und erörtert. Jeder zog für sich seinen Nutzen daraus. Sehr beeindruckt hat mich eine Therapiestunde im Park, bei der wir Pati-enten angeregt wurden mit anderen Augen neu zu sehen und zu fühlen. Die Hufeland-Klinik hat eine hauseigene Kapelle, über jeder Zimmertür hängt das Jesuskreuz – und man sagt »Grüß Gott!« Gott wohnt da, wo man ihn einlässt: »Das ist meine Freude, dass ich mich zu Gott halte und meine Zuversicht setze auf Gott den Herrn« (Psalm 73, 28) stand rechts neben dem Bild mit »meinem Weg« geschrieben, welches ich auf dem Schreibtisch stehen hatte. Auf der anderen Seite stand: »Siehe, ich bin bei euch alle Tage bis an der Welt Ende.« (Matthäus 28/20) Dieses Bild mit den beiden Psalmen ist ein Teil von mir geworden. Es vergeht kein Tag, an dem ich nicht an ihm vorbeigehe, ohne einen Blick darauf zu werfen.

Krebs ist nach Hildegard v. Bingen (1098 – 1179) **ein Verlust** an **Viri-ditas** (Lebensenergie), eine schleichende, stärker werdende Lebens-schwäche, ein zunehmender Verlust an Lebensenergie, dessen Ursache letzt-lich ein zunehmender, schleichender Glaubensverlust durch die Sünde ist. Wenn der Glauben »vertrocknet«, dürstet die Seele nach der Viriditas. Der Mensch verliert seine von Gott gegebenen Kräfte, vor allem seine Fähigkeit zur Kreativität. Unsere Seele ist geistiger Natur, sie äußert sich z. B. durch Gefühle, Intelligenz und Willenskraft. Die Heilige Hildegard sagt: »Die Seele ist die grünende Lebenskraft im Leibe. Sie wirkt mittels des Leibes und der Leib mittels der Seele. Das ist der ganze Bestand des Menschen. **Alle Impulse für unseren Leib kommen von der Seele. Sie ist die Herrin, das Fleisch ist die Magd.** Denn dadurch, dass die Seele ihrem Leib das Leben mitteilt, hat sie ihn in der Gewalt und der Leib gibt sich im Emp-fangen des Lebens der Herrschaft der Seele hin« (Scivias, 76).

Wenn wir diese Kraft nicht einbeziehen, werden wir die Abläufe des Lebens nie begreifen. Nach Hildegard ist unsere menschliche Seele »der Hauch aus Gott, ist himmlischen Ursprungs und verliert nie ihr Wissen darum«. Sie hat erkannt, dass **Gesundheit** kein Zustand, sondern ein Pro-zess ist. Eine **Einheit von Körper, Seele und Geist, Einklang und Har-monie mit der Schöpfung und dem Schöpfer.** Die ganzheitliche Sicht basiert auf der Grundlage der Verbindung des Menschen zu Gott. Wenn sich die Lebensenergie zerstreut, stirbt der Körper.

Schulmedizinisch aufgegeben - was nun?

>>Geh Du voran<<, sagte die Seele zum Körper,
>>denn auf mich hört >>er<< ja nicht.<<
>>In Ordnung,<< sagte der Körper, >>ich werde krank werden,
dann hat >>er<< Zeit für dich<<.

Menschen, die das Wunder einer unerwarteten Heilung erlebt haben, waren bereit, das Ruder ihres Lebensschiffes radikal herumzureißen und wieder Kurs auf sich selbst und ihre Lebensaufgaben zu nehmen. Das Thema Tod war in mein Leben getreten. Ich musste mich auf das wirklich Wesentliche im Leben besinnen und einen Schritt zu mir selbst machen! Hatte ich Angst, mich selbst zu finden? Warum habe ich nicht auf meine Seele gehört? Bin ich doch hier um mich weiter zu entwickeln. Die Seele muss in Erfüllung gehen! Mit diesen Gedanken gönnte ich mir den bewussten Rückzug zu meinen ursprünglichen Lebensträumen.

Jetzt, nach dem Rückfall, machte ich mir ernsthafte Gedanken, wie ich besser mit meiner Krankheit und mit mir selbst umgehen konnte. Die zweite Serie Chemotherapie nagte an meinen Kräften, ich musste aus diesem Siechtum herausfinden! So begann ich zu lesen und zu schreiben – eines meiner lebenserhaltenden Rituale. Ein anderes war Beten, gefolgt von der Bewusstheit meiner Handlungen (Änderung der Lebensweise, Ernährungsumstellung, Körperwahrnehmung). Manchmal schlich ich umher wie der Tod, ich konnte kaum laufen. Aber ich musste es! Ein Grund waren meine Kinder; zum anderen fürchtete ich, dass ich nicht überleben könnte, um meine Geschichte selbst zu erzählen, und zum dritten musste ich etwas tun, um bei Verstand zu bleiben. Meine Rituale waren Metaphern der Hoffnung, sie banden die furchtbaren Tage, Wochen und Monate mit Vertrauen auf das Überleben aneinander. Hoffnung, die sich über meinen steinigen Weg zog, ist der Gegensatz zur Hilflosigkeit, das Gegenmittel gegen Hoffnungslosigkeit. Die Worte >>mehr können wir nicht für Sie tun<< rauben einer Situation Hoffnung, schaffen tiefe Hoffnungslosigkeit und können zum Todesurteil werden! Es gibt immer irgend etwas, was man tun kann, selbst wenn man nur seine eigenen Gefühle aufschreibt, was lebenserhaltend und lebensfördernd wirkt. Rituale (immer wiederkehrende Handlungen) vertreiben belastende Gedanken und beruhigen den Geist.

Therapie für die Seele

In der Hufeland-Klinik habe ich gelernt, dass wir Menschen größere spirituelle Verbindung fördern – und die Fähigkeit haben, sowohl die innere Weisheit als auch die Weisheit Gottes besser zu hören: Auf einem sehr grundlegenden biologischen Niveau wirken der entspannte geistige Zustand oder der ruhige Geist, die durch ein Ritual entstehen können, förderlich auf die Heilmechanismen des Körpers. Ich habe mich mit dem großen Einen beraten und erfahren, dass ich sterben werde, wenn ich mich nach dieser intensiven Vorbehandlung einer Hochdosis Chemotherapie mit Stammzelltransplantation unterziehe, und dem Versuchskaninchen freien Lauf in der Natur gegeben. Glaube ist ein wichtiger Bestandteil des Heilens, **jede Medizin zeigt bessere Resultate, wenn man daran glaubt.** Dieser ganzheitlichen immunbiologischen Therapie begegnete ich mit Akzeptanz und Vertrauen, statt mit Furcht. Die Biochemie des menschlichen Organismus verändert sich stark mit den Gefühlen; Furcht und Angst verhindern Heilung. Angst zieht das Immunsystem sehr in Mitleidenschaft, die von den Ärzten heraufgeschworene Panik schwächt es noch mehr.

In»meiner« Klinik tauschen die Patienten ihre Geschichten und Heilungsrituale untereinander aus. Sie lernen, wie sie selbst ihre eigene Physiologie verändern und ihre Ängste mindern können. Patienten, die unter starken Schmerzen leiden, eignen sich die Fähigkeit an, sich durch Entspannungs- und Phantasiebildübungen von ihren Schmerzen abzulenken. Der Patient, der seine Einstellung auf diese Weise grundsätzlich verändert, unterstützt seine Körperchemie und seine innere Heilquelle seine Genesung erheblich.

Rituale, liebe Leser, vertreiben belastende Gedanken und beruhigen den Geist. Ihre tief greifende Bedeutung habe ich so an meinem Körper erfahren, indem sie Körper, Geist und Seele wieder miteinander verbanden. Wenn sie im Zusammenhang mit dem Familien- oder Gemeinschaftsleben ausgeführt werden, können Sie einen entscheidenden Beitrag zur Gesundheitsförderung leisten. **Menschen zu helfen, ihr Glaubenssystem und ihre innere Bilderwelt zu erkennen und mit persönlichen Ritualen ihren eigenen Weg zur Gesundheit/ Genesung zu erlangen, ist auch für mich selbst eine Heilmeditation.**

Liebe Patientin, sich selbst als wichtig oder wertvoll anzunehmen, Selbstwertgefühl und Vertrauen auf das eigene Selbst zu besitzen, sind unheimlich wichtig für die Genesung – für das Gefühl der Ganzheit. Sie als

Schulmedizinisch aufgegeben - was nun?

Patientin müssen ein Gefühl haben von »Ich muss für meine Mitmenschen wichtig sein, daher bin ich ein wertvoller Mensch«. Gerade die Krebserkrankung gibt Gelegenheit, Zuwendung zu erhalten; sie gestattet es dem Menschen über seine Gefühle zu sprechen und sie zu zeigen. Ich denke an das Ritual des Schenkens, an die symbolische Botschaft von Blumen: »Du bist mir wichtig, ich mache mir Sorgen um dich, und ich hoffe, dass du Ruhe und Wohlbefinden wiedererlangst.« Somit wünsche ich Ihnen, dass ein hoher Anteil Ihrer Wiederherstellung auf das Konto der Liebe geht, die von Ihrer Familie – oder einem vertrauten Menschen – leidenschaftlich dargebracht wird. **Liebevolles Erkennen des ganzen Menschen soll auch Leitbild Ihres Arztes sein: Er soll nicht die Krankheit tief versteckt in dem Menschen entdecken, sondern Sie, als tiefen Menschen hinter der Krankheit!**

Schulmedizin ist eine entseelte Medizin; der Mensch ist keine Maschine in der Patientenverwaltungsindustrie! Sie sucht im Menschen die Krankheit, und sie behandelt Krankheiten – nicht den Menschen! Genauso wenig wie sie den Menschen hinter seine Krankheit entdeckt, so wenig entdeckt sie den Arzt hinter der Medizin. Unsere Kampf- und Sieg-Schulmedizin muss darüber forschen, warum eigentlich dieselben Tropfen bei dem einen Arzt helfen, während sie bei dem anderen weniger oder gar nicht anschlagen. Diese Theorie, dass der Mensch mit der Natur einen ständigen Krieg führt, muss endlich aus unseren Universitäten verbannt werden. Wie lange noch muss der Kranke von außen mit Nachschub an Chemie und Technik versorgt werden, die Krankheit als Feind wahrgenommen werden? **Die wahre medizinische Entdeckung unserer Zeit**, die vom **Immunsystem,** das angeregt werden muss, steht als umfassender Lehrstoff noch draußen vor der Tür. Sie steckt – wie die Patienten – im Wartezimmer fest.

Die Internistin und Homöopatin Frau Dr. Veronica Carstens hat ihr ganzes Leben dem Ziel gewidmet, die beiden feindlichen Medizintraditionen zu versöhnen. Sie sucht, wie all die vielen »Außenseiter« und »Verfechter alternativer Heilmethoden«, mit der neuen, »beseelten« Medizin die Richtung der Heilkunst zu beeinflussen. Welcher Krebskranke lässt sich schon mit einem zweiten vergleichen, der anscheinend an derselben Krankheit leidet? Geht es nicht um den einzelnen, unvergleichlichen Menschen? Wir alle sollten uns einmal bewusst werden, was Heilung eigentlich ist!

Therapie für die Seele

Heilung bedeutet:

* Eine lebenslange Reise zur Ganzheit
* Die Suche nach Harmonie mit Ausgeglichenheit im eigenen Leben, in der Familie, der Gemeinschaft und im globalen Weltzusammenhang
* Einen Augenblick der Transzendenz – über das Selbst hinaus Anzunehmen, was man am meisten fürchtet
* Zu öffnen, was verschlossen wurde, zu erweichen, was sich zum Hindernis verhärtet hat.
* Kreativität und Leidenschaft und Liebe.
* Die Suche nach und der Ausdruck des Selbst in seiner Gesamtheit, sein Licht und Schatten, seine männliche und weibliche Seite
* Sich an das zu erinnern, was in Vergessenheit geraten ist, an Verbindung und Einheit und gegenseitige Bedingtheit aller belebten und unbelebten Dinge
* Es zu lernen, dem Leben zu vertrauen.«
(Jean Achterberger in »Rituale der Heilung«)

Es ist unmöglich, Geistiges von Körperlichem abzutrennen oder von dem, was spiritueller Natur zu sein scheint. Die meisten Gesundheitsprobleme beinhalten alle drei Aspekte; Körper, Geist und Seele bilden eine Einheit. Sie werden vielleicht nie den »wirklichen« Grund Ihrer besonderen Probleme herausfinden, doch das macht Heilung nicht unmöglich. Ruediger Dahlke würde Ihnen sagen: »Sie müssen lernen, die Normen und den eingeschränkten Gleichschritt der Gesellschaft mit ihrem Maschinentakt, der an Selbstverwirklichung hindert, zu durchbrechen und den eigenen Weg einzuschlagen.« Die Befreiung von seinen seelischen Faktoren spielt eine ganz wichtige Rolle! Die Psyche beeinflusst die Reparatursysteme der Zelle, sie ist das übergeordnete System! Sie bestimmt, was passiert.

Sie als Patient/in brauchen eine positive Psychotherapie, um ihr Nervensystem positiv zu stimulieren! Denken sie nach: Wer bin ich? Wie sehen meine Lebensregeln und Wertvorstellungen aus? Ist es das wirklich wert? Die Krankheit als Versuch der Seele, sich zu ändern.

Schulmedizinisch aufgegeben - was nun?

Psyche und Glaube helfen heilen

Bei der Krebsentstehung wirken mehrere Faktoren gleichzeitig zusammen. Mitunter wird auch eine genetische Disposition, also eine Krankheitsbereitschaft angenommen. Karzinogene (krebserregende Stoffe) sind als Auslöser am besten erforscht, ebenso die ursächlichen Einflüsse des Stoffwechsels und des Immunsystems. Die Abwehrkraft des Körpers entscheidet letztlich darüber, ob der Körper mit Krebs fertig wird oder nicht. All diese Faktoren stehen wiederum unter dem Einfluss seelischer Faktoren, wie wir mit uns und unserer Umwelt umgehen. Wir selbst sind Verursacher unserer Krankheiten und unserer Umweltverpestung. Entspringen nicht die Eitelkeit, die Bequemlichkeit und die kaum mehr zu sättigende Gier nach »immer mehr« aus dem Bereich unserer Seele?

Schon Hildegard von Bingen macht den Menschen verantwortlich für den Verlust des natürlichen Gleichgewichts, welches sich in Krankheiten, Missernten, Luftverschmutzung und klimatischen Katastrophen äußert. Sie schreibt vor über 800 Jahren: »Wir können nicht mehr laufen und unsere natürliche Bahn vollenden, denn die Menschen kehren uns um von unterst zu oberst. Wir – die Luft, das Wasser – stinken schon wie die Pest und vergehen vor Hunger nach einem gerechten Ausgleich ...« (Vita meritorum). Im alten Ägypten brachten die Ärzte Krebs mit Melancholie in Verbindung und der Römer Galen wusste, dass traurige Frauen eher an Brustkrebs erkranken als gesunde und fröhliche. Heute gelten Stress, Hektik, Ärger und Sorgen (seelische Belastungen) als Haupt-Krebsauslöser.

Ich litt z. B. Jahre lang unter dem negativen Einfluss einer etwa gleichaltrigen Schwägerin, deren sehnlichster Wunsch es war ein eigenes Kind zu bekommen. Meine, heute 15jährige Tochter, war völlig fixiert auf ihre Tante, bis weit in die Schulzeit hinein. Erst im Teenageralter, als sie begann, ihre eigenen Wege zu gehen, flaute dieser »Kampf« ab. Ich glaube, die junge Frau sollte einmal an ihrer Psyche arbeiten, dann klappt es auch mit dem Kinderwunsch! Ihre Arthrose bedeutet letztendlich, dass sie sich »auf etwas« versteift hat.

Kampf? Dank meiner neu gewonnen Einstellung zum Leben und meiner Erfahrungen kann ich gut bei Angriff auf Abwehr umschalten und giftige Pfeilspitzen abwehren. Meine Krankheit gibt mir heute das Recht, mir die

Leute auszusuchen, mit denen ich meine Zeit verbringen möchte!
Auch würde ich nie wieder einem Arbeitsverhältnis nachgehen, in dem ich
dem Geränkel um Macht und Dominanz ausgesetzt bin. Entweder habe ich
einen Chef bzw. Mitarbeiter, mit dem ich »Pferde stehlen« kann, oder ich
werde mein eigener Chef. Alles andere ist ungesund!

Wir erleben täglich, dass es Menschen gibt, die uns allein durch ihre
Dominanz beschämen und kränken. Alles, was wir in Zusammenhang mit
unseren Mitmenschen wahrnehmen, empfinden und fühlen, wirkt sich auf
unser leib-seelisches Befinden (Psyche) aus: In der Nähe solcher Menschen
lebt es sich nicht leicht, es fällt schwer, sich zu entfalten oder sich wohl zu
fühlen. Viele von uns ziehen lieber den Kopf ein und ducken sich. Es wird
uns eng, wir bekommen sogar Angst oder es »bleibt uns die Luft weg«
(Angina pectoris). Wir fühlen uns bedrückt und erdrückt, unwillkürlich
krümmt sich etwas in uns.

Alles, was mich kränkt, macht mich krank

Oft bin ich unbewusst durch Worte gekränkt worden. Worte können
kränken, seelisch verletzen, krank machen und sogar töten. Jeder kennt die
Ausdrücke: »Das macht mich noch ganz krank!« oder »Das bringt mich
noch ins Grab!« Menschen werden »sprachlos«, weil sie seelisch verletzt
wurden – die Kränkung hat ihnen die Sprache verschlagen. Mir fehlte oft die
Kraft, mich dagegen zu wehren, so »schluckte« ich vieles und »fraß« somit
alles in mich hinein. Und wenn das Maß voll ist, dringt es nach außen und
greift nach dem Körper: **Die seelischen Kränkungen zeigen sich in den
Körpersymptomen, in den verschiedensten Krankheiten** (Migräne,
Magengeschwüre, Herzrhythmusstörungen, Angina pectoris, Ausschlag,
Kopf- und Rückenschmerzen) **und auch Krebs**.

Die meisten Menschen sind sich nicht bewusst, was sie damit anrichten,
wenn sie jemanden kränken. Ich möchte damit niemandem zu nahe treten,
aber viele unserer Krankheiten, Tragödien und menschliche Schicksale
ließen sich vermeiden, wenn wir unsere »lockere Zunge« zähmen und
unsere »giftige Zunge« entgiften würden. Über den Umweg über das Gemüt
erreicht jeder Mensch, der einen anderen kränkt, auch dessen Körper. In den
vierzehn Jahren, die ich verheiratet bin, habe ich meinen eigenen Ehemann

Schulmedizinisch aufgegeben - was nun?

sehr oft ertappt, wenn er mich aus Gedankenlosigkeit, fehlendem Einfühlungsvermögen oder auch durch missverständliche Formulierungen gekränkt hat. Manchmal hat er mir, ohne es zu wissen, mit einer Bemerkung ein Leid zugefügt. War ich etwa unempfindlich für diese Dinge? Leider gibt es für seelischen Schmerz keine Tabletten, daher ist er auch schwerer zu ertragen und hinterlässt Spuren, die fast unheilbar sind. Dieses Gift der Kränkung wirkt bei Tag und bei Nacht, raubt einem den Schlaf und an seiner Stelle tritt zermürbendes Grübeln. Dann fühlst du dich in Monaten um Jahre gealtert, wirkst verhärmt und depressiv. In deinem Inneren spricht die Seele: »Ich mag einfach nicht mehr.« Noch viel schlimmer ist die »stumme Kränkung« durch Schweigen, aus Bequemlichkeit, aus Unhöflichkeit und Verachtung. Wenn der Partner die Zeitung oder den Fernsehapparat vorzieht, stehen Kommunikationsschwierigkeiten ganz vorn an. Diese wiederum sind die seelischen Ursachen für lautstarkes Schnarchen (Protestieren der Seele) in der Nacht! Und mein Mann schnarcht, dass die Wände wackeln – wie ein Sägewerk. Ich las ihm vor, dass Schnarcher nicht in der Lage sind, sich tagsüber Raum zu schaffen, für Abstand und Respekt zu sorgen und den Ton anzugeben. Sie brauchen nachts Ventile, um all das noch Ungesagte, auf ihre rauhe Art auszudrücken. Kommunikation (von lat. communis = gemeinsam) ist Mitteilung. Der Schnarcher teilt jedoch eher aus als mit und blockiert sich anschließend. Seine Partnerin braucht erhebliche Demut und Unterordnungswillen unter seinen unüberhörbaren Rhythmus oder aber Ohrenschützer. Damit würde sie sich ihm gegenüber aber taub stellen. So steht es außer Zweifel, wer hier den Ton angibt, schreibt Ruediger Dahlke.

Sollen der vergessene Dank oder der nicht angenommene Gruß, das nicht erfolgte Erkundigen nach dem Befinden und Wohlergehen, das Herausreden oder die Einbuße in den Grundwerten des Lebens alles Ausdrücke von Gedankenlosigkeit, Vergesslichkeit und Ungeschicklichkeit sein? Ist die Fähigkeit, seelische Belastungen zu ertragen statt zu fliehen etwa »in«? Wird es Zeit, dass ich meine althergebrachten Tugenden und moralischen Grundsätze ablege? Nein, ich werde mich in meiner Ich-Findung nicht stören lassen bzw. keinen Verlust an Identität auf mich nehmen! Hildegard von Bingen bezeichnet die Kränkung als »Frucht der Hartherzigkeit«: Ich lasse mich weder bewegungslos machen, noch zur Erstarrung führen. Solange ich lebe, liebe ich! Seit dem Rückfall der Erkrankung endlich nun auch mich selber.

5

Solange ich lebe, liebe ich

Die Stimme unserer eigenen Seele,
und allein sie, muß beachtet werden,
wenn es um unsere Aufgabe geht
und wir uns nicht von den Menschen
unserer Umgebung behindern lassen wollen.
(Edward Bach)

Nicht umsonst sagte Salemo in seinen Sprüchen: »Bewahre das Herz mehr denn alles, denn von ihm sind die Ausgänge des Lebens.« Damit meint er das Zentrum unseres Empfindens, das Seelische, die Psyche. Im weitesten Sinne ist **Krebs** eine **Krankheit der Seele**, obwohl noch viele andere Begleitumstände mitwirken. Die Psyche kann zur degenerativen Veränderung der Zelle führen und die Erkrankung selbst auslösen. Doch es braucht einer großen Belastung, bis sich eine Zelle im Zellenstaat Körper asozial benimmt. Die Bereitschaft zur Krebserkrankung besteht schon Jahre, aber erst die Verletzung – ob körperliche oder seelische – als so genanntes Trauma ist der auslösende Faktor. Die Zelle schlägt aus der Art und geht ihren Weg. Sie setzt auf Wachstum und Selbstverwirklichung. Genau das, was der Lerche im »goldenen Käfig« fehlt, wenn sie singen und fliegen möchte!

Was für den Körper Lebensgefahr bedeutet, ist für die über lange Zeit gemartete Zelle ein Akt der Befreiung. Ich kann mich mit so vielen typischen Krebspersönlichkeiten vergleichen: Es sind Menschen, die extrem angepasst versuchen, so unauffällig wie möglich zu leben, sich gesellschaftlichen Normen zu fügen und niemanden durch eigene Forderungen zur Last zu fallen. Herausforderungen zu persönlichem Wachstum und seelische Entwicklung habe auch ich weitestgehend ignoriert, vielleicht um mich in keiner Weise exponieren zu wollen? Um es allen recht zu machen? Der Preis war hoch, als die über Jahre angestaute Flut der Wachstumsimpulse den Damm der Unterdrückung durchbrach und sich unkontrolliert auslebte.

Schulmedizinisch aufgegeben - was nun?

Was meiner Umwelt als angenehm erschienen sein mag, war in Wahrheit Unterdrückung von Lebensimpulsen. Viele Jahre habe ich versucht, meine Funktion in der Pflicht als Tochter und Schwiegertochter, Mutter, Untergebene usw. zu aller Zufriedenheit und unabhängig von meinen eigenen Bedürfnissen durchzuhalten. Eigene Entwicklung musste zurückstehen – wie bei der gemarteten Zelle.

Die Grundstimmung meines »ungelebten« Lebens war entsprechend niedergedrückt. Völlig unbewusst befand ich mich in einer depressiven Verfassung, genauso erfolgte die Unterdrückung körperlicher Ausbruchversuche. Mein(e) Mitmensch(en) – ich möchte besser sagen: die Menschen meiner Umwelt – bemerkten nichts davon, ich habe mich diesbezüglich wohl nie mitgeteilt und war geduldig Duldende, rundherum freundlich und voller Rücksicht. Sie konnten mit mir rechnen, ich war verlässlich, fiel nicht auf und niemandem zur Last. Habe ich versucht, mich meinem eigenen Leben zu stellen, war es weder für mich noch für meine Mitmenschen leicht, diese unvermuteten Seiten anzunehmen. Die über Jahre hinweg abgewehrten Veränderungsimpulse machten sich in meinem Körper in Mutationen breit.

Ruediger Dahlke schreibt: «Aus perfekter sozialer Anpassung wird egoistisches Schmarotzertum ohne Respekt für Tradition und fremde Rechte. Hatte man sich vorher nicht einmal eine eigene Meinung geleistet, kommt jetzt aus dem Schatten der lange verdrängte Anspruch, die ganze (Körper) Welt nach dem eigenen Bild zu formen. Der Organismus wird mit Metastasen, jenen todbringenden Töchtern, übersät. Die seelisch lange zurückgehaltene Saat geht nun körperlich in Rekordzeit auf und zeigt, wie stark der bisher ungelebte Wunsch nach Selbstverwirklichung und rücksichtsloser Durchsetzung der Eigeninteressen ist.« Nun staunten meine Mitmenschen: die bisher friedliche Heidrun verlangte plötzlich, dass sich alles um sie und »ihre Krankheit« dreht. Mit der Diagnose Krebs als Alibi traute ich mich, den Spieß umzudrehen; ganz neue Töne klangen durch, die allerdings mein(e) Mitmensch(en) zunächst nicht hören wollte(n)! Hier und da tanzte ich aus der Reihe und schlug über die Stränge. Mein Gesinnungswandel muss wohl für meine Umwelt unangenehm gewesen sein, aber ich habe die große Chance darin gesehen: »Werden die Prinzipien der Wandlung, der Selbstverwirklichung und Durchsetzung nämlich nun auf geistig-seelischer Ebene gelebt und auf sozialem Niveau sichtbar, wird die Körper-

ebene entlastet.« Wieder zitiere ich Ruediger Dahlke!
Um mit Krebs »fertig zu werden«, muss sich der ganze Mensch auf die Auseinandersetzung einlassen, nicht nur sein Körper. Ergebenheit und Offenheit
für den Lauf des Schicksals werden stellvertretend vom Körper gelebt. Ich
habe dieses Thema bewusst durchlebt, mir ist es gelungen, die Thematik
zurück auf die geistige Ebene zu heben. Heute kann ich mich genug wehren,
mache nicht mit mir und lasse nicht machen, was andere wollen. Ich bin
dabei, mich meiner Lebensaufgabe, meinem Weg und meinem Schicksal zu
stellen. Diese Krankheit war für mich so etwas wie ein letzter Anstoß zum
Aufwachen für die eigenen Bedürfnisse.

Das Vermächtnis.

Erlösung kommt von innen, nicht von außen,
und wird erworben nur und nicht geschenkt.
Sie ist die Kraft des Inneren, die von draußen
rückstrahlend Deines Schicksals Ströme lenkt.
Was fürchtest Du? Es kann Dir nur begegnen,
was Dir gemäß und was Dir dienlich ist.
Ich weiß den Tag, da Du Dein Leid wirst segnen,
das Dich gelehrt, zu werden, was Du bist.

(Ephides)

Jede Schicksalsmeisterung ist eine Frage der inneren Einstellung. Ich habe
mutig durch meine Gedankenkraft alle zweifelhaften Bilder verscheucht und
bin »wie durch ein Wunder« von diesem bösen Fluch erlöst worden. Heute
achte ich auf diese segenbringenden Weisungen aus meinem Inneren! Endlich kann ich entschieden nein-sagen und meinen Lebensraum verteidigen.
In meinem neuen, mutigen Leben werde ich mit vielen Herausforderungen
konfrontiert – ich bin kampfbereit und siegesgewiss. Ich habe mich im
Bewusstsein erregen lassen und weiß mich auch dort zu verteidigen. Damit
muss ich das Thema nicht mehr in den Körper schieben. Ich habe gelernt,
mich abzugrenzen, wo früher konfliktfeindliches Nicht-nein-sagen-können
in den Körper sank. Krebs ist in den (Körper-) Schatten gesunkene

Schulmedizinisch aufgegeben - was nun?

Expansion (Ausbreitung, Ausdehnung), um es noch einmal mit den Worten Ruediger Dahlkes zu sagen. Jenes Thema, das auf das letzte Ziel aller Entwicklung, das Selbst, hinstrebt, ist in den Schatten gesunken. Mir hat dieser dunkle Schatten ein helles Licht geworfen: Ich habe meine Seele in ihrer Grenzenlosigkeit und Unsterblichkeit entdeckt. Diese Einheit, die Unsterblichkeit der Seele in sich zu finden, ist der Mittelpunkt, den **nur die Liebe** erschließt. Krebs ist auch in den Schatten gesunkene Liebe. Wenn Christus sagt: «Sei heiß oder kalt, die lauwarmen will ich ausspeien», spricht er über eine Stufe des Weges. Die im Krebsprozess abgebildete Regression, welche die Frage nach dem Ursprung verkörpert, weist den Weg: Es geht um Religion im Geistig-Seelischen.

Für den Krebspatienten ist es wichtig, sein Ego zu entdecken und lernen, sich durchzusetzen. Später muss er lernen, sich der größeren Einheit bewusst einzufügen. Letztlich geht es darum, das Ich und den Schatten im Selbst aufgehen zu lassen. Es ist wichtig, gegen die engen Regeln im Arbeits- oder Gesellschaftsleben aufzubegehren, zu erkennen, dass der eigene Chef, der Partner oder der Arzt kein Gott ist. Wenn die kleine Ordnung der kleinlichen Regeln gesprengt ist, dann muss die große gefunden und akzeptiert werden: »**Dein Wille geschehe**« heißt es im Vaterunser, und das meint die Einheit (Gott), nicht den Chef, den Partner oder den Arzt. Das Sterben, das beim Krebsgeschehen immer auf der Hintertreppe wartet, ist eine Form der Rückkehr aus der polaren Welt in diese Einheit. Diese aber ist mit Egokräften nicht zu verwirklichen.

Die meisten Patienten erfahren mit der Diagnose »Krebs« die Fällung ihres Todesurteils, sie resignieren oder sind erleichtert, weil damit alles aus ihrer Verantwortung genommen wird. Sie glauben der schlechten Prognose, die ihnen ihr Arzt auf Grund einer Statistik gegeben hat bzw. stellen sich innerlich darauf ein. Sie als Betroffene sollten sich an dieser Stelle unbedingt fragen, ob Sie noch etwas vom Leben erwarten, dann erwartet Sie auch noch etwas! **Lassen Sie die Diagnose wirken wie die Initiation in einen neuen Lebensabschnitt, der nach anderen Gesetzen ablaufen muss!** Nehmen Sie die Herausforderung an und sagen Sie: »Nun erst recht!«

Auch nach den Erfahrungen von Schulmedizinern hat die medizinische Prognose viel weniger Einfluss auf die Lebenserwartung als Ihre innere Einstellung! Sehen Sie sich Ihre eigene Situation ehrlich an. Sie werden zu der Einsicht kommen, dass nichts zufällig geschieht, sondern alles Sinn macht,

Solange ich lebe, liebe ich

selbst ein so erschreckendes Krankheitsbild wie Krebs. Schaffen Sie sich also bewusst Lebensraum – in allen drei Bereichen! Mutationen stehen an, und diese verlangen Mut! Machen Sie etwas aus Ihrem Leben; es muss etwas Eigenes sein! Jetzt ist die Zeit für Ihre Lebensbilanz!

Ich habe mich auf meine eigenen Wurzeln rückbesonnen, bin von dieser Funktion, die ich in Gesellschaft, Kirche und Familie eingenommen hatte, zurückgetreten und **wieder ein Mensch geworden**. Ein Mensch mit eigensinnigen Bedürfnissen und (vielleicht) verrückten Ideen. Damit habe ich das Blatt noch einmal gewendet. Mein Leben hat sich durch diese Krankheit geändert: Selbstbestimmung und offener Aufstand sind ans Licht getreten. Dank der in Simontons »Wieder gesund werden« erwähnten Form der Psychotherapie konnte ich meine Aggressionen ausleben und damit dem Tumor das Wasser abgraben.

Für Sie als Patient ist es wichtig, darauf zu achten, dass aus Ihrem Kampf gegen die Krebszellen nicht einer gegen Ihr eigenes Schicksal wird: Sie müssen **annehmen**, um Heilung erzielen zu können. Mit dem Schicksal hadern führt in die entgegengesetzte Richtung. Wenn Sie Ihren wirklichen Platz gefunden haben, ihn aus ganzem Herzen angenommen haben und eins mit allem sind, dann werden auch Ihre Krebszellen ihre Einheit mit dem ganzen Körper erkennen. **Ihre Therapie muss die Gefühlsebene mit einbeziehen und das Lebensmuster entschlüsseln, in dem der Krebs notwendig wurde. Das ist Ihre große Chance!**

So ist es bei Tumorerkrankungen ganz wichtig, erstrangig seelisch zu behandeln! Die Patientin soll alles mit Freude tun, keine Schuldgefühle bekommen bzw. verbreiten. Sie muss erfahren, warum sie hier ist auf dieser Erde – sie muss ihr Selbstvertrauen stärken, sich erkennen. Das führt raus aus dem Tal! Wir müssen die Realität im seelischen Bereich sehen, unsere Schwächen erkennen und bearbeiten. Das neue Testament in die heutige Sprache zu übersetzen, würde uns sehr helfen. Heilung findet erst statt, wenn ich mich selbst annehmen kann!

Solange du nicht bereit bist,
dein Leben zu ändern,
kann dir nicht geholfen werden!

(Hippokrates)

Schulmedizinisch aufgegeben - was nun?

Wenn du geheilt werden willst, musst du dich ändern! Erwartungshaltungen dürfen in der heutigen Zeit nicht mehr erfüllt werden. Das 22. Kapitel im Johannes-Evangelium – der neue Weg in der Entwicklung! Die neue Medizin – sie ist uralt – hervorrufen! Naturgesetzmäßigkeiten! Lebensgesetze! Nichts geschieht umsonst: Ich soll mich erkennen, mich entwickeln. Das Geistige, das Seelische ändern!

Erkenntnis + Wachsamkeit + richtige Entscheidung = Hilfe

Hilfe kommt. Du brauchst die Hilfe der Erkenntnis, die Hilfe Gottes – von höheren Mächten. Der Ton muss über die Gesetzmäßigkeiten gebracht werden, damit die Biochemie im Organismus funktioniert! Was geht mich an? Wovor habe ich Angst? Ich muss die Konsequenzen meiner Entscheidung übernehmen, langsam selbst werden. Dann habe ich Mut. Doch das ist ein Wachstumsprozess. Die Entscheidung, die Hochdosis Chemotherapie nicht zu machen, war eine Prüfung (Mut!) – nach dem Gefühl erkennen, Mut haben. Nicht sich selbst aufopfern. Das Bemühen um den Perspektivenwechsel ist der Schlüssel zum (seelischen) Entgiften. Du musst dich lösen vom »Sich-getroffen-fühlen«, ärgerlich sein, ..., du musst eine bessere Sichtweise annehmen. Sobald das aus deiner Situation zu Lernende erkannt wird, setzt die Entgiftung ein. Frieden mit den Geschehnissen wird geschlossen, Dankbarkeit für die gegebene Hilfe entsteht. Dies hat mit Vergeben zu tun. Dies ist der Schlüssel für den Fortschritt und gelingt nur dann vollständig, wenn du die Schule erfasst, die Ordnung anerkennst.

Die Schlüsselposition des Vergebens in der Seele entspricht der Zentralstellung der Leber im Organverbund des Körpers, welche als das »Zentallaboratorium« bezeichnet wird. Ihre Hauptaufgabe ist es, das innere Gleichgewicht im Organismus aufrechtzuerhalten, sie ist zuständig für die Entgiftung und an der Immunabwehr beteiligt. Und als »Gift« wirkt auch alles, was mit Unannehmlichkeiten, Ärgernissen, gefühlsmäßigen »Einbrüchen« einhergeht, vornehmlich im Miteinander ausgelöst und nicht positiv genug angenommen wird. Dazu gehören auch Schuldzuweisungen und Schuldgefühle.

Tun Sie, liebe Brustkrebspatientin, nicht »das Richtige«, »das Gute« oder »das Erwartete«, sondern finden Sie das Eigenständige, das Individuelle heraus und setzen Sie es durch! Beabsichtigen Sie, Ihren eigenen Weg zu gehen: Pfeifen Sie auf die typischen Attribute weiblicher Wohlanständigkeit und verhelfen Sie, zeitweilig aufgegebene bzw. zu kurz gekommene Lebensbereiche zu ihrem Recht! Ruediger Dahlke: »Abhängigkeiten aufgeben, auf gesicherte, aber an entwicklungsfeindliche Bedingungen geknüpfte Versorgung verzichten; die Rolle der guten Frau, toleranten, ewig zurückgesetzten Geliebten, lieben Tochter, verständnisvollen Mutter, die sich alles gefallen lässt, aufgeben; das Heimchen am Herd freiwillig und im übertragenen Sinne beerdigen; die Haltung der Prinzessin auf der Erbse aufgeben; das privilegierte Mädchen aus besserem Haus sterben zu lassen; die Mutter Kirche aufgeben für den eigenen Weg usw. Krebs ist grundsätzlich ein Zeichen, dass man den eigenen Entwicklungsweg nicht oder nicht mehr geht, dass die Seelengeburt nicht vollzogen wird.« In meiner eingangs beschriebenen Situation ist es nicht schwer, die Vernachlässigung meines eigenen Weges zu entdecken, wobei dieser nichts mit dem gängigen Weiblichkeitsideal zu tun hat und viel mehr Härte und Kraft verlangt, als manchem recht ist.

In der Hufeland-Klinik habe ich mich mit einer Nonne unterhalten, sie gefragt, inwieweit die Berufung zur Ordensschwester dem weiblichen Weg entgegen läuft. Sie erklärte mir, dass Nonnen sehr häufig von Brustkrebs betroffen sind, »weil sie nicht auf ihrem Weg sind, weil sie nicht einer Berufung gefolgt, sondern vor dem Leben ins Kloster ausgewichen sind. Manche haben eine Berufung vernommen, haben aber später den Kontakt zum klösterlichen Leben verloren und sind trotzdem geblieben.« Die Ordensschwester war für mich der lebendige Beweis, dass das zur Flucht mißbrauchte Klosterleben den Krebs fördert. »Nur die Schwestern«, so sagte sie, »die das Leben im Kloster auf ihren Weg bringen, können den Krebs verhindern.« Über diesen Satz habe ich sehr viel nachgedacht. Mir ist klar geworden, warum es der Brustkrebs zum häufigsten weiblichen Krebs bringen konnte: Seine hohe Zuwachsrate hat mit einer für heutige Frauen in unserem modernen Gesellschaftsleben gehäuft auftretende Problematik zu tun.

Unter der Oberfläche unseres modernen Lebensstils leben noch immer die uralten Ideale und Muster. Die Emanzipationsbewegung hat vielleicht die wichtigste Brustkrebsprophylaxe der letzten Jahrzehnte geleistet, indem den Frauen neue (Frei-)Räume und Möglichkeiten eröffnet wurden. Aber sie hat sich auch einen Schatten angelacht: Die Frauenbewegung ermuntert uns Frauen, »ihren Mann zu stehen«, und wertet damit ungewollt den eigenen

Schulmedizinisch aufgegeben - was nun?

weiblichen Weg ab. Denn wo die drei großen K – Kinder, Küche, Kirche – zu Schimpfworten verkommen, ist es für viele von uns Frauen schwer, unseren Weg zu finden und zu schätzen. Entspricht dieses Frauenideal nicht ihrem inneren Ideal, so ist das vorbildliche Leben der Bilderbuch-Mutter und der Bilderbuch-Frau genau so krebsverdächtig wie das der offensiven Frau, die scheinbar nur danach geht, was ihr Spaß macht. Die moderne Frau kann noch so erfolgreich Vamp spielen, ohne einer zu sein, sie ist genau so gefährdet wie die graue Maus, die gerne Vamp wäre und sich nicht traut. Selbst die Frau, die sich heute emanzipiert hat und von der klassischen Nur-Mutter-Rolle träumt, gehört ebenso zur Risikogruppe. Mutterliebe ist in ihrer selbstlosen Art ein Abbild himmlischer Liebe, weil sie aus dem Herzen kommt. Sie darf nicht gesellschaftliche Normen imitieren! Und unsere moderne Gesellschaft macht es den jungen Frauen mit der Verwirklichung ihres Kinderwunsches weiß Gott nicht leicht!

Wo sind wir hingekommen, wenn Kinderwagengurte gegen Hundeleinen eingetauscht werden? Wenn fünf Millionen Frauen in Deutschland von ihren Männern regelmäßig verprügelt werden, jede dritte Ehe innerhalb der ersten paar Jahre vor dem Scheidungsrichter endet? Wenn all die Zivilisationskrankheiten wie Rheuma, Gicht, Arthritis, Diabetes, Gefäßleiden und Krebs rasante Zuwachsraten verzeichnen? Wenn elf Millionen Deutsche unter chronischen Schmerzen leiden, viele keinen Ausweg wissen und den Freitod wählen? Wenn wir in unserer Medizin nicht nur an finanzielle Grenzen gestoßen sind, sondern auch auf die Tatsache, dass mehr und mehr Aufwand und mehr und mehr Geld und mehr und mehr Apparate keineswegs mehr Gesundheit bringen?! In den Ländern der Dritten Welt wächst hingegen die Erfahrung, dass die sanfte Naturmedizin mit weniger und weniger wachsende Erfolge verzeichnet, und auch noch unverhältnismäßig preiswert ist. Es scheint verrückt.

Unser festes Weltbild beginnt zu wanken. Sein Umsturz kündigt sich am deutlichsten an, dass wir ihn nicht verstehen. Forscher stellen gerade alles, was wir über unsere Welt wissen, auf den Kopf; die Pioniere der neuen Dimension predigen auf allen Gebieten der Wissenschaft, dass weniger mehr bringt. Dass an der neuen Entdeckung über unsere wirkliche Wirklichkeit etwas dran ist, zeigt sich gerade in der Medizin (Naturheilkunde, chinesische Medizin, Homöopathie usw.). Ein und dieselbe Sache kann eben viele Ursachen haben, und die Zeit schreitet nun einmal nach vorne fort. Bei diesem und jenem Denker deutet sich schon die neue Dimension an, in denen die seelischen Kräfte als tiefe und noch verborgene Kräfte des Universums hervortreten. Wie war das damals, als Kolumbus vor 500 Jahren bewies, die Welt ist eine Kugel, und man kann nach Westen segeln, um im Osten anzukommen: Er stand gegen die ganze Wissenschaft. Mit Kopernikus Behauptung, dass sich die Erde um die Sonne dreht, war es sogar dem Papst zu viel. Der musste sich im Mittelalter noch nicht auf sein unfehlbares Wissen und Lehramt zurückziehen. Er hatte die Folter – doch was bringt diese gegen die Wahrheit? Nur ein bisschen Zeitverzögerung! Es dauerte Jahrhunderte, bis der Mensch das in etwa nachvollziehen konnte.

Heute stehen wir wieder vor einem neuen Durchbruch, und es gibt zahlreiche Päpste, die diesen ängstlich verhindern wollen. Stück für Stück erkennen wir die neue Dimension, und es dauert Zeit, sie zu verarbeiten. Die Reise geht diesmal in eine völlig neue Richtung, sie geht nach innen, in uns hinein: Die Wiederentdeckung der Seele steht bevor. Die neue Reise geht in die Unsichtbarkeit des Mikrokosmos, die Erforschung der Ströme, Wellen und Energien. Die Seele steckt in allem, was keucht und fleucht und existiert. Ihre Wiederentdeckung steht vor der Tür, und vor diese Tür hat uns unser Leiden an der Welt geführt. Unsere Krankheit war der Weg.

Die neue Sicht der Dinge jedoch ist uralt. Was heute die moderne Physik als Pionier der neuen Weltsicht entdeckt, haben die Mystiker aller Religionen und Pantheisten aller Zeiten längst gewusst. Sie wussten es alle: die Hildegard von Bingen für die Medizin und der Indianerhäupling Seattle für die Ökologie, die Aborigines in Australien und die Schamanen Sibiriens, genau wie Johannes, der Seher von Patmos. Und insbesondere vom Heilen hat Jesus gewusst.

Uns, liebe Leserinnen, liebe Leser, fehlt der Glaube!

Der Glaube beeinflusst unsere Wahrnehmung und bestimmt, was wir sehen oder was wir nicht sehen, so wie wir durch die Welt gehen. Wer an ein vierblättriges Kleeblatt glaubt, der hat auch die Chance, eines zu finden. Es zu suchen, erfordert eine gewisse Konzentration, aber es ist ein gutes Training für die Augen und das Gehirn. Ich glaubte an meine Heilung. Habe bestimmte Affirmationen immer wieder wiederholt und erfahren, dass der Glaube die Wahrnehmung prägt und das Heilungssystem beeinflusst. Es gibt

Schulmedizinisch aufgegeben - was nun?

für eine Patientin keinen besseren Weg, auf welchem eine Änderung ihrer Einstellung in einem heilungsfördernden Sinne erreicht werden kann, als durch das unmittelbar nahe gebrachte und vorgelebte Beispiel einer anderen Person!

Heilung hat etwas mit einem vierblättrigen Kleeblatt gemeinsam: Sie bringt Glück, ist rätselhaft und schwierig zu finden. In den Jahren meiner Chemotherapie gab es keine vierblättrigen Kleeblätter. Dann begegnete ich einem Arzt, für den sie in vielen Fällen etwas Alltägliches waren. Damit gab es die vierblättrigen Kleeblätter in meiner Realität und meine Welt ist heute ein wenig reicher.

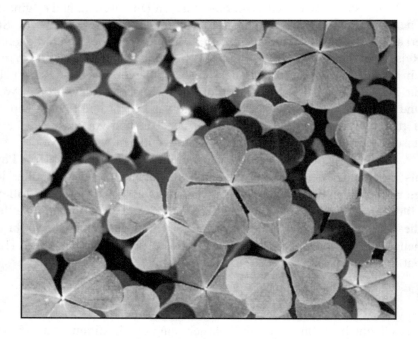

Glauben Sie an Ihre Heilung! Suchen Sie sich Menschen, die Heilung erfahren haben, dann kann ihre Realität Ihre Realität werden. Auch Ihre Krankheit, liebe Patientin, ist eine Sprache der Seele. Entdecken Sie sie in sich! Fragen Sie sich all die Dinge, die auch Ruediger Dahlke seinen an Brustkrebs erkrankten Frauen stellt:

Solange ich lebe, liebe ich

Fragen an Patientinnen mit Brustkrebs

1. Welche Rolle spielt das Thema Mutter in Ihrem Leben?
   Erwarten Sie, bemuttert zu werden?
   Befriedigt es Sie, »andere« zu bemuttern?
   Wie stehen Sie zu Ihrer Mutter, zu Ihrem Muttersein?

2. Welche Rolle spielt Versorgung für Sie?
   Aus welchen Motiven versorgen Sie?
   Mit welchem Gefühl und um welchen Preis lassen Sie sich versorgen?
   Könnten Sie sich selbst versorgen?

3. Welche Rolle spielt Eigenständigkeit bzw. Emanzipation für Sie?

4. Wie offensiv und demonstrativ erlauben Sie Ihrer Brust zu sein?
   Trauen Sie sich, sie als Signal einzusetzen?

5. Haben Sie Ihren Weg als Frau gefunden?
   Kommen Sie darauf voran?

6. War das, was Sie bisher gelebt haben, Ihr Leben?
   Ist das, was Sie auf sich zukommen sehen, Ihr Leben?

7. Wo soll es Sie hinführen?
   Was ist Ihr Traum?
   Was ist Ihr Ziel?

Werden Sie die, die Sie sind!

Lassen Sie es sich zur Freude werden, anderen zu helfen, sie teilhaben zu lassen an Ihren Gedanken und den Folgen dieser Gedanken. Es ist nicht Ihre Aufgabe, für andere dazusein, aber es ist sehr wohl Ihre Aufgabe, dafür zu sorgen, dass die anderen Sie an Ihren Früchten erkennen können und Sie als Beispiel für sie dienen. Dies ist für Sie die beste Möglichkeit, für andere etwas zu tun, beispielhaft zu sein. Setzen Sie nicht andere auf dieses Schemelchen, auf die Sie dann Ihre eigenen Erwartungen projizieren können. Sie sind Sie – individuell, so wie Sie sind. Sie sind der wichtigste Mensch in Ihrem Leben! Warum also wollen Sie auf andere schauen und versuchen, so zu sein, wie andere wollen, dass Sie es sein sollen? Arbeiten Sie an sich und an Ihrem Weg, er wird Sie zu neuen Erkenntnissen führen und Ihnen ein Licht entzünden. Ein Licht, das mit zunehmender Erkenntnis heller und strahlender wird. Eines Tages werden Sie von diesem Licht ganz durchdrungen sein und keinen Schatten mehr haben.

Alles, was Sie in Ihrem Leben erreichen können, ist ein Ausdruck göttlicher Schöpferkraft. Werden Sie sich selbst bewusst, haben Sie Vertrauen in sich und Ihre eigenen Fähigkeiten! Dann erkennen Sie Ihre Talente, Ihre Wünsche und Ihre Bedürfnisse. Niemand kann Sie zwingen. Lernen Sie loszulassen von den täglichen Zwängen, die nur Sie sich auferlegen. Sie alleine errichten sich Ihre Grenzen. Lassen Sie los von den Vorstellungen, was Sie noch tun müssen. Wenn Sie loslassen können, können Sie Ihre Stärke spüren, Ihre Kräfte fließen frei und innere Harmonie durchströmt Sie. Sie können es lernen.

»Erst seit ich liebe, ist das Leben schön,
erst seit ich liebe, weiß ich, dass ich lebe.«

(Thomas Körner)

Mich umgibt heute eine tiefe innere Ruhe. Der Gedanke, dass ich es selbst in der Hand habe, wie mein Leben verlaufen wird, wie groß mein Erfolg sein wird, macht mich frei und sicher. Ich vertraue auf meine Kraft, auf die unerschöpfliche Energiequelle in meinem Inneren, die ich durch ständige Arbeit an mir freigesetzt habe. Ich bin mit dieser Arbeit an mir selbst in meine Tiefen gestiegen, habe mich gefunden – aber auch Gott in mir, denn ich und Gott bin eines. Der Glaube basiert auf der Erkenntnis, dass alles, was ich bin und sein werde, gottgewollt ist; meine ganze Kraft und Energie mir von Gott gegeben ist. Es ist eine Kraft, die von innen aus mir heraus wächst, und es ist ein Glaube, der in mir wohnt. Gott ist da, wo man ihn einlässt. Gott ist Liebe. Das ursächliche Beheben der Krebserkrankung heißt, den Zellkern in die positive Richtung zu bringen! Wie wir wissen, sind unsere Gedanken über unsere Mitmenschen unser! Das heißt, was ich denke über andere und von anderen bin ich, liegt in mir. Ich bin wie mein Gefühl und wie mein Gedanke, was ich über andere denke und fühle ist meines. Das Gefühl ist sozusagen das Wichtigste, denn dieses bildet den Gedanken. Und da als seelische Ursache bei Krebs das tiefste innerste Gefühl (negative) die wahre Ursache ist, heißt es, dieses zu erkennen – erfühlen – und dann von ganzem tiefsten Herzen unseren wahrhaften Seelenfreund Christus zu bitten, dass ich dieses Gefühl als Motivation für Taten hatte und andere darunter leiden oder litten.

Wir wissen ja, alles was nicht göttlich ist, kommt wieder auf uns zurück! Das heißt, alles tun wir uns selbst an im Negativen und Positiven. Wir ernten ständig unsere vergangenen negativen Gefühle, Gedanken und Taten und nun darf ich als geliebtes göttliches Kind meinen göttlichen Bruder um Hilfe bitten. Seine Kraft, die Erlöserkraft, ist in uns, in unserer Seele. Somit ist es uns möglich, alles zu bereuen, und durch die Reue erleben wir in uns die Verwandlung, das heißt, wir fühlen wie der innere Schmerz nachlässt, wie Freude, tiefe Dankbarkeit und Liebe einzieht.

Ich habe all die negativen Gefühle aufgearbeitet: In meiner ehemaligen Gefühlswelt – tief, tief drinnen, ganz fein – war ich gegen den Mann, ich war gefühlsmäßig im Kampf gegen ihn. Mein Motiv zur Ehe war ein äußeres. Ich fand in mir das Gefühl, dass der Mann tief in mir, wenn er mir seine Energie nicht gab ... in Wirklichkeit »Wurst«-egal und gleichgültig war. In Wahrheit aber werde ich nur diese Gefühle in mir ernten – und dann meine ich, der andere wäre so. In Wirklichkeit bin ich so.

Doch nun gibt es Christus, die Tatsache unendlich geliebt zu sein, ein herzlicher vollkommener Geistmensch liebt mich, ist ständig für mich da; ich muss (darf) jede Sekunde zu ihm – in meinem Herzen kommen, ihm all meine negativen Gefühle hinlegen, sie ihm geben, ihn bitten, dass es mir im Herzen echt leid tut, um zur Reue zu finden. Reue ist die Erlösung.

Vergebung = Erlösung und Wiedergutmachung = Seelenglück!

Beginne ruhig zu werden in deinem Inneren, von ganzem Herzen zu beten, zu bitten, unser geliebter Bruder möchte dir zeigen, welche Gefühle die wahren Ursachen deiner Erkrankung sind, und zu bitten, dir die Kraft zu geben zur Reue. Das ist der Schritt zur Befreiung, zum Erleben, dass du mit der göttlichen Kraft in dir dich selbst heilen kannst. Du kannst wahrhaftig

Schulmedizinisch aufgegeben - was nun?

Christus eine Frage stellen, dann vertraue und pass auf (am gleichen oder nächsten Tag), was er dir sagen und antworten wird. Er spricht über und durch unsere Mitmenschen zu uns; auf einmal fühlst du im Inneren: das ist die Antwort.

Liebe Patientin, glauben Sie aktiv an diese göttliche Kraft in Ihnen und tun Sie diese Schritte! Wenn es mir schlecht geht, gehe ich zu Christus in mir – verzieh mich ins stille Kämmerlein, meinen Garten oder »mein« Naturschutzgebiet – werde innerlich ganz ruhig und stelle mir vor: Gott unser Vater ist allgegenwärtig, unsichtbar die Kraft in allem. Und ich kann unseren Bruder Christus um alles bitten, immer wird er mich zur Erkenntnis meiner selbst führen, denn ich bin ein freies – willensfreies – Wesen.

Keine Religion, keine Institution kann Ihnen etwas vorschreiben, was nach Regeln und Gesetzen funktionieren soll; auch Sie tragen in diesem Augenblick diese noch unbewusste Energiequelle in sich. Wenn sich die Erkenntnis Ihnen eingeprägt hat, dann sehen Sie Ihren Weg klar vor sich, und Sie haben übergewechselt von der Schattenseite des Lebens auf die positive Seite – die Sonnenseite. Legen Sie alles ab, was Sie belastet, was Sie kränkt, was Sie verletzt, Ihnen Sorgen und Kummer bereitet – machen Sie sich frei von allen negativen Gedanken. Sie können es, wenn Sie wollen! Diese Arbeit an sich selbst muss jeder selbst machen, jeder hat seinen eigenen Glauben. Glauben Sie an Ihre Heilung?

Fragen Sie, liebe Patientin, sich einmal, warum Ihnen Gott gerade diese, Ihre Krankheit, geschickt hat? Sie hat ihren Sinn! Denken Sie über meine Frage nach: Was kann ich tun, um mit mir und meiner Umwelt im Einklang mit der Natur zu leben? Jeder von uns wird am Ende seines Weges vor Gott stehen und dann wird er fragen: »**Warum wurdest du nicht, was du werden konntest**?« – Was werden Sie da antworten?
Ich möchte Ihnen dazu einen Leitsatz mit auf den Weg geben:

*»Wer aber auf das Glücklichsein verzichtet,
erfüllt sein Dasein nicht.«*

(Ludwig Marcuse)

Solange ich lebe, liebe ich

PS: Wie glücklich müssen doch – im Vergleich zu uns Frauen – jene Milch-
kühe sein, welche täglich auf saftigen Weiden grasen und ihre munter sprin-
genden Kälber um sich haben? In den Jahren meiner Tätigkeit in der Rin-
derproduktion habe ich beobachten können, dass diese häufig unter Entzündungen des Euters leiden. Meine Frage an die Verfechter des Zeitgeistes:
Warum ist bei Milchkühen Krebs in dieser Region unbekannt? Über die Probleme der Frauen in unserer Gesellschaft und das Thema Frau sein kann
man ein eigenständiges Buch schreiben!

6

Hoffnung

Unsere Ärzte machen einen großen Fehler: Sie verstehen nicht, die seelische Seite ihres Patienten zu berücksichtigen. Sie sind genau so berufsblind wie man es nicht von ihnen erwartet, dem Patienten jede Hoffnung zu nehmen. Mit kalten Argumenten, die objektiv gesehen vielleicht stimmen, haben sie mich erschreckt und mir gesagt, dass ich »den Kopf in den Sand stecken kann«, dass ich »keine Chance mehr habe«. Gerade in einem kirchlichen Krankenhaus sollte man doch mindestens ein Türchen der Hoffnung offenlassen, was dem Kranken die Kraft geben würde, sich zur Wehr zu setzen. Niemand ist so klug und erfahren oder gar berechtigt, eine schwere Situation hundertprozentig als hoffnungslos zu bezeichnen.

Gar mancher Arzt durfte erfahren, dass Patienten, ganz hoffnungslose Fälle, plötzlich geheilt worden sind – durch die Natur selbst. Die, wenn noch irgendwelche Reserven vorhanden sind, sich plötzlich zur Wehr setzt. Die Natur kann ungeahnte Kräfte freisetzen und Heilung herbeiführen. Diese Heilkräfte boten mir neue Genesungs- und Lebensmöglichkeiten. Das Einsetzen von gegen Krebs wirkende Pflanzenpräparate, die Umstellung auf eine natürliche Ernährungs- und Lebensweise sowie die seelische Beeinflussung haben mir wieder Mut gegeben.

Erst wenn der Körper keine Ressourcen mehr besitzt, wenn er nichts mehr zur Verfügung hat, was er mobilisieren kann, und der Patient dann seelisch im Stich gelassen wird, in ein »tiefes Loch« (Depression) fällt, dann sind die Voraussetzungen für eine Heilung nicht mehr gegeben. Die wichtigsten Schritte zu einer Besserung sind das Erreichen einer positiven Einstellung und die Mitarbeit des Patienten beim ganzen Heilgeschehen. Es müssen drei sein, die mithelfen: Sie als Patient, Ihr Arzt als Berater und die Natur als Schöpfung Gottes. Ihre positive Einstellung ist schon die halbe Therapie! Doch der beste und engagierteste Arzt kann immer nur Katalysator sein, die Bewegung muss in den Tiefen Ihrer Seele beginnen.

Alle – Eltern, Partner, Freunde und Bekannte – sind verpflichtet, dem Patienten beizustehen. Aber in erster Linie der Therapeut, der Arzt, der

Hoffnung

Naturheilarzt, der als Freund des Kranken in Erscheinung zu treten hat! Mein Arzt in der Hufeland-Klinik hat mich liebevoll, geistig in den Arm genommen und mir gezeigt, welche wunderbaren Aufgaben wir gemeinsam zu erfüllen haben. Die Natur ist gütig, der Schöpfer hat wunderbare Gesetzmäßigkeiten geschaffen, die, wenn wir Menschen sie richtig anwenden, auch noch Wunder wirken können.

Es ist nur bedauerlich – es ist eine Schande, dass unsere Ärzte der Schulmedizin für die biologische Heilmethode überhaupt nicht zugänglich sind. Für mich war es von großem Wert, einen – mehrere! – Ärzte gefunden zu haben, die diesbezüglich aufgeschlossen und erfahren sind. Ich als so genannter hoffnungsloser Fall, bei dem die Schulmediziner mit all ihren Methoden am Ende ihrer Weisheit angekommen waren, mir nur noch kurze Zeit prophezeiten, habe mich nicht aufgeben lassen. Es gibt eine Methode, der Natur Gelegenheit zu geben, durch die eigene Regenerationskraft eine Besserung, ja sogar eine Heilung herbeizuführen: Die Heilfaktoren, die der Körper in sich birgt, zu stärken und zu unterstützen, statt sie unachtsam zu unterbinden, weil man ihre Werte nicht wahrhaben will!

Heute kann ich mich meines Lebens wieder voll erfreuen, weil die angewandten immunbiologischen Therapien es vermögen, meine Abwehrkräfte zu voller Tätigkeit anzuregen. Sehr überzeugt bin ich auch vom Saftfasten mit frischen und milchsauer vergorenen Gemüsesäften (Rote Bete, Karotte, Kohl sowie biologisch gewonnener Traubensaft) in Verbindung mit unterstützenden Maßnahmen für Darm, Herz, Nerven und Nieren. Durch den entstehenden Mangel an Aminosäuren, einem Hunger an Zellbausteinen, beginnt der Körper bei zweit- und drittrangigen Lagern diese Eiweißstoffe abzubauen. Das sind dann die gut- und bösartigen Geschwulste! Diese Zellbausteine werden nun vom Tumor genommen, um den Körper in seinen wichtigsten Stellen – Gehirn, Rückenmark und all die lebensnotwendigen Organe – funktionstüchtig zu erhalten. Dass die Geschwülste auf diese Art und Weise einschmolzen, habe ich von einigen Patienten erfahren können, die an sich oder an Bekannten solch ein Wunder beobachtet haben. Alle sind nach dem reinen Saftfasten zu einer eiweißarmen Rohkost übergegangen und haben sich im Anschluss auch auf eine eiweißarme, pflanzliche Kost umgestellt. Man kann damit leben, ohne verzichten zu müssen!

Die Natur kann solche Wunder bewirken. Glauben Sie daran, hoffen Sie darauf und tun Sie etwas dafür! Lassen Sie das Nikotin weg, verhindern Sie

Schulmedizinisch aufgegeben - was nun?

erhöhten Cholesterinspiegel und schränken Sie Ihr Eiweiß ein, statt es zu »speichern«. (Dies einzusehen, könnte in Europa tausenden von Menschen das Leben retten, viel Unheil, Schmerz und Sorgen für die Angehörigen verhüten!) Führen Sie eine diätetische und naturheilkundliche Methode durch, dann werden auch Sie erleben, dass die Natur das korrigiert, was dem Menschen mit all seiner Geschicklichkeit und Kunst nicht ganz gelungen war. Helfen Sie der Natur, dass sie Ihr Wunder mit eigener Regenerationskraft vollbringen kann!

Die Bibel sagt: «Lügen führen zum Verlust des Lebens.« Sagen Sie Ihrem Arzt, er soll Ihnen die Wahrheit sagen; aber es kommt darauf an, wie er es sagt. Er kann Sie damit auch schädigen, Sie sogar in den Tod treiben. Lassen Sie sich nicht brutal auf Ihrer Seele herumtreten, sondern mit einer gewissen Hoffnung und mit einer positiven Einstellung entlassen!

Wenn auch der letzte Funke Hoffnung bricht, verzage nicht!

Therapeuten sollten endlich ihre berufliche Routine verändern, sie sollten ihren Patienten mehr über Selbstregulierungsfertigkeiten lehren und wie sie diese in ihr eigenes Leben einbringen können! Sie sollten beginnen, auch den Patienten in der Intensivpflege und im Rehabilitationsprogramm Selbstregulierungsfertigkeiten beizubringen.

Chemische Medikamente werden heute oft verantwortungslos eingesetzt. (In der BRD gibt es jährlich mehr als 200.000 schwere Fälle von Medikamenten-Nebenwirkungen. Hiervon enden 12.000–16.000 tödlich). Polypharmazie ist die vierthäufigste Krankheit! Immer mehr Menschen leiden an einer krankhaften Veränderung der Darmbakterien (Dysbakterie). »Sie entsteht vor allem durch die Verabreichung der vielen chemotherapeutischen Heilmittel, wobei in erster Linie die Sulfonamide und die Antibiotika verantwortlich gemacht werden müssen.« Wie der Schweizer Naturheilarzt Alfred Vogel schrieb, gibt es keine erfolgreiche Krebsbehandlung, ohne die Behebung der Dysbakterie! Da hat doch der alte Grundsatz, dass der Tod im Darm sitzt, seine Berechtigung. Ihm sind verschiedene Bakterien eigen, von denen abhängt, ob gesunde oder kranke Zustände im Darm herrschen. Man nennt sie die Darmbakterienflora. Und gerade beim Krebskranken ist von entscheidender Wichtigkeit, was in seinem Darm vorgeht!

Hoffnung

Unsere dominante Schulmedizin erklärt die psychologische, soziale oder spirituelle Ursache einer Krankheit, insbesondere der Krebserkrankung, nicht und bietet uns auch keine ganzheitlichen Ansätze bei deren Behandlung. Moderne Medizin sollte sich auch um die tiefgründigen und oft verheerenden Auswirkungen von Störungen auf Geist und Seele des Patienten kümmern. Sie muss das enorme Heilungspotential von Geist und Seele berücksichtigen! Wir sind meines Erachtens an einem Punkt angelangt, wo wir unser Gesundheitswesen von der Krankenverwaltungsindustrie in ein Heilungssystem verwandeln müssen, das dem ganzen Menschen dient. Die Bedeutung, die ich meinem Leben gab, und die Heilungsrituale, die ich für mich übernehmen konnte, steuern meinen Heilungsprozess – fast unabhängig von medizinischer Technologie bzw. eingesetzten Behandlungsmethoden.

Zum Nachdenken möchte ich für Sie, liebe Leser, noch einmal die letzten Worte meines Onkologen wiederholen: »Was wollen Sie denn da (in dieser Klinik)? Die haben Ihnen vom Diagnostischen her doch überhaupt nichts zu bieten! Sie werden ins kalte Wasser springen!« Zwei Tage später erklärte mir mein Arzt in der Klinik für ganzheitliche immunbiologische Therapie: »Heilen kann ich Sie nicht. Das müssen Sie schon selber tun! Aber ich kann Ihnen helfen, Ihre Selbstheilungskräfte anzuregen und Ihre Abwehrkräfte zu stärken.« Klingt das nicht auch in Ihren Ohren freundlicher und menschenwürdiger als dieses »Wir können nichts mehr für Sie tun?« Ist die Natur doch klüger als die Technik und all die menschlichen Gehirne, die gegen sie arbeiten? In ihr wirken höhere Intelligenzen!

Der Weg zur Heilung ist steinig – aber er ist begehbar:

HOFFNUNG SEI DEIN WANDERSTAB
VON DER WIEGE BIS ZUM GRAB!

7

»Meine« ganzheitliche immunbiologische Therapie

Die ganzheitliche immunbiologische Therapie ist eine Behandlungsform unter besonderer Berücksichtigung immunologischer, biologischer und psychologischer Gegebenheiten. Der Mensch wird von vielen äußeren und inneren Einflüssen geschädigt, aber er merkt es nicht – bis eine Krankheit offenkundig wird. Er nimmt die schädigenden Faktoren nicht wahr, weil er nichts von ihnen gespürt hat, und bringt sie auch nicht mit seiner Erkrankung in Zusammenhang. Nun bekämpft er die Symptome, weil für ihn die Ursachen im Dunkeln liegen. An erster Stelle muss aber ganzheitliches Denken und Handeln stehen. Das heißt, wir sollten versuchen herauszufinden, was uns im Laufe des Lebens geschädigt haben könnte. Dabei geht es natürlich wieder um die Seele, aber auch um Schäden, die durch äußere oder innere Schädigungsfaktoren im Körper entstanden sind. Angefangen von den Umwelteinflüssen bis hin zur Ernährung und Lebensführung.

Wenn wir Körper und Seele entlasten, können uns die Selbstheilungskräfte des Körpers wieder gesund machen. Die Behandlung einer schweren chronischen Krankheit setzt voraus, dass alle an der Behandlung Beteiligten ihr bestes geben – in besonderem Maße der Patient. Sie als Patientin sind in erster Linie allein für sich verantwortlich, nicht Ihr Arzt oder das Pflegepersonal oder Ihr Partner! Sie müssen selbst aktiv werden, sich informieren und Initiative ergreifen! Begreifen Sie Ihre Krankheit als Aufbruch zu neuen Ufern, dann können Sie auch wieder ganz gesund werden!

Die Hufeland-Klinik in Bad Mergentheim war für mich wie eine Insel, auf die ich mich im Kampf um das Untergehen gerettet hatte. Keineswegs das »kalte Wasser«, in welches ich springen sollte. Ich wünsche dennoch jedem Schulmediziner mit spitzer Zunge, dass er es mit seinem Gewissen vereinbaren kann, falls er jemals eine solche Insel aufsuchen muss. Gott

»Meine« ganzheitliche immunbiologische Therapie

wird die ertrinken lassen, welche zweifeln und am alten Muster festharren. Doktor Wöppel und sein Klinikteam behandelten mich nicht nur einfach mit Medikamenten, sie waren Weggefährte und Gehilfe und zeigten Wege. Doch der eigentliche Arzt, der diesen Weg dann auch gehen musste, war ich selbst. Lernen auch Sie begreifen, dass niemand mehr an Ihrer Genesung interessiert sein kann, als Sie selbst! Helfen Sie Ihrem Arzt, damit er Ihnen helfen kann.

Suchen Sie sich Ihre Klinik selbst aus! Sie als Patient haben Anspruch auf Behandlung in einer spezialisierten Fachklinik und sind nicht zwingend auf das räumlich nächstgelegene Krankenhaus festgelegt. Lassen Sie sich von Ihrem Hausarzt einweisen in die Klinik Ihrer Wahl! Die Klinik muss jedoch ein »zugelassenes Krankenhaus« nach §108 SGB V (Sozialgesetzbuch) und in den Krankenhausbedarfsplan des jeweiligen Bundeslandes gemäß § 8 Absatz 1, Satz 2 des Krankenhausfinanzierungsgesetzes aufgenommen sein. Ich habe mir die Hufeland-Klinik in Bad Mergentheim ausgesucht, weil sie sich als eine Spezialklinik versteht, in der eine vorwiegend biologische, das körpereigene Abwehrsystem aufbauende Behandlung krebskranker und chronisch kranker Patienten durchführt wird. Und weil dieser immunbiologischen Behandlung ein bewährtes ganzheitsmedizinisches Konzept zugrunde liegt!

Das Konzept der biologischen Krebstherapie

Die biologische Krebstherapie besteht aus vielfältigen Maßnahmen zur Hemmung oder Verhinderung des weiteren Tumorwachstums und konzentriert sich auf die Wiederherstellung normaler körpereigener Kontroll- und Abwehrmechanismen. Diese sollten Krebszellen erkennen und in ihrem Wachstum hemmen oder gar zerstören. Die ganzheitliche Krebstherapie berücksichtigt also die körpereigene Abwehr und die seelische Verfassung des Patienten. Durch biologische Behandlungen werden während oder nach der Chemotherapie bzw. Bestrahlung eine bessere Verträglichkeit und damit auch eine bessere Lebensqualität und eine höhere körpereigene Abwehr ermöglicht. Der Tumor ist bei diesem Konzept ein sekundäres Ereignis, dem eine Störung des Gesamtorganismus vorausgeht. Krebs wird somit als eine

Schulmedizinisch aufgegeben - was nun?

chronische Allgemeinerkrankung des Menschen definiert. Die Krebserkrankung selbst geht der Tumorbildung weit voraus – der Tumor ist ihr Produkt! Er zeigt dem Arzt, dass dieser Organismus schwer chronisch krank ist. Nur ein geschwächter Körper kann krank werden. Nur wenn die Abwehr- und Reparatursysteme des Körpers versagen, kann eine, wodurch auch immer transformierte Krebszelle zu einem Tumor auswachsen. Beim gesunden Menschen vermögen diese Systeme jede Abweichung von der Norm zu erkennen und zu beheben.

Zuerst versucht der Körper immer, sich selbst zu heilen. Haben wir uns verletzt, heilt die Wunde zu. Wenn wir ein Bein gebrochen haben, wächst der Knochen wieder zusammen. Und wenn wir eine Grippe haben, werden wir bald wieder gesund. Die Rolle des Arztes beschränkt sich bei diesen Beispielen darauf, die Selbstheilungskräfte anzuregen und zu unterstützen: er deckt die Wunde steril ab oder näht sie zu, er schient oder operiert das gebrochene Bein und er steckt den erkälteten Patienten ins Bett. Warum vergisst er beim Krebskranken seine Rolle als Helfer und versucht in die Rolle des Heilers zu schlüpfen? Ist es ein Wunder, dass wir Schiffbruch erleiden, wenn wir die Natur, die so unendlich weise ist, auf primitivste Art und Weise vergewaltigen?

Unsere Schulmedizin unterstützt die Natur nicht, sie bekämpft sie und wundert sich über die katastrophalen Ergebnisse. Sie versucht mit Technik und Chemie die Natur zu ändern; sie hat ganzheitliches und biologisches Denken verlernt. Biologische Abläufe sind aber nicht statisch, sondern dynamisch und viel komplexer als das einfache Ursache-Wirkungsprinzip ahnen lässt. Wir müssen diesem Geheimnis auf die Spur kommen, indem wir ganzheitlich biologisch dynamisch denken. Sonst wird man den Krebs nie begreifen. Wir müssen fragen: Was ist es, das den Krebs verhindert und wie kommt es, dass dieser Mechanismus gestört wird? Damit gehen wir hin zum ganzen Menschen. Es gilt, eine Reihe von komplizierten Regulations- und Reparatursystemen zu erforschen: Sie durchziehen den ganzen Körper und sind in jeder einzelnen Zelle lokalisiert. (So wissen wir, dass die z. B. durch starke Sonneneinstrahlung hervorgerufenen Schäden am genetischen Material einer Zelle in kürzester Zeit durch die entsprechenden Reparatursysteme beseitigt werden können.)

Dieses System der Grundregulation, welches den ganzen Körper durchzieht, bildet eine Funktionseinheit und besteht aus den Zellen des lockeren,

»Meine« ganzheitliche immunbiologische Therapie

weichen Bindegewebes, den Blut- und Lymphgefäßen, den peripheren Nerven des vegetativen Nervensystems, den hormonproduzierenden Drüsen und dem wässrigen Milieu, das jede einzelne Zelle unseres Körpers umgibt. Zellen, Nerven und Flüssigkeiten beeinflussen einander ständig: eine lebende Zelle nimmt ständig Stoffe aus der sie umgebenden Flüssigkeit auf und gibt andere an diese ab. Auch die Krebszelle ist von diesem System abhängig. Sie lässt sich durch eine Veränderung des äußeren Milieus wieder in eine normale Körperzelle zurückverwandeln. Diesem Aspekt kommt im Rahmen einer biologischen Krebstherapie eine ganz besondere Bedeutung zu.

Diese so genannte extrazelluläre Flüssigkeit, welche die Zelle umgibt, besteht aus Wasser und enthält Salze, Hormone, Fermente, Kohlenhydrate, oberflächenaktive Stoffe, die die Fähigkeit haben, bioelektrische Potentiale aufzubauen und damit die Intensität des Stoffwechsels, vor allem der Gewebeatmung, zu bestimmen. Durch nervale Reize, durch das Blut, die Lymphe und das Stoffwechselverhalten der Organzellen wird diese Flüssigkeit verändert. Auch die Psyche beeinflusst sie über das Nerven- und Hormonsystem! Störungen in der die Zelle umgebenden Flüssigkeit rufen zwangsläufig Störungen an den Zellen hervor. Mit dem Mikroskop lassen sich diese zeigen. Was aber hat diese Störungen verursacht? Störungen dieses Systems der Grundregulation ziehen weitere Störungen nach sich: Funktionsstörungen verschiedener Zellen und Organe, Störungen der Entgiftungsleistung des Organismus, Störungen des humoralen Milieus, Störungen der normalen vegetativen Regulationsvorgänge im Körper, Veränderungen des Membranenverhältnisses der einzelnen Zelle mit sekundärer Auswirkung auf den Zellstoffwechsel und schließlich Abwehrschwäche. Eine echte Krebsfrüherkennung und Krebsprophylaxe besteht somit im möglichst frühzeitigen Erkennen solcher komplexen Regulationsstörungen.

Was sind also die ursächlichen Schädigungsfaktoren, welche die Störung der Regulation auslösen? Herde, Störfelder, Fehlverhalten in der Ernährung, seelische und erbliche Einflüsse, vor allem aber auch physikalisch-chemische Einflüsse wie Umweltbelastungen, Elektrosmog, Strahlen- und Medikamentenbelastung. Die Zelle kann sich jahrelang gegen ungünstige Umstände wehren. Es gelingt ihr durch die Unterstützung der Lymphe sowie der zur Verfügung stehenden Enzyme, sich die besten Nährstoffe aus dem Blut anzueignen. Doch wenn mit der Zeit das, was sie dringend benötigt, nicht mehr zur Verfügung steht, dann wird sie allmählich den Rang nicht mehr finden. Die Zelle wird gezwungen, ihre normale Funktion einzustellen. Sie kann der Vergiftung nicht mehr standhalten, wird asozial und beginnt verrückt zu spielen. Sie wird zur kranken Riesenzelle. Eine Komponente in dem ganzheitlichen Konzept ist daher die Entgiftung und Regeneration des Organismus durch Vitamine, Mineralien, Spurenelemente und Homöopathika. Durch eine vernünftige, stoffwechselaktivierende Ernährung (Vollwertkost) werden der Stoffwechsel verbessert und somit die Selbstheilungskräfte des Körpers optimal unterstützt. Das Milieu muss verbessert werden, damit die Zelle sich redifferenzieren (zurückbilden) kann!

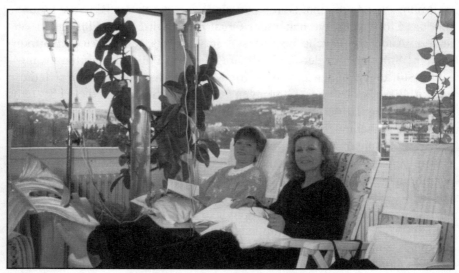

Infusionsraum in der Hufeland-Klinik

»Meine« ganzheitliche immunbiologische Therapie

Ernährung – Stoffwechsel – Abwehrsystem und Krankheit hängen eng zusammen. Durch Störungen des Stoffwechsels wird das Tor zur Krankheit geöffnet. Alles, was unseren Stoffwechsel belastet, wirkt krankheitsfördernd. So ist eine ausgewogene, stoffwechselaktive, vital- und ballaststoffreiche Kost mit wenig tierischem Eiweiß und viel naturbelassenem Rohkostanteil ein wesentliches Element und Voraussetzung der ganzheitlich ausgerichteten Therapie und entspricht modernsten wissenschaftlichen Erkenntnissen!

Dieser Basistherapie folgt eine Immuntherapie zur Aktivierung der körpereigenen Abwehrkräfte. Sie kann einen Stillstand oder einen Rückgang des Tumors bewirken und das Allgemeinbefinden des Patienten deutlich verbessern. Besonders aber wird bei diesem ganzheitlichen Konzept auch die seelische Einstellung des Patienten zu sich selbst, zu seiner Krankheit und zu seinem Leben berücksichtigt. Und es wird versucht, die Vorteile der wissenschaftlich orientierten Schulmedizin möglichst optimal mit bewährten Therapieverfahren aus der Erfahrungs- und Naturheilkunde zu verquicken. Durch eine Mehrkomponententherapie sollen die gestörten Regelkreise des Organismus wieder in Ordnung gebracht werden.

Es ist nun einmal so, dass zwei Menschen, die die gleiche Krankheit haben, auf ein und dieselbe Behandlung unterschiedlich reagieren: Krebs ist ein multifaktorielles Geschehen und hat bei dem einen Betroffenen andere Ursachen als bei dem anderen. Doch diese gestörten Regelkreise des Organismus scheinen ursächlich für die Tumorbildung. Deshalb sollte jedem erfolgreich operierten Menschen sofort eine Therapie zur Stärkung seiner Abwehrlage angeboten werden! Und nicht wie bei mir, wenn die wissenschaftliche Medizin nichts mehr zu bieten hat, der Patient in die absolute Hoffnungslosigkeit gestürzt werden.

Doktor Wöppel hat eine ganze Reihe von Patienten, bei denen sich unter alleiniger biologischer Therapie konventionell unheilbare Tumore dauerhaft und vollständig zurückgebildet haben. Diese Tatsache zeigt, dass der Körper über wirksame Abwehrmechanismen gegen das Krebsgeschehen verfügt. Dies gibt seiner, sowie anderen Kliniken auch die Berechtigung, eine Therapie zu betreiben, die diese Abwehrmechanismen aktiviert, die also dem Patienten hilft, sich selbst zu helfen.

Schulmedizinisch aufgegeben - was nun?

Chefarzt Dr. Wöppel: »Gute theoretische Gründe verpflichten uns geradezu, diese umfassende Therapie mit biologischen Heilverfahren als ganz wesentlichen Bestandteil einer optimalen Krebstherapie anzusehen.«

Über die Verlängerung des Lebens

Christoph Wilhelm Hufeland (1762–1836), der berühmteste Arzt seiner Zeit, wurde 1792 nach einem Vortrag »über die Verlängerung des Lebens« von Herzog Carl August als Hochschullehrer nach Jena berufen. In seiner Antrittsvorlesung sagte er: »Alle wahren praktischen Ärzte hatten im Grund nur ein Gesetz. Ihr Gesetz war das Gesetz der Natur und ihre Methode, die Kunst sie zu beobachten, sie zu verstehen und ihren Willen zu tun.«

Nach seiner Meinung musste es die Aufgabe eines Arztes sein, nicht die Natur zu beherrschen, sondern ihre Eigentätigkeit zu unterstützen. In seinem berühmten Buch »Makrobiotik oder die Kunst, das Leben zu verlängern« empfahl er, mit abgestuften Reizen die Heilkraft des Körpers anzuregen. Hufeland trat für die vorbeugende Gesundheitspflege ein und geißelte Alkohol, Rauchen, Unmäßigkeit, üble Laune, Untätigkeit und schlechte Luft als »Verkürzungsmittel des Lebens«. Er lehrte, dass man alles tun müsse, um die Kräfte des Organismus zu steigern, denn dann würde der Körper auf natürliche Weise seine Krisen bewältigen. Einen »glücklichen Ehestand, gesunden Schlaf, körperliche Bewegung und vegetarische Ernährung« waren für ihn »Verlängerungsmittel des Lebens«. Sind manche seiner Gedanken nicht auch heute wieder richtungsweisend?!

»Meine« ganzheitliche immunbiologische Therapie

Nicht der Arzt heilt, sondern die Natur – Ihre Natur!

Trotz aller Erkenntnisse und Fortschritte sind wir heute nicht in der Lage, viele der gravierenden Krankheiten unserer Zeit zu heilen. Wir haben offenbar außer Acht gelassen, dass ohne die Selbstheilungskraft der Natur keine Wunde zuheilen und keine Entzündung verschwinden kann. In einer Welt, in der wir uns selbst zu vergiften drohen, verdient dieses natürliche Heilpotential ganz besondere Aufmerksamkeit.

Die Gedanken von Ch. Wilhelm Hufeland, die ganz besonders an die Eigenverantwortung appellieren, könnten uns in dieser Hinsicht noch immer etwas in Bezug auf Lebensführung und Erhaltung der Gesundheit sagen; sie fließen auch in das Behandlungskonzept »meiner« Klinik in Bad Mergentheim ein. In diesem Haus, damals »Villa Schützle«, hat übrigens auch der berühmte Pfarrer Kneipp seine Therapie bekannt gemacht. Es wird also bei einer solchen Behandlung sehr stark an die Eigenverantwortlichkeit des Patienten appelliert! Der Patient muss – unter Anleitung – bereit sein, die Verantwortung für seine Gesundheit selbst in die Hand zu nehmen. Wer nur auf ein Wunder hofft, das er von Medikamenten und allerlei Anwendungen erwartet, der wird enttäuscht werden. Das Wunder der Heilung eines schwerkranken Patienten kann nur eintreten, wenn dieser sich auch in besonderem Maße auf der geistig-seelischen Ebene neu programmiert und mit allen Fasern seines Daseins auf den Heilungsprozess hinarbeitet.

Mein persönlicher Einsatz war für den Heilungsprozess so wichtig! Ich habe meine Krankheit nicht als Strafe oder Schicksal gesehen, sondern als Chance und Anstoß, mein Leben neu zu orientieren, neue Wertigkeiten zu setzen. Ja, ich bin ein anderer Mensch geworden, der aus eigenen Kraftquellen schöpft und so in sich selbst die Heilkräfte der Natur aktiviert. Die ganzheitliche Therapie hat mir dabei geholfen. Ich habe die Chancen genutzt, die sich mir hier boten; habe Unannehmlichkeiten in Kauf genommen wie zum Beispiel Fieberreaktionen, Zahnsanierung und ähnliches. Wenn er auch weit war: Der Weg zur Gesundheit ist steinig, aber begehbar. Ich habe den Erfahrungen mit einem bewährten Konzept vertraut, aber auch Gott – meiner Natur, meiner inneren Kraft.

»Das ist meine Freude, dass ich mich zu Gott halte und meine Zuversicht setze auf Gott den Herrn.« (Psalm 73, 28)

Schulmedizinisch aufgegeben - was nun?

Wissenschaftlich nicht anerkannt

Ich befand mich nun in einer Klinik, in der neben wissenschaftlichen Verfahren von Diagnose und Therapie auch solche eingesetzt werden, die wissenschaftlich noch nicht allgemein anerkannt sind bzw. deren wissenschaftliche Anerkennung noch aussteht, wie zum Beispiel die Fiebertherapie, die Ozontherapie oder die Thymustherapie mit THX. Wo auch Medikamente zum Einsatz kommen, die klinisch in dieser Anwendungsform noch nicht erprobt sind oder sich noch in klinischer Erprobung befinden (z. B. Interferone, Mistelinfusionen oder andere). Was jedoch nur dann geschah, wenn das Ärzteteam davon überzeugt war, dass diese dem Patienten nützen und nicht schaden. Deshalb ließ ich auch diese »wissenschaftlich noch nicht allgemein anerkannten Therapieverfahren« bei mir durchführen. Und das auch noch trotz ausdrücklichem Hinweis, dass die Kosten einiger Verfahren, wie z. B. die Gabe von Organextrakten und Organseren, von manchen Beihilfestellen und privaten Versicherungen nicht erstattet werden; hier trage ich als Patient das Kostenrisiko.

Als ich meine Erklärung zur Behandlung unterschrieb, hatte ich noch immer keine Kostenzusage meiner Krankenkasse, nach der vierten Behandlungswoche sogar eine Ablehnung der Kostenübernahme! Da fragte mich die Sekretärin: »Wollen Sie nun abreisen? Sie können es sich doch nicht leisten, jede Woche 2.000 DM auf den Tisch zu legen!« Ob ich das konnte oder nicht, spielte für mich keine Rolle. Ich sagte nur: »Wohin soll ich denn gehen – in die schwarze Kiste? Ich bleibe!« Nun hatte ich nicht nur mit meinem Leben zu kämpfen, sondern – in einer Situation, in der man nach dem letzten Strohhalm greift, auch noch mit der Krankenkasse! Da fielen mir nur noch die bunten Werbeprospekte ein, mit denen man versucht, Mitglieder zu locken, und in denen »der Himmel auf Erden« versprochen wird. Wo blieb nun mein »starker Partner in Sachen Gesundheit«, und warum war er nicht bereit, eine Therapie zu bezahlen, die nur einen Bruchteil dieser Hochdosis Chemotherapie kostete und obendrein erfolgreich und gesünder war? – Ich verstand die Welt nicht mehr!

Aber Heidrun ließ sich nicht in die Enge treiben, sie überzeugte den Herrn Hauptgeschäftsführer ihrer Krankenkasse genauso wie den Herrn Schreibtischbeamten beim Medizinischen Dienst der Krankenkassen.

»Meine« ganzheitliche immunbiologische Therapie

Manchmal muss man eben eine Reise ohne Fahrschein antreten; die Bahn wartet nicht, wenn die Zeit zur Abfahrt ist. Wer nicht einsteigt, bleibt auf der Strecke! Oder hätte ich bis Karfreitag warten sollen, bis irgend so ein Bürokrat sein Kreuz hinter meinem Leben macht? Ich glaube an die Auferstehung. Nach Ostern konnte ich schwarz auf weiß nachweisen, dass mich meine »Kreuzigung« zum Leben erweckte! Und wie lebendig ich war.

Nichts war für mich wichtiger, als gesund zu werden – so zu leben, wie Gott wollte, dass ich lebe! Mit diesem Klinikaufenthalt gab er mir alle Zeit, darüber nachzudenken. Nie in meinem Leben stand er mir so nahe wie in Bad Mergentheim. Immer wieder habe ich mit ihm gesprochen, ob nun eine Entscheidung zu finden oder einen Konflikt zu lösen, oder mit mir selbst ins Reine zu kommen. Ich habe erkannt, wie wichtig es ist, sich im Leben führen zu lassen. Wir alle sollten wieder mehr auf die positiven Informationen in unserem Inneren hören. Je mehr wir lernen, diese Informationen zu unterscheiden und die richtigen zu erkennen, desto leichter wird es uns fallen, das Richtige zu tun. Denn wie man denkt, so redet man, so handelt man. Gedanken und Gefühle im Sinne der Nächstenliebe sind immer richtig. Ich kann nur jedem Menschen den Rat geben, mehr über sich nachzudenken und sich die Fragen zu stellen, woher er überhaupt kommt, warum er hier ist und wohin er einmal gehen wird. Jeder, der den sicher nicht leichten Weg in die Demut einmal versucht, wird erkennen, welche Hilfen ihn begleiten.

»Irren ist menschlich« und »aus Fehlern lernt man« sind zwei oft verwendete Redensarten, die uns aufzeigen sollen, dass sich ein Fortschritt in der Persönlichkeitsentwicklung nur dann entwickeln kann, wenn wir unsere eigenen Schwächen und Fehler erkennen und uns dazu bekennen. So kann wissenschaftlich-technischer Fortschritt im Sinne von laufenden Verbesserungsmöglichkeiten wohl auch nur bedeuten, nicht alles zu leugnen oder zu verwerfen, was sich nicht den – oft auch irrigen – offiziellen Meinungen fügt, sondern anzuerkennen, dass es auch vieles geben muss, das noch nicht unserem Wissen entspricht. Haben wir nicht gerade in der Medizin und in den Naturwissenschaften die Erfahrung gemacht, dass jahrzehntelange »wissenschaftliche Gewissheiten« plötzlich umgestoßen werden mussten, weil man auf Grund »neuester Erkenntnisse« zu völlig neuen Theorien gekommen ist? Es scheint verwunderlich, dass man trotz dieser Erfahrungen immer noch darauf beharrt, dass nur das existent sei bzw. anerkannt wird, was bewiesen ist. Unsere Welt ist voller »Wunder« – wer maßt sich an, sie

Schulmedizinisch aufgegeben - was nun?

zu erklären? Die Einstellung, ja sogar Überzeugung, vermeintlich alles beweisen zu können, beschränkt uns darauf, nur das als gegeben zu akzeptieren, was als momentaner Wissensstand anerkannt ist. Alles andere existiert nicht, bis es erforscht und belegt ist. Und das kann dauern – Jahrzehnte oder Jahrhunderte, wie die Vergangenheit gezeigt hat.

Wissen gibt es in den meisten von Menschen entdeckten Phänomenen nur in ihrer Wirkung. Der Mensch ist auf Gesetze und Gesetzmäßigkeiten gestoßen, die unter diesen oder jenen Umständen zu diesem oder jenem Ergebnis führen. Wie es dazu kommt, das weiß er nicht. Bei der Erforschung der Ursache stößt er auf Grenzen. Da endet sein Wissen. Es heißt dann: Das ist ein Naturgesetz. Könnte es nicht sein, dass wir Menschen so manches finden und entdecken sollten, um so erst auf die Existenz von Naturgesetzen aufmerksam zu werden und über deren tieferen Sinn nachzudenken?

Viel an Wissen über die Zusammenhänge in der Natur ist uns verlorengegangen. Den meisten Menschen von heute jegliches Wissen darüber, was in der Natur wirklich vor sich geht und worauf es im Leben wirklich ankommt. Es macht sie der Natur gegenüber unwissend und blind. Wir müssen von uns aus wieder beginnen, mehr über die Naturvorgänge nachzudenken, um damit die Achtung vor der Natur wieder zu erlernen. In Zeiten ständigen Wirtschaftswachstums und ständigen technischen Fortschritts hat man versucht, uns einzureden, dass die wissenschaftliche Forschung Lösungen anzubieten habe, die eine Beachtung der Naturgesetze überflüssig machten. Heute geht es nur noch um´s Geld, wohin man schaut. Um den Absatz von Chemotherapeutika, um die Auslastung modernster Apparatemedizin, um die Belastung der Kassen – und Patienten. Wo bleibt da noch Zeit und Kraft übrig, um sich mit der Natur zu beschäftigen?

Und wer sich doch mit der Natur beschäftigt? Der muss seine »Wunder« mit gebundenen Händen und zugedrehtem Geldhahn beweisen. Doch er weiß die Natur intensiv zu beobachten und erkennt ihre Perfektion: Körper und Gehirn sind ein naturgesetzliches Wunderwerk! Für ihn ist es nur eine Frage der Zeit, bis sie »anerkannt« werden. Bis dahin wird noch viel Geld zum Fenster herausgeworfen – und es wird noch viele Patienten geben, denen »man nicht mehr helfen kann«!

Auch wenn es »wissenschaftlich nicht anerkannt« ist und von der Schulmedizin immer wieder unterdrückt wird: Fieber hilft heilen! Das war schon vor der Zeit Christian Wilhelm Hufelands so.

»Meine« ganzheitliche immunbiologische Therapie

Fieber hilft heilen – anderes auch

Unerwartete Genesungen beweisen, dass der Krebs nicht immer Sieger wird. Der Körper kann ihn manchmal aufhalten oder ganz besiegen. Es muss eine rein biologisch bedingte Remission geben, durch die erklärbar wird, wie etwas so Hartnäckiges und Tödliches wie ein Tumor und seine Metastasen einfach »verschwinden« können. Irgendwo in dem Gewirr unserer Körpersysteme oder in einem Stückchen eines Gens, liegt das Geheimnis verborgen, wie dies funktioniert.

In einem der zahlreichen Systeme verbirgt sich eine biologische Abwehrkraft und die gibt uns Hoffnung auf eine Behandlungsmethode, die befriedigender ist als chirurgische Eingriffe und Bestrahlungen. Es ist **das Immunsystem**, welches wachgerüttelt und veranlasst werden muss, den ungebetenen Gast wieder zu entfernen! Im Blut gibt es Komponenten, die sich gegen den Eindringling zur Wehr setzen. Im Gefolge von Infektionen und Fieber verbessert sich der Gesundheitszustand. Nach Beseitigung schwächender Herde fühlt man sich einfach wieder lebendiger und vitaler! Und es klingt weniger ketzerisch, die körpereigenen Abwehrkräfte gegen bösartige Tumore medizinisch zu unterstützen.

Vor 100 Jahren beobachtete Dr. William Coley, einer der unbesungenen Helden der Medizin, dass Fieber die natürliche Reaktion des Körpers auf Infektionen, zu einer Rückbildung bestimmter Krebsarten führte. Der Amerikaner Coley, der heute als einer der vielen »Väter der Immunologie« gilt, stellte fest, dass Patienten, die dem vermeintlich sicheren Tod entronnen waren, an akuten Infektionen und Fieber gelitten hatten. Er injizierte lebende Streptokokken-Bakterien in die Tumore, setzte später – 1893 – diesem Gebräu eine zweite Bakterie hinzu und tötete die beiden Erreger durch Erhitzen ab. Diese Toxinmischung erwies sich, zu einer Zeit als Antibiotika noch unbekannt waren und die Bakteriologie noch in den Kinderschuhen steckte, als entscheidender Schritt auf dem Weg zu einer erfolgreichen Behandlung.

Coley hielt an seiner Theorie fest, obwohl die künstlich erzeugte Injektion manchmal außer Kontrolle geriet oder sich manchmal keine Infektion einstellen wollte, je nachdem wie stark das individuelle Immunsystem war. 1909 hätte kein Mensch angesichts der Resultate den Glauben an seine

Schulmedizinisch aufgegeben - was nun?

Methode verloren. – Und heute? – Er sah, wie Tumore stetig kleiner wurden, bis schließlich der Lebensmut und die Gesundheit seiner Patienten wiederhergestellt waren. Das bewahrte ihm seinen Enthusiasmus. Er löste künstlich »spontane Remissionen« aus, und in so manchem Blutkreislauf gab es Millionen von Krebszellen, aber keine von ihnen wuchs. Coleys Toxine (Vakzintherapie) regten den Körper an, Antikörper gegen den Krebs zu bilden.

Auch ich war und bin in der Lage, meinen Krebs mit Hilfe des Immunsystems in Schach zu halten: die Lösung muss in den körpereigenen Abwehrkräften liegen! Eine Reaktion des Immunsystems ist Fieber: Durch erhöhte Körpertemperatur werden die weißen Blutkörperchen aktiviert und in die Lage versetzt, rascher zu einem Infektionsherd vorzudringen und eifriger Mikroben zu vertilgen. Und unsere Krebszellen reagieren empfindlicher auf höhere Temperaturen als normale Zellen. Eine im Zusammenhang mit Fieber auftretende komplexe biologische Reaktion mobilisiert die Selbstheilungskräfte. Das Thema Fieber spielt in vielen Berichten über unerwartete Heilungen eine Rolle. Fieber hat bei allen zur Genesung beigetragen: Es ist als Teil eines umfassenden Heilungssystems des Körpers zu verstehen.

Dr. Coley fand damals in weiten Kreisen der medizinischen Fachwelt Unterstützung. Der amerikanische Ärzteverband führte Mitte der dreißiger Jahre seine Toxine als einzige systematische Krebsbehandlung an. Nach Coleys Tod im Jahre 1936 verdrängten jedoch breiter anwendbare Methoden wie Chemotherapie und Bestrahlung seine Impfstoffe. Die beharrlichen Bemühungen seiner Tochter, die das medizinische Erbe ihres Vaters lebendig halten, trugen erheblich zum heutigen Verständnis der natürlichen Abwehrmechanismen des Körpers bei. Bis in die jetzige Zeit verwaltete sie ihr umfangreiches Material: 70.000 (!) größtenteils handschriftliche Einträge zu den Themen Infektion, Fieber und Remission. Sie entdeckte, dass vor ihrem Vater schon andere gewusst hatten, dass Infektionen »heilen« können.

Coleys Zeitgenossen war es nicht gelungen, die Behandlungserfolge zu wiederholen, da er nirgends genau festhielt, wie und wie lange die Behandlung angewandt werden musste. Er und seine Kollegen hatten damals bei inoperablen Fällen eine Remissionsrate von fast 50 Prozent! 1976 ließ die Tochter die Toxine ihres Vaters mit moderner Labortechnik untersuchen. Sie

»Meine« ganzheitliche immunbiologische Therapie

schleppte die Unterlagen von über tausend gut dokumentierten Fällen in das Büro des namhaften Physikers Lloyd Old: Der Forscher am Memorial Sloan-Kettering Cancer Center war tief beeindruckt. Er führte zunächst Versuche mit Mäusen durch und fand dabei heraus, dass die Toxine das Immunsystem der Tiere und damit die Produktion des so genannten Tumor-Nekrose-Faktors (TNF) stimulierten. Längst ist diese Substanz, die das Immunsystem bei Fieber und Infektionen produziert, auf gentechnischem Wege erzeugt und an Patienten erprobt worden. Man hat Coleys Toxine einen vertrauenserweckenden Namen verpasst und als Wegbereiter zahlreicher Therapien anerkannt, die heute auf die »biologischen Abwehrkräfte« setzen. Es werden Substanzen wie TNF oder das bekannte Interferon verabreicht – körpereigene Abwehrstoffe, von denen man sich wahre Wunder im Kampf gegen den Krebs erhofft. Coleys Liste über die vielfältigen Effekte seiner Behandlung ist mir bekannt, weil ich mich für Remissionen interessierte: Fieber, Entzündung, Erneuerung von Gewebe und Knochen.

Sie alle erinnern an das vertrauteste Phänomen der Selbstheilung, an das Heilen einer Wunde. Ich bringe diesen Mechanismus in Verbindung mit meiner Remission. Eine »Wunderwaffe«, mit der sich ein Tumor unschädlich machen lässt, gibt es nicht. Ich glaube, es müssen ganz unterschiedliche Faktoren zusammenwirken, um den Krebs zu besiegen. Doch der Körper verfügt über eigene Mittel, sich eines Tumors zu entledigen. Über die Beziehung zwischen Krebs und seinem Milieu, meinem Körper, habe ich mir immer wieder Gedanken gemacht. Habe mir die Naturgesetze vor Augen geführt und auf das Immunsystem gesetzt. Neben den nun etwas näher erläuterten Therapien habe ich meine Ernährungsgewohnheiten drastisch verändert. Schlechte Ernährung führt zu einer Unterversorgung des Körpergewebes mit Sauerstoff und macht es dadurch anfälliger. Die Krebszellen benötigen weniger Sauerstoff als gesunde Zellen, schlechte Ernährung hat also zu ihrer Vermehrung beigetragen. Eine vollwertige, vitalstoffreiche und symbiosefreundliche Ernährung ist möglicherweise das Stimulans, welches das Immunsystem braucht, um den Tumor zu attackieren und zu zerstören: Blut und Gewebe werden mit mehr Sauerstoff versorgt und die Umgebung wird weniger »gastfreundlich« gegenüber der Krankheit gemacht.

Mit Beginn der Behandlung in der Hufeland-Klinik fasste ich neuen Lebensmut. »So lautet die Prognose der Ärzte«, sagte ich damals. »Jetzt wollen wir mal sehen, was **ich** dagegen tun kann!«

Schulmedizinisch aufgegeben - was nun?

Ich fieberte

Die verblüffenden Erfolge von Dr. Coley, Dr. Issels und Dr. Wöppel voran, welche die Fiebertherapie systematisch bei Krebskranken einsetzten, ließ ich mir ein hoch dosiertes Echinaceapräparat zusammen mit einem Autolysat aus Streptokokken und Bact. prodigiosum in die Vene spritzen. »Diese Stoffe«, so habe ich erfahren, »wirken als exogene Pyrogene, die selbst keine Temperaturerhöhung bewirken, sondern zu einer Aktivierung von Makrophagen führen. Diese werden durch das exogene Pyrogen angeregt, Botenstoffe zu produzieren. Einer der Botenstoffe ist das Interleukin 1, welches wegen seiner zentralen Stellung im Immunsystem auch besonders gut untersucht ist. Es wirkt zusammen mit dem Makrophagen-Entzündungs-Protein auf die thermoregulatorischen Zentren des Hypotalamus ein und führt dort zu einer Verstellung der Solltemperatur in diesem Regelkreis. Gleichzeitig wirkt Interleukin 1 auf das ebenfalls unspezifische Komplement- und Properdinsystem im Sinne einer Aktivierung, wodurch es zu einer Zytolyse von Krebszellen kommen kann« (Dr.Wöppel in Originalium – Natur- und Ganzheitsmedizin). Das ist der Zelltod, bei dem die Zelle durch Einwirkung hydrolytischer Enzyme weitgehend aufgelöst wird. Bei der Erzeugung des Fiebers wird im Organismus die gesamte Immunkaskase in Bewegung gesetzt:

Fieber bedeutet mehr als nur erhöhte Körpertemperatur. Leider ist das Bestreben, Körperfunktionen zu messen und in Richtung des »Normal-

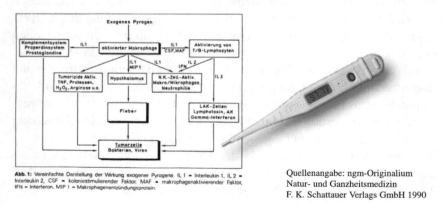

Abb. 1: Vereinfachte Darstellung der Wirkung exogener Pyrogene. IL 1 = Interleukin 1, IL 2 = Interleukin 2, CSF = koloniestimulierender Faktor, MAF = makrophagenaktivierender Faktor, IFN = Interferon, MIP 1 = Makrophagenentzündungsprotein.

Quellenangabe: ngm-Originalium
Natur- und Ganzheitsmedizin
F. K. Schattauer Verlags GmbH 1990

»Meine« ganzheitliche immunbiologische Therapie

wertes« zu beeinflussen heute weit verbreitet und Basis wissenschaftlicher Anerkennung! Fieber ist keine Krankheit, sondern eine Abwehrraktion des Körpers auf Krankheitserreger. Wenn der Körper mit Viren und Bakterien in Kontakt gekommen ist, aktiviert er seine Selbstheilungskräfte.

Mit dem Bewusstsein, dass Fieber eine – unangenehme – Reaktion des Organismus ist, aber im Dienste der Abwehrfunktion steht, legte ich mich nun in mein vorgewärmtes Bett und ließ es geschehen. Die Schwester gab mir ein paar Schlaftröpfchen und versprach, von Zeit zu Zeit Temperatur, Puls und Blutdruck zu registrieren.

Ich schlief zwei oder drei Stunden, dann überfiel mich ein heftiger Schüttelfrost, so dass die Zähne klapperten. Noch weitere Wärmflaschen um mich gebaut und etwas Pfefferminzöl auf die Stirn, hielt ich diese Prozedur relativ schmerzfrei durch. Die Temperatur kletterte innerhalb von zwei bis drei Stunden auf 40 bis 41 Grad Celsius, dann durfte ich trinken. Viel trinken, denn dadurch ging die Temperatur allmählich wieder herunter. Nachdem ich mich mit einer großen Portion Joghurt, frischem Obst und Knäckebrot mit pflanzlichem Aufstrich gestärkt hatte, durfte ich das Fieberzimmer verlassen und – je nachdem wie ich mich fühlte – noch etwas ausruhen oder an die frische Luft gehen. Nach dem Abendessen war ich meist schon wieder so fit, dass ich zum Kurkonzert gehen konnte. Manchmal habe ich dieses auch schon am Nachmittag in meinem Fieberbett vernehmen können, als musikalische Umrahmung.

Meinen Waldlauf führte ich schon sehr früh am Morgen durch, als Ersatz für das Frühstück, denn am Fiebertag musste man nüchtern bleiben. Es gab einen Einlauf von der Nachtschwester, der immer ein besonderes Vergnügen war: Die fragte, wie ich es gern hätte, kalt oder warm, und scherzte mit mir. Ja, irgendwie habe ich mich jedesmal nach der Fiebertherapie so richtig gereinigt gefühlt! So, als ob der ganze Müll, der da nicht in meinen Körper gehört, hinausbefördert oder hinausgeschwemmt wurde.

Innerhalb eines halben Jahres ließ ich fünfzehn Fieberstöße über mich ergehen – alle problemlos. Nach dem stationären Aufenthalt folgten acht ambulante Therapien, verbunden mit einer Infusion zur Regeneration der Leber. Jedesmal machte ich eine Reise daraus, von einem zum anderen Male ging es mir besser und ich fühlte mich gesünder – genau so, wie ich es mir immer in Doktor Wöppels Tiefenentspannung vorgestellt hatte. Meine Leukozyten schossen in die Höhe und verrichteten ihre Aufgabe. Das waren

Schulmedizinisch aufgegeben - was nun?

dann die weißen Kaninchen, die die roten Möhren (meine Metastasen) auffraßen – so wie ich es mir immer visualisierte und in der Maltherapie oder am Tonfeld zum Ausdruck brachte. Ich habe an meine Therapie geglaubt, ich wusste, dass sie mir helfen wird! Schon nach der Hälfte der Fiebertherapien konnte mit der Computertomographie nachgewiesen werden, dass alle Metastasen verschwunden waren – bis auf eine, die »Stamm-Metastase«. Sie war von einer Größe von 10 mm auf 4,4 mm geschrumpft und, wie mir Dr. Wöppel sagte, braucht sie etwas länger für die Rückbildung. Auch der letzte Streusel von meinem Streuselkuchen verschwand, denn so sah meine Lunge damals, ein Jahr nach meiner Brustoperation, aus.

Ich kann also die Erkenntnisse der physiologischen Forschung bestätigen: die Bedeutung des Fiebers für die Abwehrreaktionen des Organismus – so wie sie von Seiten der natürlichen Therapie angenommen wurde:

* Im Fieber wachsen die Abwehrfähigkeiten des Organismus gegen die Vermehrung von Viren.

* Bakterien werden vermehrt abgetötet.

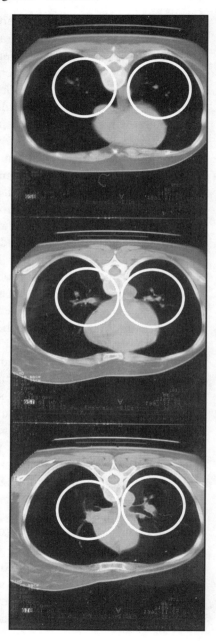

»Meine« ganzheitliche immunbiologische Therapie

* Die Aktivität der weißen Blutkörperchen nimmt zu.
Ihre Aufgabe ist das Erkennen und Bekämpfen von Krankheitserregern und schädigenden Feindstoffen!

* Krankmachende Immunreaktionen werden unterdrückt.

Durch fehlgeleitete Immunreaktionen werden Autoimmunkrankheiten u.a. zumindestens mitverursacht. Man nimmt an, dass unsachgemäßer Umgang mit Primärerkrankungen, etwa Infektionskrankheiten, an der Entstehung dieser schädlichen Immunreaktionen beteiligt sein könnte. Die bekannten Wirkungen des Fiebers unterstützen diese Überlegung.

Heute gibt es zahlreiche Möglichkeiten der schnellen Symptomunterdrückung: Wir verfügen über künstliche Methoden, die in die Lebensvorgänge eingreifen, die bequem und verlockend sind, uns der Auseinandersetzung mit den Schwierigkeiten des Lebens zu entziehen. In der Ära der Antipyretika wird Fieber nur noch als lästige Begleiterscheinung von Infektionen betrachtet und umgehend bekämpft. Statt der Heilkraft der Natur zu vertrauen, werden Antipyretika und Antibiotika unkritisch verschrieben und angewandt. Ein richtiger Wadenwickel ist sehr viel weniger eingreifend und stört die Abwehrfunktion weniger als die Temperatursenkung mit Medikamenten. So wundert man sich über die Zunahme der chronischen Krankheiten und will nicht anerkennen, dass diese mit einer Störung des Immunsystems verbundenen Krankheiten hausgemacht sind. Chronisch Kranke und Krebspatienten haben selten Fieber, wie epidemiologische Studien zeigen, und »kennen kein Fieber«, wie Doktor Wöppel immer wieder von seinen Patienten zu hören bekommt.

Grund: Ihr vegetatives Nervensystem ist geschädigt! Hormone greifen in dieses System ein. Seelische Einflüsse wirken auf das vegetative Nervsytem und stören die Regulation des Körpers. Bei großen Tumoren kann das Immunsystem nicht **die** Hauptrolle spielen, sondern erstens der Stoffwechsel (der feinstoffliche) und zweitens das vegetative Nervensystem! Eine Abwehrschwäche hängt nicht nur mit dem Immunsystem zusammen!

Hunderte gut dokumentierte Fälle, bei denen eine spontane Rückbildung von bösartigen Tumoren nach hochfieberhaften Infektionen zu verzeichnen war, finden sich in der Literatur – und in der Obhut einiger weniger Ärzte, die in der Fiebertherapie erfahren sind! Das zeigt, dass Fieber in der Krebs-

Schulmedizinisch aufgegeben - was nun?

therapie einen besonderen Stellenwert besitzt. Wir sollten es niemals ohne Not bekämpfen, es zeigt – beruhigend – an, dass die Abwehrreaktionen funktionieren. »Fieber ist der Ausdruck einer erhöhten Anstrengung der Individualität zur Selbstbehauptung«, so der Physiologe Prof. H. Hensel.

In unseren schulmedizinischen Kliniken wird der Entgiftung des Körpers keine Aufmerksamkeit geschenkt. Die Ärzte werden in dieser Hinsicht nicht oder nicht genügend ausgebildet. Angesichts seiner Erfahrungen in den Kliniken der Schulmedizin ist es für den Arzt schwierig, sich vorzustellen oder zu akzeptieren, dass ein Krebspatient völlig geheilt werden kann. Ich rechne damit, dass man einmal imstande sein wird, den Stoffwechsel in einem krebskranken Organismus so weit wieder herzustellen, dass eine Heilung möglich ist. Habe ich es doch selbst so erfahren.

Der krebskranke Körper ist anergisch, das heißt: energielos, unempfindlich gegen Reize, ihm fehlt die Reaktionsfähigkeit. Er kann weder das Tumorwachstum verhindern noch darauf reagieren oder sich dagegen verteidigen. Eine gute Therapie muss versuchen, diese normalen Funktionen wieder herzustellen, damit der gesamte Abwehrapparat, die Leber, das gesamte Netz Herz – Blut – Lymphe und das aufsteigende Aktivierungssystem arbeiten können. Sie muss zudem dafür sorgen, dass der Organismus wieder oxidierende Enzyme herstellt, sie aktivieren und reaktivieren kann. Krebspatienten haben oft sehr wenige Lymphozyten, ihr Körper ist nicht mehr imstande, diese ausreichend für seinen normalen Bedarf und zum Heilen zu produzieren. Das wertvolle Muttergewebe oder Lymphozyten ist nicht mehr aktiv, somit kommt weniger Sauerstoff in die Zellen. Das Bindegewebe befindet sich zwischen den Kapillar- (Haargefäß-) und den Ephithelzellen (Deckgewebe) oder anderen Zellen. Ärzte wie Dr. Gerson und Professor Schades nahmen an, »dass das vegetative Nervensystem, das retikulo-endotheliale System und das Zwischenzell-Bindegewebe geschädigt sind und die Reaktivierung der oxidierenden Enzyme gestört ist.« Ihnen wurde klar, »dass einige abnormale Zellen gezwungen sind, von der Sauerstoffatmung zur Gärung überzugehen« und »dass dies die Lebensbedingungen und das Wachstum dieser Zellen verändert und stark auf das benachbarte Gewebe einwirkt.« (Dr. Gerson: Eine Krebstherapie, Waldthausen/ 1996, S. 147)

Dr. Gerson stellte fest, »dass sich Krebszellen nicht stimulieren oder dazu zwingen lassen, ihr abnormales Verhalten rückgängig zu machen. Es

»Meine« ganzheitliche immunbiologische Therapie

gibt keinen anderen Weg, als diese Zellen zu zerstören, damit sie sich auflösen und absorbiert werden.« Seiner Meinung nach besteht die sicherste Methode darin, »dem Körper seine Fähigkeit wiederzugeben, nichtbakterielle Entzündungen auszulösen.« Doch er schreibt weiter: »Es genügt nicht, im Körper eine vorübergehende Entzündung auszulösen. Der Körper selbst muss dazu imstande sein, und zwar ständig, weil viele Krebszellen sich an Stellen verbergen, wo selbst das Blut sie nicht erreicht!«

Darum muss eine erfolgreiche Therapie solange angewandt werden, bis die Leber, das retikuläre System, das Nervensystem – alle wichtigen Organe wieder normal arbeiten. Damit werden die gleichen Reaktivierungsprozesse ausgelöst, die auch der Körper selbst anwendet, um sich zu heilen. Die Chirurgie lehrt uns, dass jeder Heilung eine Art Entzündung vorausgeht. So können z. B. Bakterien und Verletzungen im gesunden Körper eine heilende Entzündung auslösen. Sie äußert sich durch Blutzufluss, Rötung und Schwellung, wobei die Flüssigkeit in der Schwellung ein Produkt der Mehrdurchblutung und der Entzündung ist. Eine aus einem Organ in das benachbarte Gewebe austretende Flüssigkeit (Blut, Lymphe, Harn), die durch die leicht beschädigten Kapillaren fließt.

Das heilsame Fieber wurde in meinem Körper durch Injektion von Streptokokken-Bakterien und Bact.prodigiosum ausgelöst. Nach dem siebenten Fieberstoß bekam ich eine Entzündung oberhalb und seitlich meiner Operationsnarbe, verbunden mit heftigem, aber kurzem Schmerz in beiden breiten Rückenmuskeln. Ich wurde in jener Nacht davon wach. Mein Arzt war der Meinung, es handelte sich um einen Lymphstau, ein Lymphödem. Ich musste den Arm bandagieren und einige Wochen mit der Fiebertherapie pausieren. Der Arm wurde jedoch nicht dick, ich nahm ein Lymphmittel und aß fleißig Meerrettich. Heute bin ich der Meinung, dass an jenem Tag die entscheidende heilende Entzündung ausgelöst worden ist, die sich da in Form von Schwellung und Schmerz äußerte. Denn schon einige Wochen später zeigte das CT-Bild nur noch eine kleine Metastase, alle anderen waren verschwunden!

Krebszellen finden im Blutserum günstige Lebensbedingungen, nicht aber in der Entzündungsflüssigkeit, weil sie hier nicht genug Zucker für die Glykolyse finden. Eine eingebrachte Entzündung hat mich geheilt. Der Gedanke, dem krebskranken Organismus durch eine starke Entzündung zu helfen, ist alt und war von Anfang an richtig. Doktor Wöppel hat ein

Schulmedizinisch aufgegeben - was nun?

sicheres und wirksames Verfahren gefunden. Mit anderen Worten: Wir haben gesehen, was i c h »dagegen« tun konnte.

Der entgiftete Körper war imstande, eine allergische Entzündung auszulösen, weil die Leber, das vegetative Nervensystem und das retikuloendotheliale System ausreichend aktiviert wurden: Die Bakterien haben das vegetative Nervensystem in Verbindung mit der Leber und dem mesenchymalen Abwehr- und Heilapparat stimuliert. Mit jedem Reiz setzte ein Austritt einer speziellen Flüssigkeit und eine Einwanderung von weißen Blutkörperchen ein. Die darin befindlichen Entzündungszellen haben einen oxidativen und einen abbauenden Stoffwechsel; damit lösen sie eine Störung des Säure-Basen-Gleichgewichts im Blut des entzündeten Gewebes aus. Schon Dr. Gerson machte bei seinen Krebspatienten die Beobachtung: »Wenn der Körper entgiftet ist, beginnt die Entzündung mit Rötung und leichter Schwellung der beteiligten Stellen. Einige Tage später setzt der Rückgang des Ödems und der Infiltration ein. Verdauende Enzyme lösen die abnorme Stelle und die sekundären Infektionen auf, die dann vom Blut aufgenommen werden. Unter dem Mikroskop sehen wir die Bildung neuer Kapillare, die ins Infiltrat und die nekrotische Masse eindringen und das so genannte Granulationsgewebe aufbauen.« Es bildet sich neues zellreiches, weiches Gewebe.

Gerson spricht von einem »Aufflackern« der Entzündungen, d. h. bei tief reichenden Krebsgeschwulsten sind mehrere entsprechende Entzündungen notwendig. So wurden diese Bakterien zunächst wöchentlich, später 14-tägig injiziert. Mein Lymphödem verschwand.

Die Entgiftung ebnet der ersten heftigen Entzündung den Weg. Um weitere Entzündungsreaktionen auszulösen, muss der Körper giftfrei und im Stoffwechselgleichgewicht bleiben, auch wenn die Leber nur teilweise arbeitet. Die Absorption nach der Zerstörung und Auflösung der Metastasen ist eine anhaltende schwere Belastung für den Ausscheidungsapparat, besonders für Leber und Nieren. Dem Patienten wird deshalb am Tag nach dem Fieberstoß geholfen, diese zusätzlichen giftigen Substanzen auszuscheiden: Er bekommt eine Infusion zur Regeneration seiner Leber. Durch das Auflösen der Tumorsubstanz werden hochaktive eiweiß- und intermediäre Substanzen freigesetzt, die pathologische Reaktionen im ganzen Körper auslösen können. Diese müssen nun neutralisiert und ausgeschieden werden.

»Meine« ganzheitliche immunbiologische Therapie

Krebsmassen werden so aus ihrer Abgeschiedenheit oder aus ihren Verstecken geholt und zurück in den allgemeinen Stoffwechsel geführt, der die Gewebe ernährt und reguliert. Die Entgiftung ist jedoch nur ein Teil des Heilprozesses, gleichzeitig muss eine Harmonie des Stoffwechsels erreicht werden. Der Körper braucht wichtige Mineralien, oxidierende Enzyme und Coenzyme sowie Hormone. Alle müssen im Körper aktiviert und reaktiviert werden. Auch der pH-Wert - die Mineralien in den Zellen – muss wieder hergestellt werden, damit die Enzyme ihre Tätigkeit wieder aufnehmen können.

ENZYME, liebe Leser, sind die »tragenden Säulen des Lebens«, habe ich in meiner Ausbildung gelernt: Sie sind Biokatalysatoren, die an Billionen von Lebens-, Aufbau-, Umsetzungs-, Funktions-, Steuer- und Reinigungsprozessen in unserem Körper und Gehirn beteiligt sind. Diese Eiweißverbindungen steuern bzw. beschleunigen bestimmte biochemische Reaktionen: einen präzisen Stoffwechsel, die Atmung, Verbrennung, Blutgerinnung, das Wachstum, die Zellteilung, den Abbau von Entzündungen und toxischen Stoffwechselsubstanzen. Enzyme sorgen dafür, dass abgestorbene Körperzellen und Bakterien abtransportiert werden und dass die Fließeigenschaft des Blutes in den feinsten Kapillaren aufrechterhalten bleibt. Diese unentbehrlichen Fermente brauchen wir für die präzise Aufspaltung, Auswertung und Resorption der einzelnen Nahrungsbestandteile, sie machen es unserem Körper erst möglich, Energie, Vital-, Aufbau- und Brennstoffe aufzunehmen! In ihrer antiseptischen Eigenschaft reinigen die speziellen Verdauungsenzyme unseren Darm von angefallenen Schlacken und Fäulnisprodukten. Die Nahrungsmittel können gut ausgewertet werden, es entstehen weniger Gärungen und Gase – keine ernste Toxingefahr für unser Blut- und Lymphsystem. Deshalb sind rohes ausgereiftes Obst, Keimlinge, Papaya, Ananas und Mango, Buttermilch, frisch gepresste oder milchsauer vergorene Gemüsesäfte, milchsaures Gemüse, Zitronensaft, Obst- oder Weinessig, Gewürzkräuter und grüne Frischpflanzensäfte (Löwenzahn, Artischocke, Wermut, Schafgarbe) so empfehlenswert!

Krebsheilung bedeutet Wiederherstellung des gesamten Stoffwechsels mit seiner enteralen (die Energie betreffend) und parenteralen Verdauung (unter Umgehung des Verdauungstraktes; z. B. durch Injektion und Ernährung) sowie seiner Abwehr und seiner Heilfunktionen. Die Heilkraft bei Krebs muss durch eine allergische Reaktion aktiviert werden. Auf

Schulmedizinisch aufgegeben - was nun?

meinem ersten Entlassungsbericht der Hufeland-Klinik stand »Anergie der zellvermittelten Immunität«. Allergie bedeutet Veränderung der Gewebereaktion. D. h. durch die Infektion oder nach der Injektion eines Proteins (Allergens) entwickelt sich im Körper eine Überempfindlichkeit. Anergie ist das Gegenteil, also eine reduzierte oder fehlende Reaktion auf ein Antigen. Ein vergifteter Körper ist anergisch und kann nicht zu seinem Vorteil reagieren. Deshalb ist die stärkste Entgiftung für den Beginn einer Genesung von Krebs unerlässliche Bedingung! Sie ist notwendig und die größte Hilfe für die Leber. Diese muss in der Lage sein, die Entgiftung auszulösen und aufrechtzuerhalten. Wenn die Leber nicht mehr in der Lage ist, ihren lebenswichtigen Dienst zu leisten und durchzuhalten, kann der Patient nur begrenzt bzw. nicht genesen.

Wenn Nieren und Leber nicht mehr arbeiten, kommen die Gifte nicht mehr raus. Durch die Entfernung des Tumor ist der Organismus entlastet worden, aber die Milieustörung ist nach wie vor da – der Nährboden für ein Rezidiv oder Metastasen! Deshalb gilt es die Situation zu verbessern! Krank wird der Patient erst durch die Chemotherapie.

Die Fähigkeit des Körpers, eine allergische Entzündung (Heilreaktion) hervorzurufen, hängt von einer vollständigen Entgiftung und der Wiederherstellung eines Gleichgewichts im Stoffwechsel ab. Störende infektiöse oder toxische Reaktionen hemmen die heilende Entzündung. Das sind auch solche, die auf Allergien gegen Medikamente und Nahrungsmittel zurückgehen, sofern die betreffenden Substanzen nicht bis zu ihren Endprodukten abgebaut werden. Darauf habe ich während der Therapie sehr geachtet: Meine Leber bekam Artischocke und Mariendistel! Doch schon während der Chemotherapie hatte ich die Entgiftungsfunktionen meines Körpers unterstützt und die Leber gestärkt. Artischockensaft und Mariendistelpresslinge holte ich mir im Reformhaus, und in der Apotheke ließ ich mir einen Tee aus Goldrute, Zinnkraut, Brennnesselblätter, Birkenblätter, Wacholderbeeren, Erikakraut, Petersilienblätter, Hauhechel und Hamamelis zusammenstellen. Ferner trank ich meinen Lapachorindentee in Kombination mit Vitamin C, was ebenfalls die Entgiftung beschleunigt. Später gewöhnte ich mir an, morgens Öl zu ziehen und Heilerde (naturreiner Lös) einzunehmen. In der Hufeland-Klinik folgten Entgiftungsspritzen und –infusionen. Mein morgendliches Darm-, Blut- und Lymphreinigungsprogramm – in Kap. 8 beschrieben – führe ich noch heute durch.

»Meine« ganzheitliche immunbiologische Therapie

Mein Blut wurde »gewaschen«,
Lunge und Gewebe gestärkt

In der Medizin nutzt man die günstigen Wirkungen eines Gemisches aus mindestens 95 % reinen Sauerstoff und hochaktiven Ozon auf das Blut. So wurden mir vor jeder Infusion 100 ml Blut aus der Vene entnommen, mit dem Ozon-Sauerstoff-Gemisch angereichert und in hellroter Farbe als Tropfinfusion zurückgegeben (große Eigenblutbehandlung). Dieses Ozon reagiert mit Bestandteilen des Blutes, verbessert dessen Fließeigenschaften und erhöht damit den Sauerstofftransport durch den Körper. Die Zellen werden leistungsfähiger, weil sie mehr Sauerstoff aufnehmen können. Für den Stoffwechsel wiederum heißt das, dass Gift- und Schlackenstoffe besser entfernt und Fette verstärkt abgebaut werden. Letztlich hat das Ozon noch einen desinfizierenden Effekt; das innere Milieu wird verbessert und wirkt somit vorteilhaft auf das Krebsgeschehen.

Zur Immunaktivierung bekam ich intramuskuläre Eigenblutinjektionen. Diese kleine Eigenblutbehandlung wird zur Revitalisierung, zur Behandlung allergischer Erkrankungen und generell zur Verbesserung der körpereigenen Abwehr eingesetzt.

Mit der Sauerstoff-Mehrschritt-Therapie bekam ich Soforthilfe – damals nach der letzten Chemotherapie, als es mir verdammt dreckig ging! Durch die Kombination mehrerer mit Sauerstoff-Applikation verbundener Schritte kann in allen Kapillaren des Körpers ein Schalteffekt der Blut-Mikrozirkulation ausgelöst werden. Vor allem aber eine Stärkung der Atemmuskulatur – was ich nach einer länger durchgeführten Therapie zu Hause bestätigen kann. Ihre Wirkung hält bis heute an, und ich habe diesen erzielten Kräftegewinn für den Übergang zu einer kraftvollen Lebensweise genutzt. Wie müssen meine Zellen durch den Sauerstoff- und Energiemangel gelitten haben? Durch das Zuführen von Sauerstoff wurde automatisch die Energiebilanz verbessert und damit helfend und heilend auf das Krankheitsgeschehen eingewirkt.

Schulmedizinisch aufgegeben - was nun?

Unterstützung durch Homöopathika, Vitamine, Enzyme und Bakterien

Auf leeren Magen nahm ich Wobe-Mugos-E ein. Das sind Enzymtabletten, deren Wirksubstanzen (Papain, Trypsin und Chymotrypsin) nur dann in die Blutbahn aufgenommen werden, wenn sie nicht von Speiseresten im Magen gebunden und inaktiviert werden. Diese Enzyme fördern, wie bereits beschrieben, die Auflösung von abgestorbenen und unkontrolliert wachsenden Gewebe. Sie bauen den Fibrinmantel der Krebszellen ab und wirken damit der Entstehung von Metastasen entgegen. Mit ihren Wirksubstanzen werden Immunkomplexe aufgelöst und das Immunsystem moduliert. So wird versucht, schädliche Eiweiße, die die Tumorzelle produziert, aufzulösen. (Die Krebszelle schützt sich mit deren Hilfe perfekt vor dem Angriff des Immunsystems.)

Zur Regulierung körpereigener Abwehrkräfte, vor allem aber der Magen-Darm-Funktion, gewöhnte ich mich an **Symbioflor-Tropfen**, welche jeweils eine halbe Stunde vor dem Frühstück und vor dem Abendessen zu nehmen sind. Eine Vielzahl von positiven Wirkungen auf Immunsystem, Leber, Herz und Schilddrüse hat das Spurenelement **Selen.** Es muss jedoch getrennt von **Vitamin C** eingenommen werden. Hochdosiert folgten weiter die **Vitamine A und E**, welche zusammen mit dem Vitamin C und Selen entgiftend wirken. Sie gehören wie Selen, **Beta Carotin** und **Zink** zu den so genannten Antioxydantien, die den Körper vor vielfältigen Giftstoffen schützen und stärken. (Hierüber an anderer Stelle mehr.)

Selen begünstigt die Antikörpersynthese, die Neubildung der Lymphozyten, die Makrophagenfunktion, schützt gegen giftige Schwermetalle sowie energiereiche Strahlung. Es bildet mit giftigem Blei, Cadmium, Quecksilber usw. so genannte Metallkomplexe, die vom Körper nicht verwertet werden können. Das schwefelhaltige Element ist somit ein wichtiger Neutralisator schwermetallhaltiger Schadstoffe und freier Radikale. Selenmangel hat beim Menschen z. B. Leber-, Muskel- und Herzfunktionsstörungen zur Folge. Da es über die Agrarprodukte aufgenommen wird und unsere Böden durch den sauren Regen und Überdüngung ausgelaugt sind, müssen wir Selen zuführen. Der Bedarf hat sich wegen der Schadstoffe erhöht, das natürliche Angebot vermindert. (Ich führe täglich 300 Mikrogramm zu!)

»Meine« ganzheitliche immunbiologische Therapie

Auch Zink hat eine vielfältige Wirkung für unser Immunsystem. Es wird für die Eiweißsynthese, den Fettsäurestoffwechsel, die Freisetzung von Neurotransmittern und die Stabilisierung der Zellmembran benötigt. Hier hat es als Cofaktor einer Vielzahl von Enzymen Schutz- und Kontrollaufgaben inne, die von anderen Spurenelementen nicht ausgeführt werden können. Zink hat meinen Leberstoffwechsel und das Immunsystem unterstützt. Es wird im Knochenmark benötigt, wo die Abwehrzellen des Körpers in großen Mengen produziert werden, fördert die Thymusaktivität und ist an der Zellteilung, DNA-Neubildung und Reparatur der Zellkerne beteiligt.

Um nichts im Plan der Basismedikamentation zu vergessen, möchte ich noch ein homöopathisches Arzneimittel erwähnen: die **Spenglersan-Tropfen** als mikrobiologischer Immunmodulator zur aktiven und passiven Immunisierung. Diese Basistherapie hat also das Ziel, die individuellen Schädigungsfaktoren des Patienten möglichst umfassend zu erkennen und zu beseitigen, ein normales Milieu und eine normale Regulation wieder herzustellen! Sie zerstört nicht, sondern baut auf und ist daher für den Krebspatienten die wichtigste biologische Therapiemaßnahme. Alle negativen langfristig auswirkenden Reize wie chronische Entzündungsherde oder chemische wie physikalische Substanzen, die seine Regulationsstarre auslösen oder unterhalten, müssen beseitigt werden: Dazu gehört vorweg die Umstellung auf eine optimale, vollwertige Kost (s. Kap. VIII) und die Symbioselenkung. Das heißt die Verbesserung des Darmmilieus und der dort lebenden Bakterien. Denn der Darm ist unser größtes Immunorgan!

Viele Krankheiten haben ihren Ursprung im Darm. Die Bakterienzusammensetzung unseres Darmes hängt nun mal von dem ab, was wir täglich an Nahrung aufnehmen. Ernährungsberatung bei Tumorpatienten sollte deshalb das Ziel haben, einen Kompromiss zwischen den individuellen Bedürfnissen des Patienten, der Durchführbarkeit einer Diät und den Notwendigkeiten der Therapie zu finden.

Durch die Symbioselenkung wird die Bakterienflora rasch normalisiert. Es kommt zur Verbesserung des Darmmilieus, zur Verbesserung der Entgiftungsleistung des Darmes und zur Verbesserung der Nahrungsauswertung durch den Darm. Insgesamt wird die vom Darm abhängige Immunität positiv beeinflusst. Man geht davon aus, dass zehnmal mehr Symbionten auf unseren Schleimhäuten lokalisiert sind als Körperzellen vorhanden sind. Daher ist es besonders wichtig, durch eine gezielte Symbioselenkung, z. B.

Schulmedizinisch aufgegeben - was nun?

mit Laktobazillen und Bifidusbakterien (Omniflora), Streptokokken (Symbioflor I) und speziellen Colikeimen das darmassoziierte Immunsystem zu trainieren und zu stärken. Eugalan PAB enthält als rein biologisches Produkt auf der Basis von Milcheiweiß und Milchzucker eine Reinkultur lebender Bifido- und Acidophiluskeime, die im Darm vermehrungsfähig sind und rechtsdrehende Milchsäure bilden. Sein Verdauungsenzym Papain trägt zudem zur besseren Nahrungsverwertung bei.

Ein oft unscheinbarer Entzündungsprozess kann Fernwirkungen auf andere Organe oder Organsysteme haben. Jeder chronische Dauerreiz wirkt lähmend auf die Abwehrzentren unseres Körpers. Diese Regulationsstarre muss beseitigt werden, um den Erfolg der biologischen Krebstherapie sicher stellen zu können! Eine sehr wichtige Bedeutung für den Tumorpatienten hat die gesamte Zahn- und Gebisssituation. Viele von ihnen haben sanierungsbedürftige Problemsituationen: unverträgliches Zahnmetall, insbesondere Amalgam bedingtes Quecksilber, Palladium, Herdprobleme, die nach Wurzelbehandlungen auftreten, Mehrmetallsituationen und die damit verbundenen Spannungen und Stromflüsse. Ich sah mich gezwungen, meine Zahnärztin zu wechseln und mir eine Spezialistin im Bereich der ganzheitlichen Zahnheilkunde zu suchen.

Auch dem Status der Schleimhäute kommt eine besondere Bedeutung beim Krebspatienten zu. Oft wird eine Pilzbelastung des Dickdarmes nachgewiesen, welche mit einer starken Störung der gesunden pysiologischen Darmflora verbunden ist. Der Darm ist für die Immunabwehr sehr wichtig. Deshalb sind in einer solchen Situation auch immer negative und störende Einflüsse auf die Immuntätigkeit des Patienten zu sanieren. Bei mir zeichnete sich über Jahre hinweg eine gestörte Selbstregulation des biologischen Systems im dynamischen Gleichgewicht ab: Herpes genitalis, Herpes labialis. Eine Viruskrankheit der Haut- und Schleimhäute, welche sich durch örtlich begrenzt stehende Bläschen und Juckreiz äußerte. Eine belastende Geschichte, die Gott sei Dank Geschichte ist!

»Meine« ganzheitliche immunbiologische Therapie

Beseitigung negativer Umwelteinflüsse

Heute wird nicht mehr bestritten, dass zwei Umwelteinflüsse in Zusammenhang mit der Entstehung von Krebs stehen: das Rauchen und die Ernährung. Zigaretten enthalten aromatische Armine, die Brustkrebs hervorrufen. Daher, liebe Leserinnen, hört man mit dem Rauchen am besten von heute auf morgen auf! Die Ernährung ist auf vernünftige Weise zu ändern, und zwar so, dass sie mit Wahrscheinlichkeit der Tumorentstehung entgegenwirkt!

Experten wissen inzwischen viel über Zusammenhänge zwischen Ernährungsfaktoren und Krebsentstehung. Ich denke an den hohen Kochsalz-, Eiweiß- und Fettkonsum. Im Fett von Fleisch und Milch sowie im Pflanzenöl konzentrieren sich chlorierte Kohlenwasserstoffe des Chemieeinsatzes in der Landwirtschaft. Das Brustkrebsrisiko scheint von der Art des verzehrten Fettes beeinflusst zu werden, weniger von der Fettmenge. Die meisten Fette enthalten große Mengen an chlorierten Kohlenwasserstoffen (Herbizide, Pestizide, Desinfektionsmittel, Kunststoffe, Chlorbleiche); sind sie gehärtet, bilden sie Transfettsäuren, die ebenfalls krebserregend sind: Durch die industrielle Verarbeitung verlieren die Fette ihren essentiellen Charakter. Sie wirken sich schädigend auf den Aufbau der Zellmembran und den Zellstoffwechsel aus.

Unsere Ernährung sollte reich an komplexen Kohlenhydraten sein, also nicht Zucker, sondern solche, die einen hohen Anteil an Ballaststoffen enthalten und einer längeren Verdauung bedürfen. So gehen auch die allgemeine Überernährung und der Alkoholkonsum in das komplexe Krebsgeschehen ein. Ein weiterer Faktor ist Helicobacter pylori, eine Infektion, die durch schlechte Trinkwasserqualität begünstigt wird und den Magen bakteriell besiedelt. Durch die Magenflora wird Nitrat zu Nitrit reduziert, und dieses kann zusammen mit anderen organischen Substanzen ein Gemisch hochpotenter Karzinogene (Nitrosamine) bilden. Vitamin C blockiert die Nitrosaminereaktion! Und da kann man eine ganze Menge tun.

Oxidativer Stress ist eine erhöhte Radikalbelastung durch Umweltnoxen (Ernährung, UV-Licht u. a.) bei verminderter Aufnahme von Antioxidantien. Alkohol, liebe Leser, sorgt dafür, dass sich freie Radikale in unserem Körper rasant vervielfachen und unseren Zellen somit immens schaden.

Schulmedizinisch aufgegeben - was nun?

Amerikanische Wissenschaftler haben seine zerstörerische Wirkung bewiesen: Je nach Alkoholmenge nimmt der Anteil der Oxidantien bis zu 345 Prozent zu!

Beta Carotin z. B. wirkt antioxidativ, schützt also vor Schädigungen durch Sauerstoffradikale. Doch unsere moderne Ernährung enthält wenig Obst und Gemüse, weniger Vollkornprodukte, aber viel Zucker, Weißmehl und Fett. So werden auch weniger natürliche Antioxidantien aufgenommen. Wenn im Körper zu viele hoch reaktive Sauerstoffverbindungen gebildet werden, kommt es zur oxidativen Zerstörung von Zellstrukturen. Pflanzliches Vitamin C, E, Beta Carotin, Vitamin B–Komplex, Lachs Omega–3–Fettsäuren und Selen habe ich bereits während der Chemotherapie als Nahrungsergänzung eingenommen. Selbstverständlich auch vitaminreiche Lebensmittel zugeführt: kaltgepresstes Olivenöl und Sauerrahmbutter aus organischem Landbau fanden Einzug in meine Ernährung, ebenso Avocado, Portulak, grüne, gelbe und orangefarbene Gemüse- und Obstsorten genauso wie Kohl, Blattgemüse, Brokkoli und Knoblauch – eine Vielzahl krebshemmender Lebensmittel, Kräuter und Tees. Ich ließ mir eine Wasserfilteranlage einbauen und besorgte mir gutes Quell- bzw. Heilwasser. Und dann wurde ordentlich entgiftet! 4 Liter Flüssigkeit am Tag kamen da schon ran. Derivato-Injektionen unterstützten die Ausleitung belastender Schadstoffe. Als »bestes natürliches Entgiftungsmittel« (Paavo Airola, Präsident der Internationalen Akademie für biologische Medizin) lernte ich die Bierhefe kennen und schätzen: Von ihrer hemmenden und auflösenden Wirkung auf Krebsgewebe lesen Sie am Ende des Kapitels Ernährung.

Von Gepökeltem, Geräuchertem oder Gegrilltem habe ich völlig abgesehen. Selbstverständlich auch von Genussgiften, Medikamenten, hochenergetischer Strahlung wie CT und Mammographie sowie von intensiver Sonnenbestrahlung. Elektrosmog ist zumindest durch den Einbau einer Netzfreischaltung im Bereich des Schlafzimmers verringert worden. Radiowecker, schnurloses Telefon und Handy gibt es in meinem Haushalt nicht. Bei dem Problem Erdstrahlen/Wasseradern fehlt mir noch immer der Fachmann. Auch die Amalgam–Sanierung sollte man von einem solchen vornehmen lassen: Raus, was nicht in den Mund gehört! Dringlich ist seine Entfernung bei allen Krankheiten, bei denen eine Belastung mit Quecksilber festgestellt wurde. Mit Cofferdam und Atemschutz! Anschließend sollte man eine Ausleitung der Schwermetalle vornehmen lassen bzw. eine solche

»Meine« ganzheitliche immunbiologische Therapie

mit reichlichem Trinken, der Einnahme von Chlorella–Algen und Koriandertropfen, viel Bewegung und einer gesunden Ernährungs- und Lebensweise unterstützen.

Ausschaltung belastender seelischer Einflüsse

Meines Erachtens ist die Krankheit der Seele eine überwiegende Grundursache von Krebs: Kummer und Sorgen können Krebs hervorrufen! Sie lösen Spasmen aus, welche auf Leber und Bauchspeicheldrüse wirken, und dadurch die ganze Sekretion stören. Kommt es zu einem unglücklichen Zusammentreffen belastender Faktoren, zusätzlich noch eine Dysbakterie, eine Virusinfektion oder die extreme Belastung durch einen Pflege- oder Trauerfall, eine Scheidung o. a., haben wir auslösende Momente einer Krebserkrankung, die eine Geschwulst zur Folge haben kann. Der Mensch hat Jahre oder Jahrzehnte eine Neigung für die Krebserkrankung bzw. er trägt die Bereitschaft in sich, aber sie bedarf eines **Anstoßes** , bevor sie zum Ausbruch kommt.

Es kann ein organisches Leiden sein. Drogen, Medikamente, hoher Alkoholkonsum, schlechte Ernährung, Teerstoff vom Rauchen, Schädigungen durch Staubpartikel, Abgase und sonstiges, was gewisse Zellgruppen in irgendeiner Weise überlastet – ein Trauma. Und die Anfälligkeit für den Krebs ist da: Der Mensch ist zum Krebs disponiert. Verliert er beispielsweise nun ein Familienmitglied oder seinen Arbeitsplatz, verkraftet seine Scheidung nicht oder erfährt irgend ein anderes seelisches Leiden, so wird er oftmals depressiv und ist gesundheitlich geschwächt. Stress gibt ihm dann den Rest. So habe ich es erfahren und viele meiner Mitpatienten auch, insbesondere meine Mutter, Verwandte, ehemalige Arbeitskolleginnen. Die Krankheit fiel nicht aus heiterem Himmel!

Es gibt kein körperliches Leiden, ohne dass nicht das Seelische und das Geistige mit im Spiel sind. Jeder meiner Befragten berichtete von schweren Konflikterlebnissen, die auf ihn eingewirkt haben. Zum Beispiel Ärger mit Familienangehörigen, Untreue und Enttäuschungen in der Ehe, Unglück oder Verlust eines lieben Menschen, mit dem man lange Zeit eng verbunden war. Es ist eine ganze Menge, was den Menschen tief in seiner Seele erschüttern kann. Und wer kümmert sich darum? Kein Onkologe! Es ist ja viel leichter, einfach Pillen, Strahlen und Zytostatika zu verabreichen, denn dabei braucht man sich nicht zu engagieren. Geht die Geschichte daneben, wird mit den Achseln gezuckt und gesagt, man hätte getan, was man konnte. Welch große Lüge!

Diese seelischen Erschütterungen lassen sich im Gehirn durch Veränderungen nachweisen. Sie sind Voraussetzung für die Bildung von Geschwülsten, was neuroradiologische Aufnahmen aussagen. Die Folgen großer seelischer Konflikte sind hirn-computertomographisch und mit entsprechenden Röntgenbildern nachweisbar. Diese Veränderungen können immer gefunden werden, bevor eine Krebsgeschwulst entsteht, wie Wissenschaftler bewiesen. Somit wäre es ein großes Vorrecht für unsere Ärzte, sich frühzeitig über seelische Probleme ihrer Patienten Gedanken zu machen. So könnten sie helfen, deren Konflikte zu lösen, bevor sich Tumore bilden. Doch der Patient, der von seinem Tumor erfährt, wird durch diese Schockwirkung nochmals aus dem seelischen Gleichgewicht hinuntergeworfen. Meist verliert er, wenn er von seinem »Todesurteil« erfährt, den Boden unter den Füßen und fällt in ein tiefes Loch.

Ich möchte noch einmal wiederholen, wie brutal ich gesagt bekam: »Sie haben Krebs und nur noch wenige Monate Zeit – bis zum Sterben.« Das wirkt wie ein tödlicher Pfeil! Und wird mit Sicherheit von den meisten Patienten als Abschuss angenommen! Wenn sich Hoffnungslosigkeit breit macht, wirst du eine Nummer im Sterberegister, gehörst zu den Ärmsten der Armen. Niemand, weder in D. und H., noch in B., Dd. oder Jena, nahm mich in warme Hände und rang um eine Lösung für meinen Konflikt oder half mir, die Folgen dieses Konfliktes an Gehirn und Organen ärztlich zu meistern. High-Tech in modernsten Instituten wurde mir gezeigt und erklärt: Ich verstand nichts, genau so wenig wie die Spezialisten von meiner Psyche. Familien- und Eigenanamnese in Stichpunkten. Interessant schien ich nur für das ganz große Geld zu sein, ohne Rücksicht auf Verluste.

Dann lernte ich einen Menschen kennen, der mit mir fühlte. Der mich in den Arm nahm und mir sagte, was ich tun muss – und was nicht –, um gesund zu werden! Es stand 1:12 – und ich vertraute ihm. Somit war ich auf dem ganzheitlichen Weg und verfolgte das Ziel, das gestörte biologische Gleichgewicht im Zellstaat in Ordnung zu bringen. Der Naturheilmediziner holte mich aus meiner Isolation, brachte mir Verständnis entgegen und half

»Meine« ganzheitliche immunbiologische Therapie

mir in meiner seelischen Not, die Furcht vor dem Krebs zu überwinden. Mein seelisches Befinden hat die Heilaussichten wesentlich beeinflusst. Denn erst wenn die Angst überwunden ist, kann Heilung einsetzen! Konflikte und Ursachen, die zur Krankheit geführt haben, müssen erkannt und bearbeitet werden. Dahinter steckt eine ganze Menge Arbeit! Schließlich sind alle belastenden seelischen Einflüsse auszuschalten.

Liebe Patientinnen, jetzt verrate ich Ihnen, wie Sie das machen können! Sie kaufen sich für DM 16,90 ein Buch, welches die Simonton-Methode beschreibt: »Heraus aus dem Kerker der Hoffnungslosigkeit! Zurück ins Leben!« steht auf der Rückseite. »Die Simonton-Methode aktiviert die in jedem Menschen schlummernden Selbstheilungspotentiale bei Krebs und anderen Erkrankungen.«

Das hört sich gut an, dachte ich damals und begann mit dem Buch von Carl Simonton zu arbeiten. »Auf dem Wege der Besserung« enthält Schritte zur körperlichen und spirituellen Heilung und für Sie einen persönlichen Zweijahresgesundheitsplan. Den dürfen Sie sich selbst erstellen, ganz nach Ihren Wünschen! Sie setzen sich Ihre Ziele und werden davon profitieren! Sie werden mehr zustande bringen, als Sie sich vorgenommen haben! Keine Angst, das geht in kleinen Schritten vorwärts. Ihre Ziele geben Ihnen Beweglichkeit und sie helfen Ihnen, zu würdigen, was Sie getan haben. Niemand setzt Sie unter Druck. Aber Sie sollten sich auf die Frist von zwei Jahren ausrichten, was **Sie** in zwei Jahren auf diesem Gebiet tun wollen und wie **Sie** auf gesunde Weise dort hin kommen. Wichtig ist bei all Ihren Vorhaben, dass Sie das Gefühl haben, sich etwas Gutes zu tun und zu gönnen. Schon nach neun Monaten werden Sie feststellen, dass Sie ganz anders über das Leben denken. Carl Simonton beobachtet seit dreißig Jahren eine Vielzahl von Patienten, wie sie ihr Leben umorganisieren und dabei dauerhafte Remission auch fortgeschrittener Krebserkrankungen erleben. Ich kann seine Methode nur empfehlen! Vielleicht haben Sie aber auch das Glück, dass in Ihrer Klinik nach Simonton gearbeitet wird. Ich wünsche es Ihnen!

Und wenn Sie sich nicht als Opfer verstanden wissen, sondern Ihren Lebenswillen mobilisieren und Ihre Selbstheilungskräfte aktivieren wollen, dann tragen noch zwei gute Bücher zu Ihrer Heilung bei: Die Heilerfolge aus der Praxis eines mutigen Arztes: »Prognose Hoffnung« von Dr. med. Bernie Siegel und »Der Arzt in uns selbst« von Norman Cousins. Da haben Sie endlich wieder etwas zum Lachen, auch wenn Ihnen im Moment nicht

Schulmedizinisch aufgegeben - was nun?

danach ist. Sie werden erfahren, wie entscheidend Ihre Eigeninitiative ist, wodurch Ihr Arzt sie fördern kann und wie die Wissenschaft den Einfluss der seelischen Kräfte auf den Körper erklärt. Mir haben diese Bücher über meine schlimmste Phase hinweg geholfen, ich habe vieles erkannt und beherzigt. Lesen Sie! Und das Grübeln schwindet! Für mich hieß es damals auch: »Akzeptiere die Diagnose, aber wehre dich gegen die Prognose!«

Cousins zweite Lebensmaxime lautet: »Niemand verlässt diese Welt lebend, aber es kommt darauf an, was wir mit der Zeit anfangen, die uns gegeben ist!« Er zeigt uns, wie wir unsere Chancen verbessern können, wenn wir in den Kampf mit Krankheit und Schmerz verwickelt werden. Ich habe sie genutzt! Sie dürfen sich nur nicht aufgeben!

Gesprächs- und Gruppentherapie (Entspannung, Bewegung, Meditation, Malen usw.) gehören zu einer ganzheitlichen Behandlung; man kann jedoch keinen Patienten zwingen, sich psychotherapeutischen Gesprächen zu unterziehen. In der Hufeland-Klinik wurde dies jedoch sehr dankbar angenommen. Die Ursache einer Krankheit liegt oft in einer psychischen Störung, was insbesondere bei der Tumorerkrankung der Fall zu sein scheint.

In der Psycho-Neuro-Immunologie kennt man die Zusammenhänge zwischen seelischen Fehlentwicklungen und deren Einfluss auf unser vegetatives Nervensystem und damit auf die körperliche Abwehr. So haben beispielsweise Probleme in der Kindheit, Unzufriedenheit am Arbeitsplatz, Eheprobleme u. a. enormen Einfluss auf unser Unterbewusstsein, ohne dass wir etwas davon merken. Dem Patienten wird bewusst gemacht, was ihm eine Last ist, damit er eine Chance bekommt sich ihrer unheilvollen Einwirkung zu entledigen. Der Psychoonkologe Hartmann hat ein Modell erstellt, wonach Betroffene nach einer schweren Erkrankung etwas in ihrem Leben verändern möchten:

»Meine« ganzheitliche immunbiologische Therapie

Centering-Modell des Psychoonkologen Hartmann:

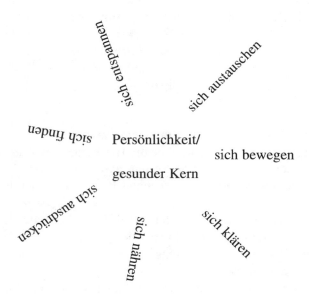

* Äußern Sie Ihre Wünsche! Ich hatte den Wunsch nach Umstellung der Ernährung auf laktovegetarische Vollwertkost, auf Körperbewegungstraining bis hin zum Tanzen, Walken und Joggen. Aber auch nach Ruhe / Zeit für mich.

* Ziehen Sie in Ihr Gesundheitsprogramm auch die psychosoziale Seite, die Krisenintervention, das Erlernen von Entängstigungs- und Entspannungsverfahren sowie die Verbesserung Ihrer sozialen Kontakte mit ein! Ihre Nachsorge darf nicht mit Rezidiverwartungsangst verbunden werden.

* Verstärken Sie Ihre Eigenaktivität! Wenn Sie selbst keine Kämpfernatur sind und von vornherein etwas tun wollen, lassen Sie sich durch Ärzte

Schulmedizinisch aufgegeben - was nun?

und Mitpatienten in dem Heilklima einer ganzheitlichen Klinik motivieren!

* Jetzt ist die Zeit für eine Lebensbilanz. Tun Sie es gleich!

>*Willst Du Deinen Körper heilen,
so denke zu allererst an die Seele.*«
Plato

Bewegen Sie sich – Alles beginnt mit dem Atem

Keine Bewegung im Körper kann ohne die Bewegung des Atems entstehen. Durch ihn können wir das flüssige System aktivieren. Jeder Atemzug lässt vom Wasser getragene Bewegungen entstehen, wir bemerken sie nicht. Doch wir wollen diese Bewegung wieder bewusst spüren und erfahren, welche Gefühle damit verbunden sind und welches Vertrauen in den natürlichen Bewegungsfluss entstehen kann. Die Bewegung gewinnt Raum und dehnt sich aus. Völlig neue Bewegungen entstehen: natürliche harmonische Abläufe, der Körper wird flexibel.

Du windest dich wie eine Schlange, schleichst wie eine Katze, bewegst dich wie ein Wirbelwind oder schickst deinen Atem in deine Füße – und noch tiefer, in deine Wurzeln, in die Erde. Das Ausführen von der Natur übernommener Bewegungsabläufe wirkt sich auf mentaler Ebene aus, führt zu einer anderen Art des Denkens und lässt auf Dauer neue neuronale Verbindungen entstehen. Mit dem so wichtigen Nachspüren werden den aufkommenden Gefühlen und Bewegungen Raum gegeben. Eine bei vielen Menschen durch den Sozialisierungseffekt verlorengegangene Fähigkeit.

Yoga, sanfte Körperübungen in Verbindung mit dem Atem, meditatives Tanzen und der Tanz der vier Himmelsrichtungen – überall wird der Körper als Fluß gesehen, der sich selbst zum Ausdruck bringt. Wir schenken diesem schöpferischen Fluss unsere Aufmerksamkeit, dann wird er zum heilsamen Gegenpol von geistiger und körperlicher Begrenztheit. Der Organismus wird unterstützt, Neues zu schaffen und zu entwickeln; er wird angeregt, sich selbst zu regulieren und zu heilen.

»Meine« ganzheitliche immunbiologische Therapie

Malen, Sprechen, Singen, Musizieren und Bewegen – Seien Sie kreativ!
Wenn Sie sich gestaltend oder künstlerisch betätigen, tun Sie mehr als sich beschäftigen. Sie fördern Ihre Ausdrucksfähigkeit, Ihre Erlebnisfähigkeit und Ihr Phantasie-Erleben. Sie können damit die Kluft unterbrechen, die zwischen starken Emotionen und der Unfähigkeit, darüber zu sprechen, besteht. Künstlerische Ausdrucksmöglichkeiten werden Ihnen helfen, Ihre Krankheit zu bewältigen.

Ich habe mich immer auf die Maltherapie in der Hufeland-Klinik gefreut: die Farben fließen lassen, so ganz von innen heraus. Das war genauso befreiend wie das gemeinsame Singen in der Eingangshalle am Brunnen oder im Infusionsraum. Doch gern zog ich mich auch zurück ins stille Kämmerlein, um zu schreiben oder ein Gedicht zu verfassen. Während meines zweiten Klinikaufenthaltes schrieb ich den Hufeland-Walzer – nach der Melodie »In München steht ein Hofbräuhaus«, damit die Klinik in Bad Mergentheim mindestens genauso bekannt wird und ihre Therapie – wie das Bier – in ganz Deutschland angewandt wird!

Wie heißt es so schön: »Die Freude liegt im Auge des Betrachters.« Ich freue mich, wenn ich mein Buch betrachte und hoffe, es hilft Ihnen ein wenig weiter!

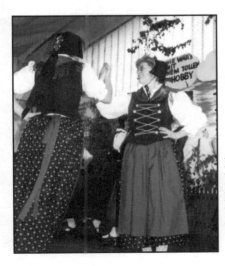

Mit ganzem Herzen bin ich bei meiner Volkstanzgruppe. Jeden Dienstag wird geprobt, damit unsere Auftritte dem Betrachter Freude bringen. Das ist meine/unsere Freude!

Schulmedizinisch aufgegeben - was nun?

Farbe – Musik – Gefühl: Du bist Mensch

Du sollst es sehen. Wie grün das Grün ist, wie gelb das Gelb ist.
Es ist noch ein wenig feucht. Soeben wurde der Malpinsel hingelegt.
Du sollst es sehen – Du siehst es dann auch. Du hast ein Auge dafür.

Du sollst es hören. Blumensträuße voll reiner Poesie. Hände voll Musik.
Mendelssohn im vollen Klangreichtum. Du sollst es hören.
Und du hörst es dann auch. Du hast ein Ohr dafür.

Du sollst es fühlen. Wie die Landschaft atmet – So wie ein
Menschenkörper atmet. Und du fühlst es dann auch.
Dazu bist du Mensch. Mensch mit einem Herzen!

Hans Bouma, 1991

Die Immuntherapie

8

Die Immuntherapie

Ein ungewöhnliches Organ

Der werdende Mensch wächst geschützt im Mutterleib heran, in seinem Körper beginnen die Vorbereitungen für ein schlagkräftiges Immunsystem. Ein Schutzschild aus Antikörpern ist in den Schleimhäuten des Neugeborenen noch nicht voll ausgebildet, sein Immunsystem muss erst »lernen«, mit Krankheitserregern fertig zu werden. Erst im Kindergartenalter funktioniert es zuverlässig. So sind Kinderkrankheiten ein gutes Training für unsere körpereigene Abwehr.

Das Immunsystem ist ein ungewöhnliches und kompliziertes System. Es schützt den menschlichen Körper vor gefährlichen Erregern und reinigt ihn von Krebszellen. Ein Heer von Abwehrzellen kämpft unauffällig für unser Leben und beseitigt gefährliche Viren, Mikroorganismen und andere Krankheitserreger. Es erkennt auch fremd gewordene Zellen und macht sie unschädlich.

Haben wir einen Grippevirus in der Blutbahn: der Körper schlägt Alarm. Freund oder Feind, selbst oder fremd? Warum bekämpfen – mit Anti ... und wieder noch stärkeren Antimedikamenten? Das neue Antibiotikum wirkt nur noch wenige Monate bis die Bakterien es wieder geschafft haben, das Mittel zu neutralisieren. Tatsache ist, dass wir den »Rüstungswettlauf« mit den Bakterien verlieren. Nun wird die Frage aufgeworfen: Sollen wir besser auf Waffen gegen äußere Krankheitserreger oder auf innere Ressourcen setzen, die unsere Anfälligkeit reduzieren können? Die wachsende Resistenz von Organismen gegenüber starken Medikamenten legt nahe, dass das ausschließliche Vertrauen auf Waffen, die anfangs auch effektiv erscheinen mögen, das Problem am Ende nur verschärft. Symptome werden nur unterdrückt.

Wir müssen uns auf unsere Widerstandskraft konzentrieren, uns auf das körpereigene Heilungssystem verlassen. Ist es nicht besser, die Abwehr natürlich zu unterstützen und Fieber heilen zu lassen?! Antikörper, y-för-

115

Schulmedizinisch aufgegeben - was nun?

mige Eiweißmoleküle (Immunglobuline), sind das Kernstück der spezifischen Immunreaktion. Wie Puzzleteile sind sie auf das jeweilige Antigen zugeschnitten, nehmen Eindringlinge in die Zange und verkleben sie zu wirkungslosen Klumpen, die dann abgeräumt werden können. Manchmal kann es fünf oder mehr Tage dauern, bis die spezifische Abwehrreaktion auf volle Touren kommt. Doch der zivilisierte Mensch hat keine Zeit, sich ins Bett zu legen und seine Grippe auszuschwitzen. Er muss sich mit Tabletten und Antibiotika vollpumpen und morgen früh wieder seinen Mann bei der Arbeit stehen. Koste es, was es wolle, bloß nicht den Arbeitsplatz!
Wer leidet? Das Immunsystem – der ganze Mensch!

In den meisten Fällen jedoch besiegt der Körper Infektionen ohne Hilfe von außen, ohne Antibiotika. Nach erfolgreicher Abwehr erweitert sich sein immunologisches Gedächtnis: Einige spezifische B-Zellen und T-Killer-Zellen bleiben erhalten. So kann bei erneutem Angriff durch die gleichen Erreger kurzer Prozess gemacht werden. Unser Organismus ist fähig, zwischen körpereigenen und körperfremden Geweben, Zellen und Substanzen zu unterscheiden und entsprechend zu reagieren. Er besitzt Waffen zur Verteidigung, die man anregen, unterstützen und verstärken kann.

Die wichtigsten Waffen zur Verteidigung
Immunmodulatoren

Die bekanntesten Immunmodulatoren sind die Zytokine, wozu die Interferone, die Interleukine, der Tumornekrosefaktor und xenogene Peptide wie Thymus-Präparate gehören.

Heute geht man davon aus, dass der Körper bei einem malignen Tumor nicht mehr in der Lage ist, die bösartigen Zellen als fremd zu erkennen. Folglich kommt auch keine Abwehr in Gang. Immunmodulatoren sind nun in der Lage diese fehlende Abwehr wieder zu induzieren, ganz spezifisch auf den Tumor gerichtet. Sie haben eine direkte zytotoxische Wirkung auf die Tumorzellen und auf die Vermehrung von T- und B-Zellen sowie die Bildung von Killerzellen. Auch die Knochenmarkszellvermehrung wird angeregt. Welche immunmodulatorischen Therapien letztendlich angewendet werden, wird nach dem augenblicklichen Immunstatus entschieden. In der Hufeland-Klinik wird in erster Linie mit artfremden Peptiden, Thy-

Die Immuntherapie

muspeptiden, Echinacea- und Mistelpräparaten gearbeitet. Die langfristige Misteltherapie wird sinnvoll mit Organpräparaten kombiniert. Auch durch Echinacea und Tuja lässt sich das Immunsystem sehr gut trainieren und die Abwehrkräfte stärken. Hier habe ich kurmäßig naturreinen Heilpflanzensaft oder Esberitox-Tropfen eingenommen, Aloe Vera- oder Noni-Saft (Xeronin!), ferner Zink als Nahrungsergänzung und Vitamin C aus der Acerolakirsche mit Traubenkernextrakt, Meerkieferextrakt und natürlichem Vitamin E.

Proteolytische Enzyme und Thymusextrakt - eine sinnvolle Waffe gegen Krebs

In der Hufeland-Klinik weiß man, dass zwischen Entzündungen, Fibrinolyse, Thrombolyse und Metastasenbildung enge Zusammenhänge bestehen. Daher erhalten alle Patienten proteolytische Enzyme, wie das Wobe-Mugos. Mit ihrer Hilfe wird versucht, schädliche Eiweiße aufzulösen, die die Tumorzelle produziert. Die Krebszelle kann sich ohne diese Eiweißstoffe nicht mehr vor dem Angriff des Immunsystems schützen. Mamma- und Ovarialkarzinome sowie alle Tumore des Verdauungssystems sprechen besonders sensibel auf Wobe-Mugos an.

Es enthält einen biochemisch sehr aktiven gereinigten Extrakt der Kalbs-Thymusdrüse und eine optimale Kombination, vorwiegend proteolytischer Enzyme, pflanzlichen und tierischen Ursprungs. Wobe-Mugos gewährleistet eine vollständige Zerstörung jenes Materials, das nicht vollständig zum Körper gehört, das nicht durch Hemmstoffe abgeschirmt und geschützt ist (Zellreste, Gewebstode, Entzündungsprodukte, die fibrinöse Oberfläche von Tumorzellen, krankmachende Makromoleküle und Immunkomplexe). Die Durchblutungsverhältnisse in den Gefäßen werden verbessert, wodurch die Gewebebereiche und Organe besser ernährt werden; der Abtransport und die Auflösung von Stoffwechselschlacken werden gesichert. Thymuswirkstoffe gelangen vollständig an ihre Wirkorte.

Internationale Forschungen haben nachgewiesen, dass die in den Thymusepithelzellen vorhandenen Lymphokine in der Lage sind, in vito die Neubildung von Thymusepithelzellen anzuregen, und auch die Bildung weiterer Wachstumsfaktoren zu beschleunigen. Es zeigte sich dabei, dass

117

Schulmedizinisch aufgegeben - was nun?

Thymuspeptide eine Neubildung von T-Lymphozyten induzierten. Obwohl namhafte Naturheilärzte und Krebsärzte mit Thymusextrakten bei nicht mehr messbarer Immunität sehr gute Heilerfolge erzielten, belächeln Schulmediziner diese und Kassen übernehmen dafür keine Kosten – es sei denn, die Therapie fällt in die Krankenhausbehandlung. Ich wurde gefragt, ob ich keine Angst hätte mir »dieses Zeug« spritzen zu lassen, es käme doch schließlich vom Rind und man wisse nie ...«, dass Spendertiere so gesund wie Frischzellenspendertiere sein müssen! Die wertvollen Immunstimulantien für den Extrakt werden von Kälbern gewonnen, die in strenger Quarantäne gehalten werden, ein bestimmtes Alter haben und antibiotika- und östrogenfrei aufgezogen werden. Ein spezialisierter Tierarzt überwacht sie und stimmt sie nach seinem Verfahren immun, wodurch er eine optimale Drüsenaktivität gewinnt und somit diese Stimulatien für THX. Erst wenn dieser Extrakt von einem staatlichen Labor auf Sterilität, Toxizität und Pyrogenfreiheit untersucht und freigegeben wird, kommt er beim Patienten zur Anwendung.

Meine Thymusdrüse ließ durch Vorgeschichte und Chemotherapien in ihrer Funktion nach: Ich hatte niedrige Thyroxin-Werte im Blut, hohe Immunglobulin-E-Werte, erhöhte Werte für C-reaktives Protein und niedrige Zink-Werte im Serum. Meine Lymphozytenwerte waren im Keller! Der Mangel an T-Helfer-Lymphozyten deutet auf einen Thymusdefizient hin. In der Hufeland-Klinik wurde neben der langjährigen Hypothyreose eine »Anergie der zellvermittelten Immunität« diagnostiziert.

Zu Beginn der Behandlung wurde mir ein Stempel mit sieben standardtisierten, häufig vorkommenden Antigenen und einem achten mit Glyzerin zur Kontrolle – auf den Unterarm gedrückt. Nach 48 Stunden wurde meine Reaktion auf die einzelnen Testantigene (Tetanus-, Diphterie-Toxoid, Streptokokken-Antigen u.a.) überprüft: Ein armseeliges kleines Pünktchen, viel kleiner als die bei der Frau geforderten 5 mm Indurations-Durchmesser, zeigte sich da. Im zweiten Jahr sah das schon besser aus, und so mancher Stammgast der Hufeland-Klinik zeigte alle Punkte leuchtend rot, zum Nachmachen!

Dieser Score-Wert des Immunfunktionstestes ist für die Beobachtung des Krankheitsverlaufes von Nutzen. Liegt er unterhalb der Normalbereiche, so weist er auf ein erhöhtes Risiko des Patienten hin, also auf die Notwendigkeit einer Behandlung mit Thymusextrakt-Injektionen.

Die Immuntherapie

Man ist zu der Überzeugung gelangt, dass die niedermolekularen Peptid-fraktionen der Thymusgesamtextrakte für eine immunmodulierend-regulie-rende Therapie bei Thymusschwächen wichtig sind. Die THX-Behandlung (»Tymovocal«) wurde bei fast allen Patienten der Klinik eingesetzt und ist in der Regel nebenwirkungsfrei. Es gilt, die Abwehr vom Level »Null« wieder schrittweise aufzubauen. Ich habe mir auch während meiner Sauer-stofftherapie, die ich bei meinem Heilpraktiker durchführte, Thymus spritzen lassen. Damit sind meine Abwehrkräfte wieder positiv angeregt und das gesamte Abwehrsystem reguliert worden. Schon nach kurzer Zeit habe ich gespürt, dass ich tatkräftiger und weniger anfällig wurde. Bis heute hat sich noch keine Erkältung oder eine andere Krankheit eingeschlichen.

In Schweden hat man schon vor sechs Jahrzehnten anhand achtzigtau-send statistisch erfassten und behandelten Patienten bewiesen, dass die regelmäßige Anwendung von Thymusextrakt bei chronischen und akuten Krankheiten, wie auch bei bösartigen Geschwülsten, ein bewährtes Immuntherapeutikum ist. Dr. Sandberg erreichte bei seinen Patienten eine signifikante Herabsetzung der Krankheitsanfälligkeit. Auch durch die Arbeiten von Maurer, Munder, Letnansky und anderen ist belegt worden, dass sich das Tumorwachstum durch Thymus hemmen lässt. Es wirkt nicht nur immunmodulierend und aktivierend, es verbessert auch die Lebensqua-lität und die Verträglichkeit anderer Therapiemaßnahmen.

Die Forschung hat ergeben, dass viele eine Krebskrankheit verhüten könnten, wenn sie kontinuierlich ihre Immunabwehr stärken. Insbesondere nach schweren Operationen, nach Röntgen, Bestrahlung oder Chemothe-rapie, nach langen Infektionskrankheiten, Cortison- und Antibiotikabehand-lungen muss der Organismus mit den gesamten natürlichen Thymushor-monen wieder aufgefüllt werden! Diese eingreifenden Behandlungen haben zum Zusammenbruch des Immunsystems und zur Degeneration der Thy-musdrüse geführt, und diese steuert und überwacht die gesamte Immunab-wehr! Ohne Thymus kapituliert der Körper sehr schnell vor Mikroorga-nismen und Viren. Die Folgen sind geschwächte Widerstandskraft bei Infek-tionen, ein erhöhtes Krebsrisiko und frühzeitige Alterung.

Der Thymus dient ferner als Stammzellenlager zur Regeneration von Körpergeweben. Er ist eine natürlich-biologische Behandlung und unter-stützt den Organismus bei seiner Genesung. Natürliche Abwehrfunktionen werden nicht unterdrückt – wie bei manch gepriesenem Arzneimittel.

Thymusfaktoren regulieren die Mechanismen einer ausgewogenen Immunbalance. Sie beeinflussen die Psyche, das vegetative Nervensystem und die Drüsen der inneren Sekretion. Nicht zuletzt führe ich die Normalisierung meiner Schilddrüsenfunktion auf ihren Einsatz zurück.

Zum Schluss möchte ich noch einen Bericht des Frankfurter Immunlabors von Professor Bastert, heute ärztlicher Direktor der Uni-Frauenklinik in Heidelberg, erwähnen: Hier hat man Tumormaterial zweier in der Sonnenberg-Klinik erfolglos behandelter Patientinnen auf Nacktmäuse übertragen. Die Mäuse erhielten 1mg Ney Tumorin-SOL der Firma vit Organ (Tumorvakzine nach Tallberg), beide Tumore sprachen auf das Kombinationspräparat an. Den beiden Frauen wurde daraufhin hochdosiert Thymus infundiert, wodurch eine Remission erzielt werden konnte. Auf intrazellulärer Ebene wurde nachgewiesen, dass dieses Ney Tumorin-SOL die DNA- und Proteinsynthese der Tumorzelle herabsetzt. Dieses Kombinationspräparat aktiviert die spontane Zellvergiftung bzw. –schädigung und beeinflusst die Redifferenzierung der Tumorzelle in Richtung Normalzelle. Leider nehmen die Hochschulmediziner die Feststellung von Dr. Wolfrum in Kassel nicht zur Kenntnis, weil »es ihrer Ansicht nach nicht bewiesen sei.« Ähnlich verhält es sich bei der Mistel, welche schon lange Einzug in die Krebstherapie hält, und das mit Erfolg.

Die Mistel – Pflanze zwischen Gut und Böse

Vom Begründer der Anthroposophie Rudolf Steiner erstmals propagiert, hat die Mistel heute einen festen Platz in der Krebsmedizin. Zur Behandlung oder unterstützenden Behandlung werden ihre Wirkstoffe – Lektine, eiweißähnliche Stoffe – injiziert, um eine Immunstärkung bzw. Ankurbelung der Abwehrkräfte zu erreichen.

Unter der Therapie mit Iscador habe ich eine auffallende Besserung meines Allgemeinzustandes beobachtet. Sie muss jedoch über mehrere Jahre hinweg durchgeführt werden und hilft, die Zahl der Rezidive oder Metastasen zu vermindern. Auch Regressionen von Tumoren wurden unter der Iscador-Therapie beobachtet. Während der Bestrahlung und Chemotherapie hilft die Mistel, die unerwünschten Nebenwirkungen zu mildern. Sie verbessert Appetit und Schlaf, hebt die Leistungsfähigkeit und lindert

Die Immuntherapie

tumorbedingte Schmerzen. Die Wirkung der Mistel beruht darauf, dass sie regulierend in die Teilung der Zellen eingreift und die Thymusdrüse anregt. Doch nicht nur immunmodulierende Wirkungen werden dem Extrakt aus Viscum album L. zugeschrieben, auch der Schutz der DNA gegen Chemotherapeutika und die Auslösung eines gesteuerten "Selbstmord-Programms." Erfahrungen aus Forschung und Praxis beweisen, dass Mistelextrakte in der Lage sind, den Zelltod von Tumorzellen und nicht malignen Zellen auszulösen. Zytotoxische und DNA-stabilisierende Wirkungen lassen sich jedoch nur durch den Gesamtextrakt erzielen, wie der Immunologe Dr.Büssing an der Universität Witten-Herdecke feststellte. Die Pflanze fristet ihr Leben auf bestimmten Bäumen und hat sich in ihrer Eigenschaft als Schmarotzerpflanze als gutes pflanzliches Heilmittel

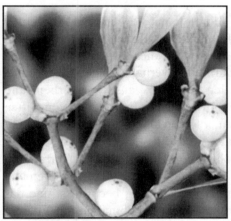

Die Mistel macht was sie will. Sie stört sich nicht an Umwelteinflüssen und Jahreszeiten. Sie fördert die Selbstbehauptung (körperliche Immunität) und sagt dir: »*Pass dich nicht so sehr an, gehe deinen eigenen Weg.*«

bewährt. Ihre Anwendung führt zu einer besseren Funktion des Zellstoffwechsels. Sie stimuliert die geschwächten Abwehrkräfte und greift die Tumorzellen direkt an!

Immunität und körpereigene Abwehr sind von größerem Nutzen als der ängstliche Kampf gegen Krankheitserreger. Wenn Ihr Körper im Kampf gegen diese Krankheit erfolgreich sein will, dann braucht er all jene Stoffe und Einflüsse, die anticancerogen zu wirken vermögen. Dazu gehören unterstützende Pflanzenmittel, wie die Mistel genauso wie eine entsprechende Ernährungstherapie!

Unsere Abwehrkraft –
die natürlichen Heilkräfte aktivieren

Sie müssen nach der Operation gewissenhaft leben, bis die Krankheit aus Blut und Lymphe verschwunden ist. Und auch dann nicht davon ablassen. Die Abwehrkraft muss soweit gebracht werden, dass vereinzelte Krebszellen keine Tochtergeschwülste mehr zu bilden vermögen. Hier leisten auch die Pestwurzwurzel, der Kreosotbuschtee, die Lapachorinde und der Rote Bete-Saft gute Dienste. Süßholz kann schnellwachsende Krebszellen unterdrücken und Zellen im Vorkrebsstadium veranlassen zu normalem Wachstum zurückzukehren.

Das Geheimnis, das zur Heilung führen kann, liegt in der Aktivierung der Lymphe. Das »ganze Heer« der Immunitätsstoffe und der körperlichen »Kampftruppen« sollte zum Einsatz bereit sein; dieser Aktivierung dürfen keine Hindernisse im Weg stehen. Darmpilze verhalten sich wie »fremde Besatzungsmächte«, sie hungern den Kranken aus, zermürben und schwächen ihn, indem sie seine Immunabwehr durch Freisetzung von Giften lähmen. Amalgamsanierte Mikrobioten, in deren Darm sich seit zwei Jahren weder Weißmehl noch Zucker befindet, und die strenge Diätvorschriften befolgen, tragen dennoch Pilze mit sich herum: Diesen wird das Terrain mit Grapefruitkernextrakt und Lapacho-Tee vermiest. Diese hemmen Viren und stärken die Zellstruktur, das Darmmilieu wird günstig beeinflusst und das Immunsystem kräftig stimuliert. Wird der Tee in Kombination mit Vitamin C getrunken, beschleunigt dies die Entgiftung und vermindert die Allergiebereitschaft.

Immunstärkende Wirkung hat auch der Aloe-Vera-Frischpflanzensaft, welchen ich kurmäßig eingenommen habe. Sein Hauptwirkstoff Acemannan wird in die Zellmembrane eingelagert und wirkt dort schützend gegen Viren, Bakterien, Parasiten und Strahlenbelastung. Er wirkt direkt auf die Zellen des Immunsystems, aktiviert sie und hilft, allergieauslösendes Fremdeiweiß aus der Nahrung vom Dünndarm in den Dickdarm weiterzuführen. Acemannan fördert die Entsorgung und die Versorgung der Zellen, wirkt auf den Zellverband und stärkt die Immunabwehr im Zellinneren. Die Darmfunktion wird verbessert, die Verstoffwechslung der Nahrung gefördert, ebenso die

Die Immuntherapie

Darmentgiftung und das Unschädlichmachen pathogener Mikroorganismen. Diesen Stoff habe ich mir auch mit der Einnahme der Ginsengwurzel oder des Shiitake-Pilzes zugeführt. Er wird übrigens bis zur Pupertät vom Organismus selbst gebildet. In der Hufeland-Klinik habe ich mit dem »Tibetanischen Pilz« eine 20-tägige Kur gemacht. Ihm wird die Regulation der Abwehrkräfte, die Aktivierung des Stoffwechsels und ein positiver Einfluss auf Bauchspeicheldrüse, Leber und Nieren zugeschrieben. Von einem Patienten bekam ich die Züchtung des Kampucha-Pilzes nahe gelegt, er hatte damit jahrelang gute Erfahrungen gemacht. Auch Astragalus- und Maitakekuren werden Patienten mit Immunsystemproblemen empfohlen.

Eine Kraftquelle besonderer Art – mit transformierter Sonnenenergie – repräsentiert die blau-grüne Spirulina-Alge, die ich gegenwärtig einnehme. Eine organisch nicht tote, chemiefreie Algennahrung in Pulver- bzw.Tablettenform. Sie gilt als Photonenspeicher ersten Ranges und kann durch ihren hohen Nährwert durchaus auch eine Mahlzeit komplett ersetzen. Die betacarotinhaltige Spirulina-Alge wirkt krebshemmend, ihr hoher Chlorophyll-, Eisen-, Magnesium- und Eiweißgehalt blut- und zellregenerierend. Diese Pflanzenkombination erhöht die Sauerstoffversorgung des Körpers, wodurch wiederum der Zellstoffwechsel aktiviert wird und die Giftstoffe schneller abtransportiert werden. Die Alge enthält alle essentiellen Aminosäuren, liefert bis zu 60 bis 70 Prozent Eiweiß (mehr als jede Pflanzennahrung!), alle B-Vitamine, besonders Vitamin B 12, viel Kalzium und Eisen. Sie ist nicht nur ein Lebensmittel, sondern ein natürliches Antioxidantium, das bei der Neutralisierung der aggressiven und zellschädigenden »freien Radikale« hilft. Spirulina wirkt basisch, ist leicht verdaulich und hat eine entgiftende und entschlackende Wirkung. In ihr sehe ich eine große Chance für meine Gesundheit: Sie hilft dem Körper, seine Fähigkeit, selbst aktiv zu werden, zurückzugeben.

Für die Verdauung, zum Einlagern der Stoffe und für die Entschlackung braucht der Körper Energie. Wenn wir Verdauungsenzyme zuführen, wird die Verdauung entlastet und die Energiebilanz verbessert. Erst durch das Vorhandensein entsprechender Enzyme können lebensnotwendige Stoffwechselvorgänge reibungslos ablaufen. Jedes von ihnen hat seine spezielle Aufgabe bei den biochemischen Vorgängen zu erfüllen. So wird zum Beispiel das Bromelain vor allem bei Verdauungsschwäche gebraucht. Also, viel frische Ananas essen! Papain regt die Eiweißverdauung an: Wenn man

Schulmedizinisch aufgegeben - was nun?

nach reichlicher Eiweißnahrung eine Papaya genießt, fühlt man sich rasch erleichtert. Das schlappmachende Völlegefühl verschwindet schon nach wenigen Minuten. Sie wirkt also günstig auf die Bauchspeicheldrüse.

Enzyme zur Krebsvorbeugung sind vor allem im Knoblauch, Kohl, Ingwer, Soja und selbst gezüchteten Sojasprossen enthalten. Ferner in Karotten, grünem Tee und Leinsamen, sowie Brokkoli, Zitrusfrüchten und Sellerie. Armeen von Enzymen sind erforderlich, um entstandene Schäden zu reparieren!

Das Schwarzkümmelöl hat eine regulierende und harmonisierende Wirkung auf das Immunsystem und spielt bei der Entgiftung eine Rolle: Es stellt Enzyme zur Verfügung, die dem Körper helfen unverträgliche Stoffe abzubauen. Ich nehme täglich zweimal einen halben Teelöffel zu den Mahlzeiten, meist in den Karottensaft. Dieser Bioregulator ist ein echtes Allheilmittel. US-Forscher haben seine stark antibakteriellen und antimykotischen Wirkungen, die in der Volksmedizin des Orients und Asiens seit langem bekannt sind, bestätigt: »Nigella sativa-Extrakt hilft Knochenmark- und Immunzellen zu stimulieren«, so schreiben die Wissenschaftler des Cancer Ommuno-Biology Laboratory von South Carolina. »Es schützt normale Zellen vor zellschädigenden Effekten durch Viren, zerstört Tumorzellen und erhöht die Anzahl der antikörperproduzierenden B-Zellen. Alle beobachteten Funktionen machen das Schwarzkümmelöl zu einem idealen Kandidaten für den Einsatz bei Krebsprävention und –heilung.« So viel aus dem ersten wissenschaftlichen Bericht zur Anti-Tumor-Wirkung von Schwarzkümmelöl (»Study of Nigella sativa on humans«).

Auch der Münchner Immunologe Dr. Schleicher untersuchte die dem Nachtkerzen- oder Borretschöl ähnelnde Inhaltsstoffe und die ungemein breit gefächerte Wirkungsweise des Öles: »Mit dem Öl aus dem Schwarzkümmelsamen gelangen mehrfach ungesättigte Fettsäuren, wie zum Beispiel Linol- und Gammalinolensäure in den Organismus. Durch sie wird die Synthese wichtiger immunregulatorischer Substanzen ermöglicht, wie von Prostaglandin E 1,« (welche von den meisten Medikamenten gestört wird!). »Die Linolensäure stabilisiert die Zellmembran und das Prostaglandin wirkt stark entzündungshemmend. Dadurch werden die krankmachenden Immunreaktionen unterbunden, welche die Auslöser vieler chronischer Krankheiten sein können. Von Akne über Heuschnupfen bis Krebs.«

Liebe Leser, solange der Mensch lebt, muss er atmen. Das Gewebe im

Die Immuntherapie

Organismus, wo sich ein Tumor bilden konnte, nahm keinen Sauerstoff mehr auf. Ein gelb-grüner Stoff nahmens Zytochrom findet sich im Blut des Krebskranken, und der muss wieder in den roten Blutfarbstoff übergeführt werden! Dr. Johanna Budwig überzeugte ihre Zuhörer in ihrem Vortrag in Frankfurt (23.9.1998), dass es einen elementaren Faktor bei der Genesung des Kranken gibt: »Er muss wieder Luft aufnehmen können. Er muss wieder atmen können.« Das Eiweiß im Zellkern ist positiv aufgeladen, in der Zelle schwingen die Elektronen negativ. Dazwischen schwingt Energie, welche die Elektronen aus den Photonen der Sonne immer wieder neu speichern und immer wieder neu in den Lebensprozess geben. Der von der neunzigjährigen Frau Dr. Budwig gewonnene Eindruck deckt sich mit meinen Erkenntnissen aus der fortschrittlichen Ernährungsmedizin: »Die Wachstumsförderung der Elektronen, von der Sonne aufgebaut und in Samenölen gespeichert, ist wichtig zur Überwindung des Staus im Tumor.« Für mich sind – wie Sie im nächsten Kapitel erfahren werden – gute Säfte, gute Lebensmittel selbstverständlich, wenn sie funktionsfähig sein sollen. Hochungesättigte lebensnotwendige Fette in Samenölen (Leinöl!), natürliches Vitamin A, C und E kann man synthetisch nicht nachahmen! Das Samenkorn, das im Boden wächst, die Sonnen- und Wassereinwirkung auf die Pflanzen – das Zusammenspiel der Elektronen mit den Photonen der Sonne, was fundamental wichtig ist für jede Lebensfunktion.

Die lebenswichtigen Photoelemente sind in den Samenölen gespeichert und in den Fettsäuren wissenschaftlich als lebensnotwendig erkannt. Dr.Budwig sagt: Die Ernährungstherapie und die äußerlich anzuwendenden ELDI-Öle bringen die Tumore umfassend zur Ausscheidung, w e i l die normalen Wachstumsprozesse diese dynamische Kraft dazu aufbringen, auch im Immunsystem des Menschen! Sie fand heraus, dass durch Linolsäure in Zusammenwirkung mit Linolensäuren die Sauerstoffnot im lebenden Gewebe überwunden wird. Und diese gilt – nach Otto Warburg – als Krebsursache im tumortragenden Gewebe.

Die approbierte Apothekerin, Diplom-Chemikerin und Obergutachterin für Arzneimittel und Fette in hoher staatlicher Funktion, Dr. Johanna Budwig, kam in ihren Forschungen zu dem Ergebnis, dass Vitamine keine Hilfe leisten können, solange die Atemfermente durch Antioxidationsmittel blockiert sind. Der Mensch braucht elektronenreiche, lebensnotwendige Kräfte, die in Samen, Früchten und Blättern aus der Energie der Sonne auf-

Schulmedizinisch aufgegeben - was nun?

gebaut sind! Nicht aus haltbar gemachten Poly-Ölen oder blassen, aromalosen Tomaten, die wir im Supermarkt angeboten bekommen. Die Sonne lenkt alle Wachstumsprozesse, nicht die Nährlösung oder die Genmanipulation, nicht die Pharmaindustrie mit ihren synthetischen Nachahmungen. In meiner Not habe ich gemerkt und gefühlt, wo Wahrheit herrscht.

Über natürliche Vitamine als Antioxidantien wird im Kapitel Ernährung geschrieben. Doch um antioxidative Enzyme einsetzen zu können, muss der Körper Mineralien wie Zink, Kupfer, Selen und Mangan vorweisen können. In der Klinik wurden meinem Körper Vitamine, Enzyme, Mineralien und Spurenelemente durch Spritzen und Infusionen gegeben. Das waren z. B. 30g Vitamin C oder B-Vitamine + Zink, Magnesium, Selen, H_2O_2 sowie Mistel, Horvi, Utilin, Arthrokehlan, Mugohel, Nigersan und andere Immunstimulantien. Ferner, verschiedene Homöopathika, sowie Infusionen mit deproteinisiertem Hämodialysat aus Kälberblut (Actovegin) und Wirkstoffen aus Leber und Milzgewebe neugeborener Schafe (Faktor AF 2). Dieser Faktor AF 2 ist eine wichtige »Hilfssubstanz«, die eine der entscheidenden Funktionen im körpereigenen Abwehrsystem, dem Immunsystem, reguliert: Er wirkt direkt gegen die entarteten Zellen und unterstützt zugleich die körpereigene Fähigkeit, fremde und entartete Zellen zu erkennen und unschädlich zu machen. Seine »xenogenen Peptide« werden auf der Arzneimittelverpackung als »vierte Säule in der Onkotherapie« bezeichnet, »damit die Wirksamkeit der Tumortherapie verbessert wird und die unangenehmen Begleiterscheinungen einer evt. notwendigen Basistherapie vermindert werden«.

Warum eigentlich hat man mir diese Peptide nicht schon während meiner Chemotherapie gespritzt, um die Nebenwirkungen zu reduzieren bzw. gar nicht erst auftreten zu lassen? Ich vermute, dieses Medikament ist wieder einmal »wissenschaftlich nicht anerkannt« oder meinen damaligen Ärzten unbekannt. Ebenso das die Abwehrkräfte steigernde Kulturfiltrat »Arthrokehlan«, sowie das Bakterium des »Utilin«, welches nachhaltig in den Immunitätsprozess des Körpers einzugreifen vermag, und all die anderen Umstimmungsmodulatoren in der Reizkörpertherapie.

Mein Arzt sagt, eine Immuntherapie zu betreiben ist nur sinnvoll, wenn die vorher beschriebene Basistherapie parallel läuft. Sie bildet die Grundlage der Therapie, denn solange die körpereigenen Regulationsmechanismen blockiert sind, gelingt es nicht, das Immunsystem in den Kampf

Die Immuntherapie

gegen den Tumor einzubeziehen. So weiß man, dass z. B. zirkulierende spezifische Antikörper den zytotoxischen Einfluss der zellulären Abwehr blockieren – durch die Bildung von Antigenen – Antikörperkomplexen. Dann bringt der Tumor das Immunsystem dazu, sich selbst zu inaktivieren. So warnt Dr. Wöppel vor dem unkritischen Einsatz immunstimulierender Substanzen: »Hier können Reaktionen ausgelöst werden, die zu einer völligen Blockade der körpereigenen Abwehrmaßnahmen führen und das Tumorwachstum geradezu beschleunigen«. Besonders gefährlich ist nach seiner Erfahrung die Gabe von Zellpräparaten. Die Behandlung mit Thymusfrischextrakten weist er aufgrund der Erfahrungen in seiner Klinik als sehr empfehlenswert aus. Ebenfalls die Mistelextraktbehandlung, welche sich bei vielen seiner Patienten als hoch dosierte Infusionstherapie bewährt hat.

Die Immuntherapie setzt also sehr viel Erfahrung und genaue Beobachtung der Reaktionen des Patienten voraus. Der erfahrene Krebsspezialist, Internist und Naturheilarzt Dr. Wolfgang Wöppel setzt sie ganz individuell für jeden seiner Patienten ein und kann in vielen Fällen gute Erfolge erreichen, auch wenn sie – wie ich – schulmedizinisch aufgegeben waren. Seine erfolgreich durchgeführte Immuntherapie hat einen Rückgang meines Tumors bzw. das Verschwinden meiner Metastasen bewirkt und mein Allgemeinbefinden deutlich verbessert! Ich bin ihm zu großem Dank verpflichtet.

Konventionelle Therapie

Auch "wissenschaftliche" Medizin wird in dieser Spezialklinik verabreicht, in der eine vorwiegend biologische, das körpereigene Abwehrsystem aufbauende Behandlung des Krebskranken erfolgt. Es wird geprüft, welche konventionellen und unkonventionellen Methoden bei dem einzelnen Patienten sinnvoll eingesetzt werden können, um optimal zu helfen.
So wurde auch in meinem Fall eine Mehrkomponententherapie versucht, um die gestörten Regelkreise des Organismus wieder in Ordnung zu bringen. Ich bekam eine Antihormontherapie mit Tamoxifen, einem Antiöstrogen. Bei einem »rezeptorpositiven« Tumor blockiert dieses Medikament die

Wirkung des weiblichen Geschlechtshormons Östrogen auf die Krebszellen. Es bindet sich an die Hormonrezeptorstellen des Brustdrüsengewebes und verhindert so, dass die Östrogene an diesen Rezeptoren andocken und ihre Wirkung entfalten können.

Tamoxifen verhindert somit durch Blockade der Rezeptorstellen, dass diese »rezeptorpositiven« Tumorzellen das zu ihrem Überleben notwendige Östrogen erhalten; sie werden also abgetötet.

Bewusst heilen

Doktor Wöppel hat eine ganze Reihe von Patienten, bei denen sich unter alleiniger biologischer Therapie, konventionell unheilbare Tumore, dauerhaft und vollständig zurückgebildet haben. Das zeigt, dass der Körper über wirksame Abwehrmechanismen gegen das Krebsgeschehen verfügt und eine ganzheitliche immunbiologische Therapie dem Patienten hilft, sich selbst zu heilen. »Wir haben es selbst in der Hand, die natürlichen Heilkräfte unseres Körpers zu aktivieren und die Wirkungsweise des Selbstheilungssystems zu optimieren, ...« steht auf der Rückseite eines empfehlenswerten Buches des Naturheilkundlers Dr. Andrew Weil: »Heilung aus eigener Kraft«. Der renommierte Arzt beschreibt, wie Geist und Körper miteinander verbunden sind und wie das Immunsystem in die Kommunikation zwischen Gehirn, Nervensystem und Drüsen mit einbezogen ist. In diesem informationsreichen Werk finden Sie, liebe Patientin, ein 8-Wochen-Programm, das Ihnen helfen kann, Ihren Lebensstil in einem gesundheits- und damit heilungsfördernden Sinne zu ändern. Ich habe viele dieser Änderungen in mein Leben übernommen!

Ihr Wunsch zur Selbstheilung muss vorhanden sein, wenn Ihnen eine Therapie helfen soll! Wenn sie in ihrem tiefsten Inneren kein Interesse haben, gesund zu werden, weil:

- Krankheit Aufmerksamkeit einträgt,
- sie als geeigneter Ausweg aus einer schwierigen Situation erscheint,
- und die Erkenntnis der eigenen Verantwortung für ihre Krankheit unbequem ist ...

Die Immuntherapie

... dann wird ihnen kein Arzt und keine Therapie helfen können! Hegen Sie lebensbejahende Gedanken und stellen Sie sich Ihren gewünschten Idealzustand bildhaft vor. Setzen Sie sich eigenverantwortlich mit der Krebsproblematik auseinander. Die alten Programmierungen und Blockaden in den tief liegenden Zellstrukturen können aus der Kraft der Stille (s. Kap. IX) aufgelöst werden. Denken Sie auch täglich an Ihre Atem- und Bewegungsübungen, damit stärken Sie Ihr Immunsystem und Ihre Konzentration. Die Wurzel Ihres Lebensbaumes liegt jedoch in der Darmsanierung und Darmpflege. 80 Prozent (!) unserer Immunabwehr geschieht im Dünndarm. Stellen Sie sich um, auf beste immunstimulierende Heilnahrung, die keine Eiweißschlacken hinterlässt. Ihre Nahrung muss chlorophyllreiches Pflanzeneiweiß enthalten, enzymreich und leicht verdaulich sein. Und Ihr Wasser frei von Chemiegiften! Nur mit lebendigem Wasser kann ich Leben in meinen Körper hineintransportieren.

Jeder von uns kann selbst eine ganze Menge dazu beitragen, sein Immunsystem zu stärken und sein Wohlbefinden zu steigern. Verschaffen Sie sich eine friedvolle Umgebung. Sorgen Sie für sich: Ernährung, Luft- und Sonnenbäder, Heilbäder, Schwimmen, Rad fahren, Wandern – was auch immer. Und lachen Sie! Finden Sie Freude an allem, was Sie tun, am Singen, Tanzen, Malen oder wie ich am Schreiben: Ich schreibe es mir von der Seele, dann ist Platz für die schönen Dinge des Lebens! Bewusst gibt schließlich niemand zu, dass er krank werden will; die Seele aber wählt die Krankheit, um uns unser Konfliktgeschehen bewusst zu machen.

Flügel für die Seele

Es ist die Freude, die mich erleben und teilen lässt, was passiert ist. Ich bin glücklich! So möchte ich die Freude als Heilmittel ansprechen: Ein an Schwermut beladenes Herz gesundet nicht an lärmender Ausgelassenheit, sondern bedarf nur ein wenig Freude. Wer sich freut, fühlt sich besser; er wird froh und zuversichtlich. So habe ich wieder gelernt, kleine Freuden wirklich genießen zu können und mich daran gewöhnt, mich selbst zu verwöhnen! Ich habe mich selbst belohnt. Habe mir Zeit genommen für die Dinge, die das Leben erleichtern, die Entspannung bringen und Freude bereiten. Eine gute CD eingelegt, etwas Neues ausprobiert und jede Menge Anregungen von meinen Seminar-Reisen mit nach Hause gebracht.

Schulmedizinisch aufgegeben - was nun?

Ich habe festgestellt, dass ich mich schon morgens freue, wenn ich am Abend mit der Freundin ins Theater oder Konzert gehe. An einem solchen Tag läuft alles von alleine. Es ist also die Freude, die erleben und teilen lässt, was passiert. Was im Sommer laue Abende und betörende Blumendüfte erfahren lassen, sind im Winter flackerndes Kerzenlicht und der Duft eines ätherischen Öls: Das Herz wird warm, die Stimmung wird angenehm beeinflusst. Ein bisschen Sehnsucht steht im Raum. Was jetzt fehlt, kann ich nicht beschreiben, ich habe es seit Jahren nicht mehr erlebt. Aber ich weiß den Wind, der meine Flügel trägt! Meine Seele überwindet alle Grenzen.

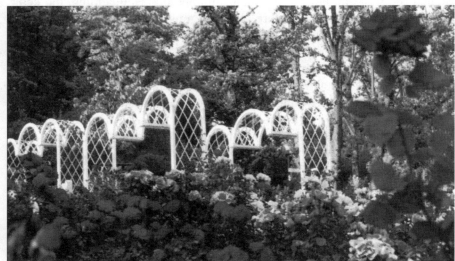

Der Rosengarten in Bad Mergentheim

Es waren Knospen der Freude, die ich als frische Lebenskraft zu meinem 36. Geburtstag geschenkt bekam. Ich konnte wieder etwas in das Leben hineinlegen: Etwas Schönes – einen Sinn. Ein Mensch freute sich mit mir dieses wertvollen Geburtstagsgeschenkes, meine Gesundheit wieder zu haben und den Schaden einigermaßen geheilt zu haben! Ich schätzte diese Gabe und erfreute mich ihrer, konnte den anderen damit beglücken. Die Freude wirkte wohltuend auf meine Organe und auf meine Seele ein. Sie ist ein Heilmittel und löste unerklärliche Wirkungen auf die Funktionen in meinem Körper aus. Als ich wusste, was ich wollte, muss das Zentralnervensystem wunderbar gearbeitet haben; ich habe ihm Bewegung und Lebensrhythmus zu verdanken. Die Freude vermag die geheimnisvollen Schalthebel des Sympathikus zu ergreifen, die imstande sind, Verkrampfungen zu lösen und Stauungen in Leber, Niere und Bauchspeicheldrüse zu beseitigen. Ich habe durch diese Krankheit gelernt, mich am Guten und Schönen zu freuen. Freue mich an den Knospen, an den Blüten des Frühlings, an dem goldenen Kornfeld des Sommers, seiner Blumen- und Pflanzenvielfalt, ergötze mein Herz an der Farbenpracht des Herbstes und bewundere schöne winterliche Kristalle und Landschaften. Ich freue mich, bei meinen Kindern sein zu können, mit ihnen – und dem Hund – zu toben. Einen treuen Freund zu haben. Mein Sinn ist auf etwas Schönes, etwas Wertvolles gerichtet. Wenn die Leber ihren Dienst versagt, ist es an der Zeit, die Freude als Gegenspieler von Kummer, Sorgen und Leid auftreten zu lassen. Freue dich, auch wenn es anfangs als erkünstelte Freude erscheinen mag. Freue dich gesund!

Jeder Tag ist ein Geschenk. Es ist nicht ganz selbstverständlich, dass Licht und Sonne täglich neu zurückkehren und zu deiner Verfügung stehen. Danke deinem Schöpfer dafür, das wird dein Herz mit Freude erfüllen und du wirst das Schwere leichter tragen und mit anderen Augen betrachten. Verdirb dir nicht den Tag mit griesgrämiger Stimmung, Traurigkeit und Missmut. Es raubt dir Zeit und Kraft. Erfülle ihn mit wertvollen Gedanken und Taten! Schwinge dich in die geistigen Sphären der Freude und des Friedens! In ihrer warmen Sonne werden die schmerzenden Wunden vernarben und heilen.

Etwas lernen über Gesundheit, Ernährung und Leben

Die Schlagzeile »Brustkrebs« findet sich in jeder Zeitung. Hier und da wieder ein neuer Fall im Bekanntenkreis. Erschreckend. Furchtbar. Was ist los mit den Frauen? Liegt es an den Frauen? Warum trifft es jetzt so viele junge Frauen, die sechziger Jahrgänge? Ich glaube, für die meisten Fälle ist der hohe Grad an radioaktiver Strahlung und die ungeheuren Mengen an Chemikalien verantwortlich, die während der letzten 50 Jahre unsere Luft, unser Wasser, das Erdreich und unsere Nahrung vergiftet haben. Amerika-

Schulmedizinisch aufgegeben - was nun?

nische Wissenschaftler kamen in ihren Forschungen zu dem Ergebnis, dass 80 Prozent aller Krebserkrankungen umweltbedingt sind.

Dagegen muss man mehr tun als eine jährliche Mammographie, die den Brustkrebs ohnehin nicht unterbinden kann. Wir müssen individuell und gemeinsam handeln! Das heißt, zuerst die Ursachen des Brustkrebses verstehen lernen und dann sein Risiko minimieren. Den Brustkrebs beseitigen, bevor er entsteht! Verordnete Arzneimittel und Hormone, künstliche Hormone, chlorierte Kohlenwasserstoffe, Düngemittel und Pestizide, elektromagnetische Felder, gepulste Mikrowellen, Nikotin und übermäßiger Alkoholkonsum, mangelnde Bewegung und falsche Ernährung! Muss das alles sein? Niemand will beginnen, Produktion und Ausstoß krebserregender und krebsfördernder Substanzen einzuschränken. Das muss Aufgabe der ganzen Gesellschaft werden, und nicht einzelner Alternativ- Produzenten, die ihre »Bio-Ware« zu überteuern wissen, dass Otto-Normalverbraucher sich gezwungen sieht, im Supermarkt einzukaufen. Nur gemeinsam lassen sich solche gesellschaftlichen Veränderungen und ein gesunder Weg erreichen.

Warum nehmen Frauen Östradiol, wo doch die Wissenschaft dieses Östrogen als Risikofaktor für Brustkrebs bewiesen hat? Weshalb erzählt man ihnen nicht, dass pflanzliche Hormone die Fähigkeit der Brust, dieses zu absorbieren, stören? Phytosterine oder Phytoöstrogene finden sich z. B. in Tofu, Linsen und Bohnen, in fermentierten Sojaprodukten, Süßkartoffeln, Wiesenklee, Hopfen und Ginseng. Wenn die Frauen solche hormonreiche Pflanzen zu sich nehmen würden, würde sich die Aufnahme des Östradiols durch die Brustzellen verringern.

Meine Mutter hatte Brustkrebs. Das Risiko an der gleichen Geschichte zu erkranken, war für mich doppelt so hoch als für Frauen ohne vorbelastete Familiengeschichte. Wahrscheinlich noch höher, da der Vater meiner Mutter an Darmkrebs verstorben war und bei ihrer Mutter kurz vor Lebensende Blutkrebs festgestellt wurde. In solchen Fällen sollten besondere Vorkehrungen getroffen werden, und nicht Kontrolluntersuchungen verweigert werden, weil der Probeschnitt gutartig war!!! Und das Bösartige schon daneben lag. Heute würde ich mit dem Feststellen einer gutartigen Veränderung sofort auf eine immunbiologische Behandlung drängen. Doch damals verließ ich mich auf meinen Gynäkologen, in der Meinung, einen erfahrenen Spezialisten vor mir zu haben. Immuntherapie gehörte wohl nicht zu seiner Ausbildung, so wurde auch eine Mykose nach der anderen nur mit Anti-

Die Immuntherapie

pilzmitteln behandelt und bewirkte deshalb erneuten Energieraub und erneute Schwächung auf allen Ebenen. Mit dieser Last hatte ich jahrelang zu kämpfen. Erst die Umstellung meiner Ernährung und natürliche Antipilzwirkstoffe wie Grapefruitkernextrakt und Teebaumöl schafften Ruhe. Davon las ich in naturheilkundlichen Büchern, und das half mir!

Zur gegenwärtigen Brustkrebswelle zählen die chlorierten Kohlenwasserstoffe als Verursacher. Das sind auf Chlor basierende Chemikalien, die in unseren Körper gelangen, wenn wir gechlortes oder von Chemikalien verunreinigtes Wasser trinken, damit duschen oder darin schwimmen. Wenn wir »Lebensmittel« essen, die Chemierückstände enthalten bzw. mit Chemikalien behandelt wurden, wenn sich unsere Lebensmittel in Kunststoffdosen und –verpackungen befinden oder unser Körper Kontakt mit chlorgebleichtem Papier hat. Dann werden Gene mutiert, Brustzellen so verändert, dass sie mehr Östradiol aufnehmen, und das Immunsystem geschwächt.

Hinzu kommen Strahlenbelastung und elektromagnetische Felder, vor allem am Arbeitsplatz. Sie behindern das normale Zellwachstum, indem sie die hormonellen, enzymatischen und chemischen Signale der Zellen stören, die DNS schädigen und Onkogene in Gang setzen. Die Produktion von Melatonin wird reduziert. Ein Stoff, der im Gehirn gebildet wird und mit vermehrtem Brustkrebs in Verbindung gebracht wird.

Doch wenn ich an die chlorierten Kohlenwasserstoffe des Chemieeinsatzes in der Landwirtschaft denke, die sich im Fett von Fleisch, Milch und im Pfanzenöl konzentrieren, dann bin ich wieder bei dem größten Sorgenkind unserer Zivilisation: die ungesunde und falsche Ernährung, das Verarbeiten und Konservieren von Lebensmitteln, ihre Denaturierung und Entwertung. Gefolgt von unserer ungesunden Lebensweise, welche nur für die Tabak- und Spirituosenindustrie heilsam erscheint. Wie soll sich da die Tumorzelle langfristig gesund und normal verhalten?

Krebs wird diagnostiziert, und Sie sollen sich schnell entscheiden, ob Sie lieber eine Bestrahlung oder eine barbarische Chemotherapie über sich ergehen lassen möchten. Tun Sie das nicht! Sie haben Zeit, Informationen einzuholen und sich Ihnen selbst zu widmen. Holen Sie eine zweite Meinung ein, lesen Sie, nehmen Sie Kontakt auf zu Betroffenen, die von Ihrer Krankheit geheilt worden sind – und achten Sie auf Ihre Intuition! Stellen Sie sich Ihren persönlichen Heilungsweg vor; räumen Sie sich selbst Vor-

Schulmedizinisch aufgegeben - was nun?

rang ein. Die Zeit, die Sie sich jetzt nehmen, wird Ihre Zunkunft prägen. Sie müssen sich auf das Leben konzentrieren, sich freuen und Ihren Sinnen Ausdruck geben. Vor allem aber auf eine krebshemmende Ernährung achten und krebshemmende Kräuter essen.

Ich habe mich belesen über Redifferenzierungsfaktoren. Sie sind reichlich in den Phytotherapeutika und Organpräparaten enthalten, und besonders wichtig im Sinne einer sanften Medizin. Durch Redifferenzierung wird die Tumorzelle langfristig gesünder und wird sich normaler verhalten. Träufelt man z. B. das in der Ananas enthaltene Bromelain auf Leberhepatomzellen, dann produzieren diese Zellen wieder Albumin. Sie haben wieder etwas gelernt, sind der gesunden Leberzelle wieder ähnlicher geworden. Das faszinierte mich! Nun wollte ich es aber wissen: Ich kaufte mir ein Buch mit dem Titel »Wie können Körperzellen und Gehirn bedeutend länger jung, vital und leistungsfähig bleiben?« und las darin von den besonderen Heilkräften der wichtigsten Obst- und Fruchtarten und wie Enzyme dem Leben dienen. Der Autor schreibt, dass Pflanzenfarbstoffe den Alterungsprozess bremsen und Muttersäfte die Zellen länger frisch, vital und jung halten. Das war es! – Wie alt bin ich? – Ich schrieb ihn an, wollte mehr erfahren, »wie man wesentlich länger jung, gesund, vital und leistungsfähig bleiben kann«. Er bot mir eine Ausbildung zur fortgeschrittenen Gesundheits-, Ernährungs- und Lebensberaterin an und sagte, dies sei »ein Geschenk« für mich (mit meiner Krankheit). Das wollte ich annehmen!

Ich habe ein (gesundes) Ziel! Ich tue mir etwas Gutes — und kann anderen helfen. Endlich bin ich wieder auf meinem Weg, von dem ich vor vielen Jahren abgekommen war und es gibt etwas, was meine Füße trägt und etwas, was mich führt.

PS: Diese Ausbildung war das Beste, was mir passieren konnte. Ich bin begeistert! Begeistert von dem, was mit mir geschah. Danke, Christian!

Die Immuntherapie

Es gibt viele Wege

Sonnenschein, Mondlicht, Zärtlichkeit, Hoffnung.
Ein sicherer Platz, um weinen und toben zu können -
es gibt viele Wege, geheilt zu werden.

Freundschaft, Feuerschein, Blumen, Phantasien –
es gibt viele Wege, geliebt zu werden.

Reines Wasser, natürliche gesunde Lebensmittel,
Massage, Gebete, frische Luft, befriedigende Arbeit
und Zeit für Entspannung –
es gibt viele Wege, sich nähren zu lassen!

(Natur und Heilen, 1998)

Schulmedizinisch aufgegeben - was nun?

Was also ist Ganzheitlichkeit?

»Kein Wunder, dass wir alle krank sind ...
und die Wissenschaft ist keine Wissenschaft mehr,
wenn sie versucht, die göttlichen Gesetze der Natur zu umgehen.«

(Dr. Nichols in »The Texas Bankers Report«, Mai 1952, Lee Fdt., Nr. 58)

Nichols, einer der ersten unserer Zeit, der den Grundsatz der Ganzheitlichkeit bei der Behandlung von Krankheiten anwandte, vereinte klinische Erscheinungsformen wie Gefühle, Ernährung, Gifte, Infektionen, Unfälle und Erbanlagen zu Krankheitsursachen. Seine Gedanken stellten ein starkes Verständnis akuter und chronischer Krankheiten dar.

Die Krebszelle lebt nicht außerhalb des Körpers, sie ist »kein vom lebenden Organismus isoliertes System«. Das Phänomen Krebs geht zusammen mit den Lebensprozessen einher: Diese anormalen Zellen sind Teil unseres Körpers und mit ihm vereint. Alles im Körper ist nach den fundamentalen Gesetzen der Natur geregelt. Es kommt zur Disharmonie, wenn die dynamischen Kräfte in ihm nicht mehr zusammenwirken. Worum auch immer eines seiner Systeme oder Regelkreise gestört sein mag.

Vitamine und Enzyme arbeiten zusammen, man nennt sie Coenzyme. Doch Enzyme wirken nur, wenn die Bedingungen in der Zelle stimmen; dann verbinden sie sich mit den Hormonen und Mineralstoffen.

Anormale Zellen entwickeln sich, wenn der Körper seine normale Stoffwechselfunktion infolge chronischer Vergiftung (täglich!) mehr oder weniger verloren hat. Dabei ist der Leber die größte Bedeutung zuzuschreiben. Sie lässt sich vergleichen mit dem Chlorophyll in den Blattzellen, welches den Stoffwechsel und das Leben der Pflanze erhält. Die Funktionen der Leberzellen sind so lebenswichtig für den Organismus! Nicht umsonst wird die Leber als »harmonisierendes Lebensrad« bezeichnet.

Bei Krebs geraten all die komplizierten Stoffwechselvorgänge, die in unserem Körper zusammenwirken und voneinander abhängen, durcheinander. Die enzymatische Aktivität verändert sich. Das ist auf den aktiven Proteinanteil der Enzyme zurückzuführen, weniger wohl auf eine Anhäufung von Substanzen, deren Anwesenheit für enzymatische Reaktionen

Die Immuntherapie

erforderlich ist (Cofaktoren), oder auch auf Zwischenprodukte des Stoffwechsels. Der Stoffwechsel und seine Konzentration in der Leber wird bei der ganzheitlichen Behandlung in den Vordergrund gestellt, nicht der Krebs als Symptom. Er bestimmt den Verlauf der Krankheit – ob die klinischen Resultate günstig ausfallen. Er urteilt, was mit dem Tumor passiert – ob der Körper genesen kann! Krebs ist eine Veränderung des körperlichen Gewebes (Änderung der DNA-Struktur), verursacht von chronischem Leberschaden. Wobei strukturelle Veränderungen des körperlichen Gewebes eine Folge der Stoffwechselstörungen darstellen.

Kaspar Blond kam 1955 in seinem Buch »The Liver and Cancer« (Die Leber und Krebs) zu der Schlussfolgerung, dass wir viele Probleme lösen werden, wenn die Physiologie des gesamten Menschen studiert wird, nicht nur Zellen, Stukturen und einzelne Organe. Mit der Erfahrung, die ich an mir gemacht habe, gebe ich ihm Recht. In den Werken von Paracelsus, Hufeland und vielen anderen Ärzten der früheren Zeit ist der ganzheitliche Gedanke viel stärker ausgeprägt. Er findet sich zugleich als ein Gesetz in der Kunst, in der Musik, in der Philosophie und in der Physik. Die großen Gelehrten haben festgestellt, dass ein ganzheitlicher Ansatz, gerade bei der Lösung des Krebsproblemes, erforderlich ist. Wissen es unsere heutigen Schulmediziner wirklich besser? Warum wollen sie es in unserem hochtechnisierten Zeitalter besser wissen? Der Mensch ist krank, wenn er sich subjektiv krank fühlt. Moderne Therapieverfahren behandeln nicht nur symptomatisch, sondern auch psychologisch oder esoterisch. Zur gegebenen Zeit hilft alles.

Für Henry Drumond war schon 1883 »die Verbindung zwischen der körperlichen und geistigen Welt« Grundlage seines philosophischen Werkes »Das Naturgesetz in der geistigen Welt«, was den Zusammenhang physikalischer organischer Kräfte bedeutet, wenn sie in der organischen Welt der Pflanzen und Tiere überführt werden. Haben wir unsere Fortschritte und Errungenschaften nicht letzlich einem »geistigen Organ« zu verdanken, unserem Nervensystem? Auch Albert Einstein, der sich mit der Transformation des Lichtes und mit den photoelektrischen Effekten befasste, versuchte Schwerkraft, Magnetismus und Elektrizität in ein grundlegendes System zu bringen. Schaefer-Simmern bewies Mitte des 20. Jahrhunderts, dass die Kunst »eine schöpferische Kraft« ist, die uns in unserer Gehirnfunktion angeboren ist und sich entsprechend der geistigen, emotionalen und intellektuellen Reife des Körpers entwickelt. Das schöpferische Potential ist als Einheit gegenwärtig, ob im Geschäft und Beruf oder in der Medizin und bei der Heilung. Man muss nur wissen, es anzuwenden.

Leider will unsere moderne Medizin (noch) nichts von der Ganzheit der natürlichen biologischen Gesetze im menschlichen Organismus wissen; Schulmedizin und Naturheilkunde bekriegen sich. Viele Ärzte nennen sich Spezialist – nur wenige wissen, dass jeder Teil nur ein Stück des gesamten Körpers ist. Ich habe einen Allgemeinarzt für Naturheilverfahren und Umweltmedizin, da kann ich mit jedem Problem kommen – ob nun ein körperliches, ein seelisches oder ein geistiges. Mit dem kann ich reden, der weiß, was ich brauche. Zu ihm kann ich finden, wann immer und womit ich in Not bin. Er zieht alle Register, um mir zu helfen. So muss das sein! Doch noch drei weitere Instrumente spielen mit im Quartett: seine Frau, Internistin - Naturheilverfahren, mein Frauenarzt und Homöopath sowie ein sehr guter Heilpraktiker. Und natürlich mein innerer Heiler. Das sind die Säulen in meinem Tempel, ein besseres Heilerteam kann ich mir nicht wünschen! Einmal im Jahr durchlaufe ich das immunbiologische Programm »meiner« Klinik, solange es notwendig sein wird! Zu meinem »Krebsspezialisten« gehe ich nicht mehr, weil er sich vor allem mit dem unmittelbaren Studium der Tumore selbst befassen muss – und mich »ins kalte Wasser« schicken wollte.

Nur der Gedanke der Ganzheit wird uns helfen, die wahren Ursachen des Krebses zu finden. Ärzte sollen sie in ihrer praktischen Arbeit finden, nicht in Tierexperimenten, nicht im einzelnen Registrieren jedes kleinen Symptoms. Sie sehen den Menschen als eine Ansammlung einzelner Organe und sind noch weit davon entfernt, den Grundpfeiler des östlichen Gesundheitswesens zu übernehmen: konsequente Vorsorge bzw. die Erhaltung der Gesundheit! Doch in Deutschland wird nur bei Krankheit gezahlt, eine dauerhafte Behebung der krankmachenden Ursachen scheint wirtschaftlich nicht profitabel.

Gesundheit, liebe Leser, ist das Funktionieren aller Organe und die Harmonie des Ganzen. Sie ist ein Zustand vollkommenen körperlichen, sozialen und geistigen Wohlbefindens! Der Schweizer Naturheilarzt Dr. Vogel hat in seiner jahrzehntelangen weltweiten Arbeit und Forschung beobachtet, dass bei den Naturvölkern (z. B. die Hunzas) die Menschen nicht an Krebs erkranken. Weil sie im Einklang mit der Natur leben und Pflanzen, Tiere und

Die Immuntherapie

Menschen als Teile des ewigen Kreislaufs der Natur beachten! Vogel schreibt in seinen Büchern, wie sie an Berghängen leben und dass sie nur Lebensmittel essen, die in ihrem Land angebaut und mit natürlichem Dünger behandelt werden. Import von Nahrung ist verboten. Eine natürliche Landwirtschaft und die Lebensweise der Völker beweisen, dass der Mensch frei von Krebs und anderen Zivilisationskrankheiten leben kann.

Ernährung, Bewegung und Gewicht sind die drei wesentlichen Säulen, auf denen unsere organische Gesundheit ruht. Der moderne Mensch stopft viel zu viel Nahrung in sich hinein, die kaum noch Nährstoffe enthält. Er ist trotz Überernährung mangelernährt. Zugleich sind seine beruflichen und allgemeinen Belastungen gestiegen. Der Mensch aber genießt seine Bequemlichkeiten und nimmt ungern zur Kenntnis, dass nur Bewegung den Organismus in Gang hält.

In Dr. Vogels Buch »Krebs – Schicksal oder Zivilisationskrankheit« wird von dem Schaden, den die moderne Menschheitsgesellschaft uns zufügt, berichtet. Den Boden und alles was darin wächst, müssen wir als unseren äußeren Stoffwechsel betrachten, der die Grundsubstanzen (Nahrungsmittel) für unseren inneren Stoffwechsel (Ernährung) produziert. Wir müssen gut für ihn sorgen!

Wird er ausgelaugt, so führt das zu degenerativen Erkrankungen bei Mensch und Tier. Der Boden braucht den natürlichen Kreislauf des Wachstums und der Ruhe, und natürlichen Dünger – genauso wie der menschliche Stoffwechsel die Aktivierung und die Vitalstoffe. Beiden müssen wir geben, was notwendig ist, um verbrauchte Substanzen zu erneuern. Dies ist der beste Schutz vor Erosion und vor Krankheit.

Wenn Eskimos Dosennahrung und unnatürliche Nahrungsmittel bekommen würden, würden auch sie chronische Krankheiten und Krebs bekommen. Wenn Leben Leben bringen soll, muss Nahrung so angebaut werden, dass wir sie als lebende Substanzen und frisch zubereitet essen können! Das ist der Grund, warum ich meine Nahrungsmittel zum großen Teil selbst produziere und nicht im Supermarkt kaufe. Ich verwende keinen Kunstdünger, solche verdrängen die Mineralien, verändern die Mikroflora und vertreiben die Regenwürmer. Die Folge ist oftmals die Auswaschung des nutzbaren Bodens. Anfangs reizen diese Veränderungen die Pflanze, später verursachen sie ihre Entartung. Insektizide schädigen den Boden noch mehr. Die Gifte gelangen in Pflanzen und Früchte, und der Mensch isst sie mit!

Schulmedizinisch aufgegeben - was nun?

Diese Vergiftung ist heute ein allgemeiner Zustand, dessen Ursache in der modernen Zivilisation liegt. Der Schaden vor Ausbruch der Krankheit Krebs geht zurück auf grundlegende Lebensprozesse, auf die Vergiftung des gesamten Organismus.

Deshalb muss eine Therapie so tief eindringen, dass alle lebenswichtigen Prozesse wieder in Ordnung gebracht werden. Der allgemeine Stoffwechsel muss in Ordnung kommen! Dadurch können die Funktionen aller anderen Organe, Gewebe und Zellen beeinflusst und die Harmonie aller biologischen Systeme wieder hergestellt werden. Das heißt e n t g i f t e n über einen langen Zeitraum hinweg, bis die wichtigen Organe den entscheidenden Reinigungsprozess allein schaffen. Gleichzeitig muss der ganze Magen-Darm-Trakt geheilt werden, um seine sekretorische Funktion, seine Durchblutung und seine Peristaltik wieder in Gang zu setzen. So können die Abwehr, die Immunität und die Heilkraft aktiviert werden. »Immunität« heißt hier, dass sich bei einem normalen Stoffwechsel keine abnormale Zelle entwickeln und vermehren kann.

Ich bin überzeugt, dass meine Leber und die richtige Ernährung meinen Körper entgiften, dass mein Körper nun einen aktiven Stoffwechsel aufrecht erhalten kann. Ich sehe Körper, Seele und Geist als Ganzheit und lerne, ihre Gesetze in meinem Körper verstehen. Bei meinem Tumor hätten sich keine Metastasen entwickelt, wenn noch genügend Heilkraft vorhanden gewesen wäre. Heilkraft meines gesamten Organismus und seiner Stoffwechselprozesse.

Was beeinflusst den Erfolg dieser Behandlung am stärksten?

»Meine« ganzheitliche immunbiologische Therapie besagt: Der Tumor selbst oder die Metastasen als Symptome sind nicht so wichtig, sondern die Schädigung des gesamten Stoffwechsels, einschließlich des Verlustes der Abwehr, der Immunität und der Heilkraft. Hätte der Organismus noch genügend Heilkraft besessen, wären keine Metastasen aufgetreten. Bei Krebs müssen zwei grundlegende Komponenten unterschieden werden: Ein sehr langsam fortschreitendes, verdecktes Symptom, was auf Vergiftung der Leber und gleichzeitiger Schädigung des Verdauungstraktes beruht – und spätere Folgen für den gesamten Organismus hat: Die Leberfunktion und

Die Immuntherapie

irgend ein anderes Organ kann besonders stark gestört sein. Dem Krebs gehen also krankhafte Veränderungen in der Leber, in den Nieren und in der Lymphe vorweg! Die Leber kann nicht anhand von Funktionen testen, um ihre Schädigung zu diagnostizieren. So bleibt die Bildung von Krebs lange unbemerkt. Ich erinnere mich an eine Zeit, in der ich immer nervöser wurde, ich fühlte mich ausgelaugt, hatte weniger Energie und an Gewicht verloren. Kein Arzt konnte eine spezifische Diagnose stellen. Arzt und ich haben warten müssen, bis der – gutartige – Tumor mittels Ultraschall und Mammographie in der Brust zu sehen war bzw. der bösartige von mir selbst getastet wurde. Es gab keinen Krebstest!

Vielleicht habe ich ein schwächeres Leber-Darm-System geerbt. Doch warum hat man die Ursachen der Symptome nicht festgestellt? Warum war mein Körper nicht mehr imstande, eine heilende Entzündung hervorzurufen? G. v. Bergmann schreibt in »Funktionelle Pathologie«, dass »der Krebsstoffwechel dort aufhört, wo der Entzündungsstoffwechsel beginnt. Krebszellen müssen in der Umgebung eines solchen vorteilhaften Entzündungsstoffwechsels, mit seiner großen oxidativen Kraft, sterben.«

Die wissenschaftlich anerkannte Methode behandelt den Tumor oder die Metastasen nur da, wo sie auftreten! Das haben die Ärzte in ihren Universitäten gelernt. Die moderne Medizin hat bei vielen anderen Gebieten große Erfolge, doch wo bleibt der Fortschritt in der Krebstherapie? Warum beginnt man nicht, im Verdauungstrakt zu suchen? Unsere Leber wird täglich durch Vergiftung geschädigt. Ursache: die moderne Zivilisation. Die Nahrung enthält zu wenig Mineralien der Kaliumgruppe, weil Gemüse und Obst in vergifteten Böden wachsen (müssen?). Kunstdünger, Auslaugung, Verringerung des Mutterbodens, Insektizide wie DDT ..., muss das alles sein? Raffinieren, Bleichen, Pulverisieren, Eindosen, künstlich Färben usw. schädigt sie weiter. Nahrungsmittel werden konserviert, damit sie länger halten. Tiere erhalten Silbestrolinspritzen, damit sie schneller schwerer und mastreif werden. Da kann uns die Wissenschaft nicht helfen, die wahren Krebsursachen zu finden. Es sieht so aus, als wüsste die bald alles und versteht nichts. Albert Schweizer war da weiter, er hatte tiefe Achtung für alles Lebendige!

Ich muss nicht das ganze Leben in kleinsten biologischen Details und Wirkungen verstehen, aber auf den ganzen kranken Menschen eingehen. Gerade bei chronischen Erkrankungen und Krebs. Es gibt keine Krankheiten, sondern kranke Menschen! Jesse Greenstein schrieb schon 1954 in

Schulmedizinisch aufgegeben - was nun?

»Biochemie des Krebses«: »Krebs ist ein Phänomen, das mit den Lebensprozessen einhergeht und das noch einige Zeit existieren wird.« – Ich habe
etwas dazugelernt.

Wie lange will unsere Schulmedizin den Krebs noch als Symptom
behandeln? Sie muss die Physiologie des gesamten Menschen studieren,
nicht einzelner Zellen oder Organe. Der Stoffwechsel bestimmt den Verlauf
des Krebses! Er urteilt, ob der Tumor oder die Metastasen vernichtet, aufgelöst, absorbiert oder ausgeschieden werden können – ob der Organismus
gesund werden kann. Es müssen Bedingungen hergestellt werden, unter
denen die Nahrung wieder ordnungsgemäß verwertet werden kann!

Es gibt unendlich viele Faktoren, die unsere Leber schädigen, aber nur
wenige, die ihre Funktion unterstützen. Dr. Gerson schreibt: »Etwa einer
von zweihundert bösartigen Tumoren bildet sich primär in der Leber. Die
meisten Tumore sind Metastasen und stammen aus dem Verdauungstrakt.«
Er zeigte in seiner Klinik, dass Patienten, die eine kaliumreiche, salzlose,
eiweiß- und fettarme Kost aßen, viel stärker und besser auf verschiedene
Arten und Dosierungen von Lebermedikamenten ansprachen. Mit dieser
Kost und Rohleber, Leberinjektionen und vor allem Lebersaft in großen
Dosen erzielte er übertreffende Ergebnisse! (Heute würde ich keine Leber
mehr zuführen wollen, es sei denn die Haltungs- und Fütterungsbedin-
gungen des Tieres sind akzeptabel.)

Ich habe die Leber bereits mit dem Chlorophyll in den Blattzellen ver-
glichen, welches den Stoffwechsel und das Leben der Pflanze erhält (s. Kap.
VIII). In Büchern über die Biochemie des Krebses wird die Schädigung der
Leber in drei Stadien dargestellt. Es wird geschrieben von Kaliummangel
und vom Anstieg der Tumorgifte als Mitursache der Krebserkrankung. Dr.
Frerichs lenkte schon 1861 die Aufmerksamkeit auf den Zusammenhang
zwischen Krebs und Leber- oder Gallenblasensystem. Ihm stimmten viele
andere Ärzte zu.

Tests mit C 14 – Glycin beweisen, dass Leber und Plasma tumorkranker
Tiere einen erhöhten Eiweißstoffwechsel haben. Bei Schwangeren tritt das
gleiche Phänomen auf, was ein rasches Wachstum – irgendwo – im Körper
widerspiegelt. Warum erforschen unsere Biologen, Pathologen und Kliniker
nicht die erste, eigentliche Ursache des Krebses? Sie sollen den Stoffwechsel und seine Konzentration in der Leber in den Vordergrund stellen!
Kaspar Blond schreibt 1955: » Krebs ist eine Mutation des somatischen

Die Immuntherapie

Gewebes, verursacht von einem chronischen Leberschaden. Die strukturellen Veränderungen des somatischen Gewebes sind die Folge, nicht die Ursache der Stoffwechselstörungen.« Es muss sich doch feststellen lassen, wann die Erkrankung des Leber-Galle-Systems beginnt? Für mich sind die Stoffwechselprozesse in ihrem Zusammenwirken viel zu kompliziert, aber ein guter Arzt muss doch feststellen können, wann diese im Organismus durcheinandergeraten und welche Krankheit dahinter steckt. Heute im Zeitalter von Gentechnik und Enzymologie!

Der Mensch muss lernen, was er essen und trinken darf, was er Lunge, Haut und Haaren antun kann, was er weben und anziehen soll, wie er mit seinem Geist und seiner Seele umgehen will – denn die Natur hat ihm den Selbsterhaltungstrieb gegeben. Nach Paracelsus tragen einige Kräfte der Natur dazu bei, tierische Triebe und böse Instinkte im Menschen zu wecken, die er jedoch durch seine Vernunft bekämpfen und überwinden kann. Liebe Leser, eine ganzheitliche Heilkunde kann weder psychischen Stress noch Schadstoffe völlig eliminieren. Das ist Privatsache! Doch sie versucht mit unterschiedlichsten therapeutischen Ansätzen, das damit verbundene Ungleichgewicht im menschlichen Organismus wieder ins Lot zu bringen. Der Erfolg Ihrer Heilmethode hängt aber letztendlich davon ab, inwieweit es Ihnen und Ihrem Therapeuten gelingt, die Ursachen der Krankheit zu erkennen und zu kurieren.

Ich glaube, jede Krankheit hat ihre Analogie im Stoffwechsel. Nährstoffe und Schadstoffe sind die wichtigsten Gegenspieler in seinen komplexen Prozessen – und unser Körper reagiert immer mit Veränderungen auf chemischer Ebene. Auch, wenn man das mit unseren unzulänglichen Messmethoden nicht immer nachweisen kann. Essen und Trinken können krank machen. Paracelsus glaubt, dass die Nahrung die Entwicklung aller Eigenschaften begünstigt: gut oder schlecht, sanft oder grausam. Der Mensch reagiert auf seine Nahrung wie der Boden auf den Dünger, was den Charakter und die Veranlagung betrifft. So wie ich meinen Garten mit den richtigen Düngemitteln fruchtbarer machen kann, so bin ich in der Lage, meinem Organismus mit der richtigen Nahrung zu helfen. In der Hand des Arztes kann die Nahrung die höchste und beste Medizin sein (Arkanum), davon bin ich überzeugt. Deshalb beschäftige ich mich auch mit Ernährungsmedizin. Der Arzt muss die Zusammensetzung der Nahrung studieren, um sie zur rechten Zeit richtig anzuwenden und die Macht der

Schulmedizinisch aufgegeben - was nun?

Krankheit zu brechen. Da bin ich der gleichen Meinung wie Dr. Gerson (1881– 1959). Über ihn schrieb Dr. Albert Schweizer: »Für mich ist Gerson eines der größten Genies in der Geschichte der Medizin.«

Was ist wirklich sicher?

Antwort: Das Ausschalten anticancerogener Stoffe und Einflüsse – was dem Körper helfen kann, die Krankheit zu überwinden. Wie? Mit Naturheilmitteln und allen Möglichkeiten der Ganzheitsmedizin.

Der Schweizer Naturheilarzt Dr. Alfred Vogel schrieb: » Ein spezifisches Krebsheilmittel gibt es nicht. Man muss dem Körper helfen, man muss ihn unterstützen und die eigenen regenerierenden Kräfte anregen und fördern. Da gibt es gute Methoden und Heilmittel, die zum Erfolg führen können.«

Wenn im FOCUS und in anderen Zeitungen steht, dass angebliche Todesfälle nach Thymuspräparaten oder anderen »exotischen Mittelchen« aufgetreten wären, dann recherchieren Sie genauer: Diese Behauptungen fallen wie ein Kartenhaus in sich zusammen. Wissenschaftlich nicht anerkannt! Sie werden jedoch immer wieder von Gegnern der biologischen Seite auf's Tablett gebracht.

Die »Privatwege«, die Doktor Wöppel und andere benutzen, bestehen vor allem nach dem Gesundheitsstrukturgesetz in Budgetüberschreitungen und Regressen. Sie haben allerdings gute Fallsammlungen und, wie ihre Patienten, eine gute Kasse oder einen guten Rechtsanwalt.

Nach der Wissenschaftsphilosophie von Dr. Kunze in Rottweil ist diese »Leidenschaft« die Suche nach Wahrheit, mit dem Ergebnis:

» D i e   W i s s e n s c h a f t   f i n d e t   u n s «

Die Immuntherapie

»90 Prozent aller bösartigen Erkrankungen werden durch Umweltfaktoren ausgelöst.«

Aus »Ärztliche Praxis« (Ausg.41, 5/96, S. 14)

Der erfahrene Grandseigneur der Onkologie und ehemalige Vorstand des Institutes für Krebsforschung der Universität Wien, Professor Wrba, bedauert, dass die Vorkehrungen zur Verhinderung der Krankheit – sei es durch gesunde Ernährung oder durch Verzicht auf Rauchen – vielfach ungenutzt bleiben. Er geht davon aus, dass die Krankheit schon 10 bis 15 Jahre vor der Diagnosestellung ihren Lauf im Verborgenen nimmt. »In dieser Zeit des heimlichen Krebswachstums«, schreibt er »weisen einzig unspezifische Befindungsstörungen des Noch-Gesunden (?) darauf hin, dass mit seinem Körper etwas nicht stimmt.« Es sind leise Hilferufe des Organismus, die jedoch nicht beachtet oder verdrängt werden.

Den Chirurgen gelingt es in den wenigsten Fällen, den Tumor vollständig mit der letzten bösartigen Zelle zu entfernen; ein Rezidiv oder Metastasen zeigen dies. Es wird nun mit schweren Geschützen aufgefahren: Bestrahlung, Chemotherapie, Hochdosis-Chemotherapie mit Stammzelltransplantation. Der Patient erfährt nichts von biologischer Tumortherapie, der Potenz des Sauerstoffs oder zu verändernden Lebens- und Ernährungsweisen. Meines Erachtens ist er jedoch spätestens nach der Operation Kandidat für eine unterstützende biologische Behandlung. Sie ist zu diesem Zeitpunkt entscheidend für sein weiteres Leben, beeinflusst den Stoffwechsel und die Aktivität bösartiger Zellen auf mannigfacher Weise. Professor Wrba hält sogar »bei familiärer Belastung oder extremer Karzinophobie eine gleichsam prophylaktische biologische Behandlung für gerechtfertigt«.

Dauerstress führt in unserem Organismus zu permanenter Übersäuerung! Die Veränderung des Säure-Basen-Gleichgewichts erklärt den Abbau der Spannung an der Zellmembran – der Stoffwechsel funktioniert nicht mehr, Nährstoffe und Sauerstoff, die für die Oxidation notwendig sind, kommen nicht mehr in die Zelle! Die Zelle verschlackt. Sie ist ohne Energie und "vergisst" ihre Aufgabe, sich nach vorprogrammiertem Muster zu teilen. Nun beginnt unkontrolliertes Wachstum und unkontrollierte Teilung.

Schulmedizinisch aufgegeben - was nun?

Ein gesunder kräftiger Organismus kann eine Menge aushalten. Wenn er wie ein geschwächter Baum kaum noch fähig ist, weiteren Belastungen standzuhalten, entscheiden seine Reserven, ob die organische, psychische oder seelische Krise bewältigt werden kann oder nicht. Eine »Reparatur« durch einen Heilkundigen ist nichts anderes als der Versuch, den Selbstheilungsmechanismus des Organismus wieder in Gang zu setzen.

Antibiotika gegen Infektionen und Chemotherapeutika gegen Krebs sind körperfremde Stoffe - ein unvollkommener Ersatz natürlicher Abwehrleistungen. Sie können nicht zwischen Freund und Feind unterscheiden, sie schädigen auch gesunde Zellen. Hier gilt es, eine Hauptwirkung mit den Kosten vieler Nebenwirkungen genau abzuwägen! Ihr Arzt kann Sie beraten, Sie entscheiden.

Ich möchte, dass sie erkennen, dass das Fehlen von Sauerstoff eine Veränderung in den zellulären Prozessen der Atmung (im Sinne einer Steigerung der Gärungsprozesse, der Verminderung der DNA-Bildung durch Energiedefizit und Schwächung der Immunabwehr) bewirkt – wie Krebs entsteht und wie man diesem multifaktoriellem Geschehen entgegentreten muss.

9

Meine Ernährung

Diesem Kapitel möchte ich einige Worte von Rüdiger Dahlke vorweg-
stellen: »Wenn Christen heute die ganze Fastenzeit durchfuttern und lediglich am Karfreitag Fisch statt Fleisch essen, ist es mit Sicherheit kein Weg
zur spirituellen Erfahrung. Dies geht aber nicht nur am Geist vorbei, sondern
bringt auch weder der Seele Erfahrung noch dem Körper Entgiftung und
Entschlackung.

Die süßen Mehlspeisen verschlacken den Organismus, die Fleischorgien
vergiften das Gewebe, der gerade zur Fastenzeit exzessiv genossene
Alkohol ruiniert Gehirn und Leber, und das Ergebnis: der übergewichtige
geblähte, leicht benebelte und vielfach belastete Zivilisationsmensch ist in
seiner Überfülle das genaue Gegenteil des angestrebten gelassenen, spiri-
tuell erfüllten Menschen.

Von seiten der Kirchen ist hier augenblicklich wohl keine Umkehr zu
erwarten, zu sehr haben sie sich dem Zeitgeist angepasst und spiegeln die
Trägheit der gesellschaftlichen Mehrheit. Nicht einmal ihr immer dramati-
scher werdender Mitgliederverlust kann sie dazu bewegen, wieder wesentlich zu werden und der Essenz ihres Glaubens näherzutreten.«
(Wege der Reinigung, S.22/23)

Die Lösung, liebe Leser, kann nicht von oben oder von außen kommen,
sondern nur von innen, von den einzelnen Menschen. Die Konsequenz
wachsenden Bewusstseins heißt Entgiftung! Es geht um unseres, um Ihres,
um ansteckendes, neues Bewusstsein. Die Zunahme der Giftstoffe in den
letzten Jahrzehnten geht mit einem steten Ansteigen der Zahl der Menschen
einher, die unter schwer definierbaren Gesundheitsstörungen leiden. Jeder
von uns muss sich fragen: will ich das hinnehmen oder will ich das nicht
haben und mich wehren? Ist dieses Gift meine Welt oder sieht meine Welt
ganz anders aus? Dann wird es über kurz oder lang für uns alle anders aus-

sehen! Wer unter einer konkreten Vergiftung leidet, wird dies in einer gestörten Organfunktion spüren! Zuerst muss das Bewusstsein geschaffen werden, eine Entscheidung gefällt werden, ein »innerer Auftrag« erteilt werden, damit der Körper nachziehen kann. Der Geist geht dem Körper vorweg. Wer dann im Einklang mit den Gesetzen der Natur und Schöpfung schwingt, wird ganz von selbst beginnen, seinen Körper – und seine Seele – von dem zu befreien, was ihn von der Verwirklichung seiner Möglichkeiten trennt. Eine Lebensumstellung wird dann zur Selbstverständlichkeit, sie hat nichts Zwanghaftes, Eiferndes mehr. Die Meinung vieler Mitmenschen: »Du machst das ja nur, weil du Krebs hast«, zeugt von deren Unaufgeklärtheit. Hierin sehe ich eine große Aufgabe, so habe ich mich zur Gesundheits-, Ernährungs- und Lebensberaterin ausbilden lassen. Das ist meine neue Anstellung bei der Kirche! Die Aufgabe, die Gott mir zugeteilt hat.

Warum Chemie und Bestrahlung? Ich mag sie nicht.

Gesundheit ist heute nicht mehr essbar. Uns Menschen werden Dosen- und Tütengerichte, Fertigsaucen, Erfrischungsgetränke und Ceralien (Cornflakes und Co) angeboten, was mit einer natürlichen Ernährungsweise wohl nichts mehr zu tun haben kann! Unserer Nahrungsmittelindustrie gelingt es, den Blick der Menschen mehr auf Äußerlichkeiten und lange Haltbarkeit zu lenken als auf den biologischen Wert der Lebensmittel. Eine Nahrungsmittel-Designerin stellt an ihrem Schreibtisch mit Hilfe des Computers und unzähligen Zusatzstoffen Lebensmittel und Getränke her, unsere Sinnesorgane werden bewusst getäuscht und der Appetit angeregt. Werbung und Sonderangebote sorgen für guten Umsatz.

»Fruchtnektare« sind nichts anderes als mit Zuckerwasser verlängerte Fruchtsäfte, Limonaden und Instantgetränke Produkte, die auf den Müll gehören! Und unsere beliebten Cola-Getränke enthalten Zitronen-, Phosphore, Zusatzstoffe wie Zuckerkulör, Koffein, Chinin, verschiedene E-Stoffe. Übliche Lebensmittel sind belastet mit Pestiziden, Kunstdünger, Cäsiumbestrahlung, Konservierungsmitteln, Bleich- und Farbstoffen, Geschmacksverstärker, Genmanipulationen und anderes mehr. »Fast food« aus biologisch-energetischem Material ist vielerorts Standard. Doch Pizza,

Meine Ernährung

Chips und Pommes frites können keine Pellkartoffel und Cola, Limonade etc. keinen Kräutertee oder frisch gepressten Fruchtsaft ersetzen! Es gibt verschiedene Methoden, die biologische Wertigkeit zu prüfen, z. B. die Lecher-Antenne, der Biosensor. Mit ihnen kann man das energetische Verhalten der Lebensmittel erfahren und erlebt ihre lebendige Qualität: Lebenskraft und Heilkraft lassen sich bestimmen! Professor Popp liefert uns eine wissenschaftliche Erklärung für diese energetischen Zusammenhänge mit Hilfe der Biophotonenmessung (»Lebendige Nahrung«).

Warum entscheiden unsere Politiker »zugunsten des vereinigten Europas« zur Bestrahlung von Lebensmitteln und deren Verkauf in Deutschland, obwohl die Bestrahlung innerhalb Deutschlands verboten ist? Der zahlende Bürger wird nicht nur betrogen, sondern auch der Respekt vor dem Menschen und seinen Grundrechten wird vermisst!

Wenn ich an die Verpflegung in üblichen Krankenhäusern denke – mal abgesehen, was einem Krebskranken da überhaupt angeboten wird (Asiettenessen!): die Speisen enthalten doch auf Grund ihrer Bearbeitung kaum noch Vitamine und Spurenelemente. Elektronischer Mikrowellensalat wird auf unsere Zellen und Körperflüssigkeiten übertragen und stört die bioenergetische Struktur des Menschen und seiner Informationsmuster. Unsere Bevölkerung leidet unter diesem Mangel an Vitaminen und Spurenelementen! Künstlich hergestellte Vitamine werden propagiert – Nahrungsmittel aus der Retorte, die die Sonne nie gesehen haben. Die gepriesenen Mengen müssten aus Obst und Gemüseplantagen stammen, die annähernd so groß sind wie unsere Erde!

Ich bin in der glücklichen Lage mich fast ausschließlich von Produkten aus biologischem Anbau ernähren zu können: Als Naturfreundin und Hobbygärtnerin respektiere ich den Biorhythmus der Jahreszeiten und den Mondrhythmus, ich muss nicht nach Nahrungsmitteln außerhalb der Region und Jahreszeit verlangen. Es macht Freude, seine Nahrungsmittel entstehen und wachsen zu sehen, und ausgereifte Früchte mit sonnigem Aroma zu genießen! Für mich gab es mit Ausnahme der ersten Jahre nach der Wende nie etwas anderes, ich bin in meinem bäuerlichen Elternhause so erzogen worden.

Meine Vorfahren waren sich einer ausgewogenen biologischen Wirksamkeit ihrer Lebensgrundlagen noch einigermaßen sicher. Doch unter o.g. Umständen und in einer von Elektrosmog und Giften verunreinigten Umge-

Schulmedizinisch aufgegeben - was nun?

bung muss ja jeder dritte Bundesbürger irgendwann in seinem Leben an Krebs erkranken. Und das Problem lässt sich nicht lösen, weil die Betroffenen meist in ihrer gewohnten Ernährungsstruktur sowie in ihrer verseuchten Umwelt bleiben. Kaum jemand gibt ihnen Anleitung für eine angepasste und realisierbare Änderung ihrer Lebensbedingungen! Sieht sich unsere Medizin überhaupt dafür verantwortlich oder dazu bereit? Nimmt sie doch gravierende Einschnitte in das biologische System Mensch, indem Chemotherapie und Bestrahlung an den Mann – und an Frau und Kinder – gebracht werden müssen! Zu welcher deutlichen Einschränkung meiner Selbstheilungskräfte das geführt hat, bewies das Auftreten der vielen Metastasen ein Jahr nach der Operation. Die Regulationsfähigkeit innerhalb der eigenen energetischen Regelkreise wurde extrem reduziert. Meine biologische Therapie jedoch unterstützte den Organismus, diese Selbstheilungskräfte wieder einzurichten und zu stabilisieren.

Durch die extreme Entgiftungsleistung im Seelisch-geistigen und im Körperlichen mit der ganzheitlich immunbiologischen Therapie wuchs die Reaktionsbereitschaft rasch und nachhaltig in beeindruckender Weise. Doch es braucht viele Monate und wohl Jahre, bis eine zuverlässige Stabilität (Leber!) erreicht ist. Ich bin sensibel gegenüber schädlichen Einflüssen geworden. Mein Leben hat eine andere Struktur und Qualität als zuvor: Ich will nicht in die alte Leidensgeschichte zurückfallen. Dankbar bin ich, eine Krankenkasse gefunden zu haben, die ich von meiner Therapieplanung überzeugen konnte und mich auf meinem Weg unterstützt: Es ist die Barmer-Ersatzkasse. Sie hat meinen Einsatz für die Anerkennung natürlicher Heilmethoden unterstrichen.

Jede gute Kasse sollte eine bestimmte Ernährungsweise fördern und unterstützen, wenn der Patient nachweisen kann, dass diese zu seiner Heilung beiträgt bzw. wenn ein erreichter Gesundheitszustand damit aufrecht erhalten werden kann! Das ist eine Medizin, die auf Dauer gesund macht. Pharmazeutika und schnell erwärmte Fertiggerichte am Kiosk, im Restaurant oder in der Kochnische am Arbeitsplatz können kein vollwertiges Essen ersetzen!

Meine Ernährung

Ich bin für natürliche und unverfälschte Nahrung!

Mit der Verbesserung des Stoffwechsels geht eine Zunahme der Heilkraft einher. So kommt es vor allem auf die Umstellung der Ernährung an. Vieles hat die wissenschaftliche Forschung hier bereits bestätigt. Doch Reformer, die neue Ideen in das Denken und in die Praxen der Ärzte bringen wollen, haben es schwer. Da wird an den Lehrbüchern festgehalten und zurückgeschreckt, »nicht anerkannte Therapien« einzugehen. Die neue »Idee« wird bekämpft bzw. unterdrückt, und das ganz bewusst. Mit großer Hartnäckigkeit wird an der gewohnten Behandlung festgehalten und alles, was diese ändern könnte, als »Quatsch« und »Scharlatanerie« bezeichnet. Doch in der Biologie ist nichts so exakt wie in der Mathematik oder in der Physik. Die Natur lässt sich nicht verleugnen oder bekämpfen – ohne Widerstand. Sobald wird es nicht möglich sein, all den Schaden zu reparieren, den unsere moderne Landwirtschaft und Zivilisation uns zugefügt hat. Aber wir Menschen müssen uns in der alten (konservativen) Weise zu einem menschlichen Zweck zusammenschließen: für unsere Familien und künftige Generationen Nahrung produzieren, die möglichst natürlich und unverfälscht ist! Der Blattsalat, an dem eine Schnecke geknabbert hat, oder der wurmstichige Apfel aus meinem Garten kann chemisch nicht belastet sein. Solange wir aber die Qualität der Nahrung allein nach Aussehen, Exotik und Preis bemessen, wird sich wenig ändern.

Die Bevölkerung muss entscheiden, ob wir alle an Krebs sterben oder ob wir über genügend Weisheit, Mut und Willenskraft verfügen, um unsere Lebens- und Ernährungsweise zu ändern. Künftigen Generationen zuliebe müssen wir unsere Landwirtschaft und die Methoden zur Nahrungsmittelkonservierung ändern. Sonst werden die psychisch Kranken bald nicht mehr in die vorhandenen Anstalten passen und die chronisch Kranken die Krankenhäuser überfüllen. Schneller als neue Kliniken gebaut werden können.

Ich spare keine Zeit in der Küche, widme mein Leben dem Wohl aller, vor allem der Aufgabe, meine Familie gesund zu erhalten. Hier und da kommt selbst bei verwöhnten Mäulern die Einsicht – meist aber erst, wenn etwas weh tut oder nicht stimmt. Die Durchführung der Ernährungstherapie ist ein schwieriges Unterfangen, ob im Krankenhaus oder zu Hause. Doch es gibt – Gott sei Dank – auch Kliniken, in denen eine ausgewogene Voll-

Schulmedizinisch aufgegeben - was nun?

wertkost an der Tagesordnung steht! Mein Ernährungsschema lässt genügend Spielraum für persönliche Lebensgewohnheiten, Familienfeste und Feiertage. Doch der größte Teil ist so aufgebaut, dass die Funktion der lebenswichtigen Organe durch den Aufbau von Reserven und durch den Verzicht von unnötigen Belastungen dieser Organe geschützt werden. Ein wesentlich tieferer diätischer Eingriff, den ich bereits mit Beginn der zweiten Serie Chemotherapie vornahm und sich unmittelbar gegen die körpereigene Chemie der Krankheit richtete, hat mit Sicherheit als Therapie zur Heilung beigetragen: Ich habe fortan allen raffinierten Zucker, sämtliche Weißmehlprodukte, Speisesalz, bestimmte Fette, Fleisch und Wurst weggelassen, und lebenswichtige Erfordernisse berücksichtigt. Habe mich belesen über die Wirkung von Vitaminen, Mineralstoffen, Enzymen, Hormonen, das Kalium-Natrium-Verhältnis sowie die Wirkung von Heilkräutern, Säften und Tees. Nun aß ich nur noch Lebensmittel in ihrer natürlichsten Form, so wie sie die Natur geschaffen hat. Fast ausschließlich aus eigenem Anbau. Täglich bereite ich frische Frucht- und Gemüsesäfte zu, Salate, Suppen, Rohkost und allerlei neue Rezepte der Vollwertküche. Was ich nicht sofort verwerten konnte, wurde eingefrostet (Brokkoli), eingelegt (Sauerkraut) oder auch getrocknet (Kräuter). Da ich nicht mehr arbeiten ging, konnte ich endlich mal so richtig meinem Hobby nachgehen. Ich war also ganz bewusst bei meiner Ernährung, von der Aussaat bis zur Verarbeitung der Produkte – bis zu ihrer Verdauung. Es macht(e) Freude, die Früchte seiner Arbeit zu genießen und obendrein sich an der frischen Luft zu bewegen! Ganz nebenbei bekamen meine Hühner und Kaninchen ihre Futterration, so dass ich auch ab und an ein Ei oder eine Fleischmahlzeit bekam. Frische Milch holte ich mir von der Ziege einer Bäuerin. Bald darauf hielt ich selbst eine!

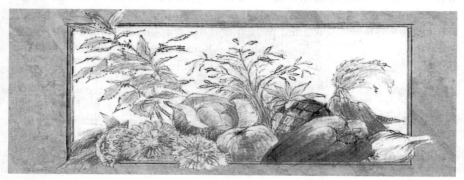

Meine Ernährung

Scharfe Gewürze aus dem Schrank verbannt,
frische Kräuter, Meerrettich und Bärlauch verwand.
Es wurde schonend nur gegart, Zeit beim Essen nicht gespart.
Kalorien + Proteine gab es nicht zu zählen, dafür hieß es: Vitamine wählen!

ESSEN GEGEN KREBS
Sekundäre Pflanzenstoffe, Biophotone, Flavonoide etc.

Mit Broccoli gegen Brustkrebs: Sulphoraphan und Indole,
es folgten Karotten, Tomaten, Äpfel und Zitrone.
Vitamin C im Bündnis mit Bioflavonoiden
sorgten in meinen Zellen für Frieden.
Ablagerungen wurden beseitigt, Radikale gefangen,
Sauerstoff konnte in die Zellen gelangen.

Ich aß Buchweizen mit Rutin,
Tomatengerichte mit Lycopin,
Knoblauch wegen des Allicin;
trank grüne Kräutergetränke –
                    ...
wenn ich an die Arbeit denke!

Mein Bedarf an Vitaminen, Mineralstoffen und Spurenelementen wurde aus Obst-, Gemüse- und Kräutersäften ergänzt. Kräuter und Gewürze spielten eine wichtige Rolle. Die neue laktovegetabile Kost war reich an Symbionten (Bifidus- und Acidophilusbakterien, der Bazillus subtilis), deren Vorhandensein in ausreichendem Maße für unser Immunsystem entscheidend ist. Ausschlaggebend war jedoch, dass die Nahrungsmittel in einem naturbelassenen Zustand zugeführt wurden! Das ist wichtig für eine gute Auswertbarkeit der Nahrung, für die Gesundheit des Darmes und den Energieaufwand, der für die Verarbeitung der Nahrung notwendig ist.

So haben wir z. B. im Naturprodukt Obst Zuckerarten enthalten, die uns Energie liefern. Zugleich Vitamine und Mineralstoffe, die zur Verdauung des Zuckers sowie zur Freisetzung dieser Energie notwendig sind.

Schulmedizinisch aufgegeben - was nun?

Industriezucker aber ist ein isoliertes Kohlenhydrat, das weder gespeicherte Energie noch begleitende Substanzen hat. Zu seiner Aufspaltung werden den Knochen Kalzium und dem Nervensystem Vitamin B entzogen. Das, liebe Leser, kostet uns zusätzliche Energie. Doch die Natur stellt andere Süßungsmittel bereit, um dieses krankmachende Kulturprodukt entbehren zu können.

»Wie ernähre ich mich gesund, wenn ich krank bin?«

So heißt eine Broschüre, welche 1996 von Dr. Wöppel veröffentlicht wurde und seinen Patienten als unentbehrlicher Ratgeber mit auf den Weg gegeben wird. Er schreibt, weshalb eine ausgewogene, stoffwechselaktive, vital- und ballaststoffreiche Kost mit relativ wenig tierischem Eiweiß, aber viel naturbelassenem Rohkostanteil ein wesentliches Element und Voraussetzung einer ganzheitlich ausgerichteten Therapie ist und modernsten wissenschaftlichen Erkenntnissen entspricht. Zu Beginn stehen die Themen: »Krank durch falsche Ernährung – krank durch Gifte?« und »Warum soll gerade der chronisch Kranke, insbesondere der Krebskranke seine Ernährung umstellen?« Im Schlussteil bietet Dr. Wöppel eine Auswahl bewährter Rezepte aus der Hufeland-Klinik an. Ich habe sie als eine Anregung verstanden und kann diese Broschüre jedem Krebskranken und all denen, die es nicht werden möchten, empfehlen!

Über gesunde Ernährung gibt es wohl eine Vielzahl von Büchern, und es würde den Rahmen meines Buches sprengen, hierüber zu schreiben. Aber ich möchte Ihnen einige wichtige Dinge erzählen, die ich erkannt und erfahren habe: Für mich besteht kein Zweifel mehr daran, dass mit unserer Ernährung offenbar einiges im Argen liegt und dass sie einiges enthält, was dazu führt, dass Karzinome (bösartige Geschwulste) an verschiedenen Organen immer häufiger auftreten. Dies herauszufinden und in unserer Kost wieder zu korrigieren, wäre gute Prophylaxe. Dahinein gehören auch die Themen Rauchen und Alkohol, denn die Risiken sind zu potenzieren. Allgemeine Überernährung scheint ein entscheidender begünstigender Faktor zu sein.

Fast jeder Tumor beginnt mit der Schädigung der zellulären DNA, ein

Meine Ernährung

genetische Defekt, der u.a. durch Säure verursacht werden kann! Wenn man sich unsere gängige Zivilisationskost näher anschaut, sind es weit mehr als 20% säuerebildende Produkte, die der Mensch isst.

So wie manche Ernährungsfaktoren den Krebs begünstigen, gibt es wiederum andere, die der Krebsentstehung entgegenwirken: Es sind ballaststoffreiche und stärkereiche Lebensmittel, Kalziumlieferanten, Vitamine (Antioxidantien), Carotinoide, Spurenelemente. Die Kausalkette ist die: »Polysaccharide in Form von Stärke bzw. Ballaststoffen, werden von anaeroben Bakterien, die zur normalen Darmflora gehören, fermentiert. Dabei entstehen kurzkettige Fettsäuren, insbesondere Butyrat. Die Stärke, die wir in Form von Kartoffeln, Getreide, Reis usw. verzehren, wandert zu etwa 10 Prozent durch den Dünndarm und gelangt unverändert in den Dickdarm, wo sie der Darmflora als Substrat zur Verfügung steht. Die Darmbakterien bilden aus Stärke vor allem Butyrat. Ein hoher Stärkekonsum führt zu hohem Abbau und zur Fermentation durch Bakterien im Dickdarm, und die Bakterienmasse nimmt zu. Es entstehen kurzkettige Fettsäuren, die den pH-Wert erniedrigen, und es verändert sich die Konzentration an sekundären Gallensäuren. Die Buttersäure hat einen protektiven Effekt auf die Kolonzyten, die Kolonschleimhautzellen. In Zellkultur können Kolontumorzellen durch Zugabe von Butyrat in ihrem Wachstum gehemmt werden, und zwar konzentrationsabhängig in der physiologischen Konzentration, wie sie in unserem Kolon unter einer richtigen und optimalen Ernährung vorkommt.« (Prof. Dr. H. Kasper, Würzburg)

Auch wird nicht mehr bezweifelt, dass Krebs mitbedingt ist durch unzureichende Versorgung des Organismus mit antioxidativen Nährstoffen. Daher wird der Bevölkerung empfohlen:

1. Übergewicht vermeiden! Es begünstigt die Krebsentstehung.
2. Fettanteil von 40 Energieprozent auf höchstens 30 Prozent der Kalorienaufnahme zu reduzieren.
3. Verzehr von Gemüse und Obst steigern –
   Erhöhung der Zufuhr von Vitaminen und Beta Carotin sowie von Ballaststoffen.
4. Zurückhaltender Alkoholgenuss.
5. Geringer Verzehr von gepöckelten und geräucherten Produkten
6. Erhöhung der Vitaminzufuhr durch vitaminreiche Lebensmittel, nicht durch Supplemente!

Schulmedizinisch aufgegeben - was nun?

So lautet die Quintessenz aus hunderten von epidemiologischen, experimentellen und klinischen Studien sowie der Herz-Kreislauf-Gesellschaft zur Reduktion des Infarktrisikos.

Warum eigentlich spielt unsere Medizin das Cholesterin so problematisch hoch? Es regelt bei Wassermangel im Körper die Durchlässigkeit der Zellmembran für Wasser und wirkt wie ein Schutzverband, den die Natur über beschädigte Teile der Blutgefässe legt. Wichtiger wäre doch, den Menschen zum Wassertrinken zu erziehen! Eine dehydrierte Zelle, die keine hydroelektrische Energie mehr erzeugt, ist am Verhungern. Es muß mehr Cholesterin produziert werden, um das hydroelektrische Energieerzeugungssystem zu ersetzen.

Interessant ist, dass bei Wassermangel im Körper das Interleukin II unterdrückt wird und damit unsere Immunreaktionen! Wenn wir den Wassermangel nicht beheben, kommt es zu Schäden an der DNA und damit zum Beginn des Krebsgeschehens. Die Zellen sind nicht mehr fähig auf Signale zu reagieren und werden zu primitiven Zellen, zu Krebszellen!

Stress bedeutet immer Dehydrierung! Ein kranker Körper wird immer gestresst. Bei Stress werden Stoffe aus den Körperreserven mobilisiert, d.h. im System verfügbares Wasser wird für hydrolytische Prozesse verbraucht. Deshalb müssen wir mehr Wasser trinken als unser Körper normalerweise braucht. (31 ml Wasser/kg Körpergewicht!). Der Körper kann keine Wasservorräte anlegen, deshalb bitte 2 bis 2,5 Liter über den Tag verteilt trinken. Ich betone Wasser, nicht Kaffee, Tee, Limo oder alkoholische Getränke! Solche trocknen unseren Körper sehr schnell aus, und damit beginnt das Problem mit den Krankheiten. Wasser ist die Hauptkraftquelle für unsere Energieerzeugungsmechanismen – und unsere Ärzte verschreiben Antihistaminika? Schmerzen aber sind ein Schrei des Körpers nach Wasser!

Meine Ernährung

Was ist lakto-vegetabile Vollwertkost?

Bei meiner Kostform liegt der Schwerpunkt auf pflanzlichen Produkte mit hohem Rohkostanteil (=vegetabil). Tierische Lebensmittel sind verboten, mit Ausnahme von wenigen Eiern (=ovo) und Milchprodukten (=lakto). Fleisch würde ich nur essen, wenn ich weiß, woher das Tier kommt und wie es gefüttert wurde. In vielen Gaststätten wie in den meisten Krankenhäusern findet man leider noch immer kaum Angebot an vollwertigem Essen und muss mit übertriebenen Verarbeitungsprozessen rechnen (Laugenwaschen, Mischen, Konservieren, Weißmahlen, chemische Behandlung, Zusatzstoffe und anderes). Ich weiß nicht, ob das »Nahrungsmittel« bestrahlt, gentechnisch manipuliert oder durch sonstige Technologien verändert wurde.

Schon Pfarrer Kneipp erkannte die Bedeutung der vollvertigen Kost; in einem Vortrag sagte er:»Ich wiederhole es noch einmal: Kinder sollen nichts vom Konditor bekommen, nichts Feines. ... Merkt Euch das: Je weniger vom Getreide wegkommt, um so besser ist es. Je weniger die Herstellung, die Zubereitung braucht, um so besser ist es. ...«

Nur naturbelassene Nahrungsmittel enthalten alle essentiellen Bestandteile. Fast jede Verarbeitung (Schälen, Zerkleinern, Erhitzen) kann ihren Gehalt an Nährstoffen vermindern. Der jeweilige Vitamin B 1-Gehalt von Weizen und Weizenmehlen in Abhängigkeit vom Ausmahlungsgrad ist ein Beispiel dafür: Der Verlust an diesem lebensnotwendigen Nährstoff beträgt etwa 88 Prozent (!), wenn man den Gehalt des ganzen Getreidekorns mit dem vielerorts verwendeten Weizenmehl der Type 405 vergleicht. Bei der Mehlkonserve »Auszugsmehl« wurden mit dem ölhaltigen Getreidekeim und den Randschichten das für den Kohlenhydratstoffwechsel unentbehrliche Vitamin B 1, ferner B 2, B 6, Pantothensäure, Nikotinsäureamid, Folsäure und Biotin, Vitamin E, Inosit, Mineralien und eine Vielzahl von Spurenelementen entfernt. Deshalb habe ich mich grundsätzlich auf Vollkornmehl und Vollkornprodukte umgestellt (Dinkel)

Auch raffinierte Zucker und daraus hergestellte Produkte sind tabu. Der Fabrikzucker entzieht bei seinem Abbau allen übrigen Stoffwechselprozessen, unter anderem der Regeneration der Nervenzellen, das dringend benötigte Vitamin B 1! Gerade wenn dieses durch den Konsum von Auszugsmehlen und dem Mangel an Frischkost nur in kleinsten Mengen vor-

Schulmedizinisch aufgegeben - was nun?

handen ist – wie bei unserer im Wohlstand leidenden, zuckerversessenen deutschen Bevölkerung. „Sacharidose" als einheitliche Grunderkrankung vieler Leiden, tritt zeitversetzt nach 20 Jahren Fehlernährung ein. Lesen sie "Zucker, Zucker" von Doktor Bruker! Was habe ich noch bis vor vier Jahren an Schokolade gegessen! Ein Suchtmittel? Eine Ersatzbefriedigung? Schokolade, meine Damen, enthält Methylxanthine, die das Zellwachstum in bestimmten Drüsengeweben steigern. Diese Zellgifte greifen in die normale Tätigkeit bestimmter Enzyme ein; verhindern das Enzym-Signal, das Wachstum einzustellen. Folglich können sich bestimmte Drüsengewebe, Zysten und fäserige Tumore zu bilden beginnen, die so genannte zystische Fibrose. Ärzte glauben, dass die Wirkung dieser Methylxanthine auf die männliche Prostata ähnlich ist wie auf die weibliche Brust.

Seit ich von der natürlichen chemischen Giftigkeit der Schokolade weiß, den Zusätzen, die erforderlich sind, um sie schmackhaft zu machen, sowie den Unzulänglichkeiten in Ernteverfahren und Erstverarbeitung, lehne ich sie als Nahrungsmittel ab. 120 Insektenteile oder zwei Haare von Nagetieren sind pro Tasse (235 ml) Schokolade und Schokoladenbutter erlaubt, auch 10 mg Tierausscheidungen pro Pfund gehen von der Überwachungsbehörde FDA ohne Beanstandungen durch! So sind es wohl nicht nur der Zucker und das Fett, die uns mit Gewichtszunahmen ärgern, sondern die Tierteile in der Schokolade, auf die unsere Kinder zunehmend mit Allergien reagieren. Eine Anregung des Zentralnervensystems, Schlaflosigkeit, Juckreiz, Depressionen und Angst werden mit dem Theobromin in der Schokolade in Verbindung gebracht; Tannine mit bestimmten Krebsarten des Verdauungssystemes. Doch die Regale und Einkaufskörbe sind voll! Zusätze verhindern das Ranzigwerden der Fette, verlockende Aufmachungen fördern die Versuchung.

Neben dem künstlichen Aromastoff Vanillin, ein Gift, das anstatt natürlicher Vanille verwendet wird, enthält Schokolade sehr viel Zucker. Dieser isolierte Zucker ist wie oben erwähnt nicht nur ein Nährstoffräuber, sondern ein Nicht-Lieferer: Es wird reine Energie ohne Vitamine und Nährstoffe zugeführt. Nun müsste dieses Defizit besonders durch vitamin- und nährstoffreiche Lebensmittel ausgeglichen werden! Doch was ist der Fall? Süßes wird zwischendurch genascht, das Hunger-Sättigungsgefühl kommt durcheinander. Psychologisch werden diese Naschereien oft mit Liebe, Wärme und Belohnung verbunden, man holt sich Freude aus Süßem, und isst sich

Meine Ernährung

»Kummerspeck« an.

Die Lust auf Süßes wechselt mit der Lust auf Salziges, so dass wertvolle Mahlzeiten zugunsten leerer Kalorien entfallen. Der Zucker aber wirkt degenerierend auf unsere Darmflora, er bietet den schädlichen Bakterien und Pilzen beste Wachstumsmöglichkeiten. Kranke Zähne, Fettleibigkeit, »Zuckerkrankheit« (Diabetes mellitus) usw. sind die Folgen. Kinder mit Verhaltensstörungen wie Überaktivität, Aggresivität, Konzentrationsschwäche und Fahrigkeit.

Bei gesunder Ernährung geht es nicht nur um den Verzicht auf Fleisch, wie der vegetarische Gedanke vielleicht nahe legt, sondern um die verheerenden Stoffwechselschäden durch denaturierte Lebensmittel. Das sind neben raffiniertem Zucker und Weißmehl auch die Fabrikfette als durch Präparierung und Konservierung entnatürlichte Nahrungsmittel. Der alte Dr. Bruker sagte:»Auch solche grausigen Kadaver wie die maustote H-Milch und die total künstliche Fabrikschmiere Margarine, die von Napoleon III. eingeführte »Soldatenbutter«, gehören dazu.« Man sollte Werbung schon immer gründlich hinterfragen, denn nicht jede »revolutionäre Lösung« ist mit Fortschritt verbunden.

Nach Meinung von Experten ließe sich gut ein Drittel aller bösartigen Tumorerkrankungen vermeiden, wenn deutlich mehr Gemüse und Obst und weniger Fett gegessen würde. »Fünfmal täglich etwas Rotes, Gelbes oder Grünes aus dem Pflanzenreich« lautet die Formel für eine gesündere Ernährung. In den Mittelmeerländern vertilgen die Menschen pro Jahr 220 bis 240 kg Obst und Gemüse als Frischkost, d. h. morgens geerntet, vormittags auf dem Markt und mittags im Kochtopf! Dreimal so viel wie wir! Und bei uns liegen oft Tage und Wochen dazwischen, Zeit für Verpackung, Transport und Lagerung – vor allem aber für Vitaminverluste!

Genau wie Essen Krebs fördern kann, kann es ihn auch verhindern. Krebsschützende Substanzen überwiegen jedoch in den Pflanzen, allen Hiobsbotschaften zum Trotz. So kam bei mir mehr Grünzeug auf den Tisch, zum anfänglichen Ärger meiner Familie. Für mich so 500 bis 700 g pro Tag. Die Zufuhr von Vitaminen war gesichert: Ich ließ die zellschützende Polizei C, E und Beta Carotin durch meinen Körper sausen und die freien Radikale fangen. Vermied Umweltgifte, wodurch diese Radikale entstehen: Smog, Abgase, Zigarettenrauch, körperliche und seelische Belastung (Infektionen). Beta Carotin (Rote Bete und Karottensaft, getrocknete Aprikosen und

Schulmedizinisch aufgegeben - was nun?

andere Carotinoide (Lycopin aus Tomaten) führte ich in Hülle und Fülle zu, aß Brokkoli (3 bis 4 mal in der Woche) und andere Kohlsorten (Chinakohl!), frische Karotten und daraus gepressten Saft, Mangold, Spinat, Tomaten, Aprikosen und Melonen, jede Menge Blattsalate. Meine Haut sah aus wie die eines Babys, das viel Karottensaft bekommt, richtig gesund. Man weiß heute, dass das Provitamin Beta Carotin eine eigenständige krebsvorbeugende Wirkung hat. Wie die Carotinoide sind auch die Flavonoide ein antioxidativer und krebsvorbeugender Farbstoff. Ich denke an das Violett des Rotkohls, der Weintrauben, der Beerenfrüchte und Kirschen. Sie unterstützen den krebsschützenden Effekt anderer sekundärer Pflanzenstoffe und Vitamine. In Zitrusfrüchten beispielsweise wird durch Flavonoide das Vitamin C etwa um das 50fache verstärkt. Rutin, Espertin, Noveletin, Tangeritin – sie alle erleichtern die Verwertung der Vitamine, bieten Gefäß- und Strahlenschutz, helfen, unser Immunsystem aufzurüsten. Je mehr Flavonoide, desto mehr gefährliche Ablagerungen werden beseitigt und Radikale abgefangen.

Dann gibt es viele schwefelhaltige Verbindungen in scharfen Gemüsesorten (Kohl, Rettich, Senf, Kresse, Zwiebeln, Knoblauch), die besonders effektiv gegen Krebszellen arbeiten. Natürliche Pflanzenhormone, die Phytoöstrogene, welche das Brustkrebsrisiko bei Frauen reduzieren, finden sich in Soja, Tofu, Linsen, getrockneten Bohnen, in der Wurzel der großen Klette, in Pastinaken, Süsskartoffeln, Granatäpfeln, Wiesenklee, Hopfen, Ginseng, Yamswurzel und den Randschichten des Getreidekorns (Vollkorn). Ballaststoffe als wichtige pflanzliche Bioaktivstoffe greifen hemmend bei der Entstehung und Weiterentwicklung des Tumors ein. Wenn ich da an meine arg vergrößerte Stuhlmenge denke – und das täglich 3 bis 4 mal! So konnten krebserregende Substanzen keine Zeit mehr finden, einzuwirken. Die Ballaststoffe werden im Dickdarm von Bakterien abgebaut. Dabei entsteht, wie bereits erwähnt, Butyrat. Diese Buttersäure hemmt das Wachstum entarteter Zellen und verhindert die Bildung krebsfördender sekundärer Gallensäuren.

Weltweit beobachtet man, dass ein üppiger Fettverzehr mit erhöhter Sterblichkeit an Krebs einhergeht. Je mehr Fett verdaut werden muss, desto reichlicher wird Gallensäure gebildet. Die sekundären Gallensäuren, welche im Dickdarm von den Bakterien gebildet werden, sind sehr aggressiv und reizen die Darmschleimhaut. Nach vielen Jahren kann das zu Schädigungen

Meine Ernährung

und bösartigen Wucherungen kommen.

Hier spielt die Zusammensetzung der Fette eine Rolle: Bestimmte mehrfach ungesättigte Fette aus pflanzlichen Ölen wie Sonnenblumen- oder Sojaöl begünstigen eine Tumorbildung, wenn sie einseitig und im Übermaß aufgenommen werden. Andere mehrfach ungesättigte Fettsäuren wie Omega-3-Fettsäuren können das Krebsrisiko senken.

Traubenkernöl gewährleistet einen intensiven Zellschutz: es enthält sog. Prozyanidine (Bioflavonoide), die 20mal stärker als Vitamin C und 50 mal stärker als Vitamin E gegen freie Radikale wirken. Entscheidend ist, wertvolle kaltgepresste Pflanzenöle aus biologischem Anbau zu verwenden!

Wenn fettreiche Fleischwaren und Milchprodukte im Speiseplan dominieren, kommen pflanzliche Lebensmittel zwangsläufig zu kurz – und damit alle Stoffe, denen eine krebsschützende Wirkung zugesprochen wird.

In meiner Kindheit wurden bäuerliches Essverhalten und Lebensweise geprägt, und damit körperliche Spätschäden programmiert. Die fettreichen Ernährungssünden von jährlich zwei geschlachteten Schweinen machten sich 20 bis 30 Jahre später bemerkbar; Krebs entsteht nicht von heute auf morgen. Vollkornprodukte beispielsweise waren in meinem Elternhause völlig unbekannt. Doch um genügend Ballaststoffe aufzunehmen, muss man sich neben Gemüse und Obst auch mit Vollkornprodukten und Hülsenfrüchten anfreunden. Im Weißkohl hat man etwa 50 verschiedene Bioaktivstoffe entdeckt, Vitamine und Mineralstoffe nicht inbegriffen. Ich habe viel geraffelten Weißkrautsalat mit Zitrone und rohes Sauerkraut, milchsauer vergoren, gegessen. 40 feste Weißkrautköpfe waren im Nu durch die Krautmühle und in Steintöpfen (Milchsäuregärung!) gestampft. Mehr als 100 fast kindskopfgroße Rote Bete und ein großer Haufen Karotten lieferten das ganze Jahr über frischen wie vergorenen Saft und Salat. Neben den vielen grünen Salaten sind sie alle sehr mineral- und vitaminreich und enthalten viel Kalk. Hier waren aber auch die Beerenfrüchte, vor allem die biologisch gezogenen Erdbeeren, große Lieferanten.

Wichtig, und unbedingt notwendig ist es, Naturprodukte zu essen, so Vollkorn- oder Flockenbrot, viel Nahrung aus ganzem Weizen, ganzem Roggen und aus Naturreis. Vor allem aber Dinkel! Er enthält so gut wie alle Nährstoffe, die der Mensch braucht in einem harmonisch ausgewogenen Mengenverhältnis. Dinkel ist gegen Radioaktivität und Umweltgifte resistent, weil das Korn von mehreren Schichten fest umschlossen ist. Und es

Schulmedizinisch aufgegeben - was nun?

wirkt nicht säuerebildend! Zum Süßen verwendet man Akazien- oder Tupelohonig, Ahornsirup, Birnendicksaft und Stevia, welche schnell zu Glykogen abgebaut werden und auch noch von der geschädigten Leber verwertet werden.

Stevia, das Kraut eines südamerikanischen Strauchgewächses, bringt natürliche Süsse ohne Kalorien in meine Speisen und Getränke. Ich schätze es wegen seiner Vielzahl an Nährstoffen und seinem einmalig fruchtig-süsslichem Geschmack. Es lässt sich gut mit anderen Teesorten mischen; in der Erkältungszeit verwende ich hier auch gern die Süssholzwurzel bzw. den daraus gewonnenen Zucker. Vielfach werden auch Trockenfrüchte eingesetzt, insbesondere ungeschwefelte Aprikosen – wegen ihres hohen Gehaltes an Carotinoiden, also an Herz- und Krebsschutzstoffen.

Nieren- und Schweinefett sowie andere tierische oder gehärtete Fette bzw. aus solchen Fetten hergestellte Margarine ist nicht zu verwenden! Ich streiche Sauerrahmbutter auf mein Brot, verwende natives kaltgepresstes Olivenöl und andere unraffinierte Öle. Weizenkeimöl, um den Vitamin E Bedarf zu decken und Schwarzkümmelöl, welches dank seines hohen Anteils an biologisch aktiven, mehrfach ungesättigten Fettsäuren viele Stoffwechselvorgänge unterstützt. Dann knabbere ich Mandeln, eigene Wal- und Haselnüsse. Gewürzt wird mit Meersalz, frischen Gartenkräutern, Herbaforce (Hefeextrakt mit Vit. B-Komplex) sowie eigenen Gewürzen aus der Hildegard-Küche (Griechenkleemischung, Bertram, Galgant). Doch nichts ist besser als Butter und Oliven! Sie enthalten Phytochemikalien, die die Initiierung und Förderung von Brustkrebs aufhalten. Da mich meine Bekannten immer ein wenig anlächelten, wenn ich von der »rechtsdrehenden Milchsäure« berichtete, möchte ich an dieser Stelle einmal etwas näher darauf eingehen:

Warum ist die milchsaure Nahrung so günstig? Milchsäurebakterien, die bei der Herstellung von milchsauren Produkten eingesetzt werden, scheiden neben Milchsäure auch krebshemmende Stoffe aus. D. h. krankmachende Bakterien im Darm werden abgetötet und zusätzlich das Immunsystem angeregt, insbesondere die Makrophagen. Diese Milchsäurebakterien wirken auch hervorragend den Fäulnis- und Gärvorgängen im Darm entgegen und verbessern die Darmmotorik. Ein großer Teil der Kohlenhydrate wird durch diese Bakterien in L(+) Milchsäure umgewandelt. Milchsaures Gemüse (Sauerkraut, Dillgurken, Rote Bete oder Mischgemüse) bzw. Säfte

Meine Ernährung

haben durch diesen Stoffwechselprozess schon eine Art Vorverdauungsprozess durchgemacht. Damit wird die körpereigene Aufbereitungs- und Resorptionsarbeit enorm entlastet, so dass diese schneller und mit weniger Energieaufwand durchgeführt werden kann. Ergebnis: Zellen und Gehirn werden rascher mit lebenswichtigen Vital- und Aufbaustoffen versorgt.

So habe ich es mir zur Gewohnheit gemacht, jeden zweiten Tag frischen Gemüsesaft herzustellen. Er besteht zu 60 % aus Rote Bete-, 30 % Karotten- und 10 % Sauerkraut und wird ½ bis 1 Stunde vor dem Mittag- und Abendessen getrunken. Angereichert mit dem Saft einer halben Zitrone (unbehandelt) und einem halben Teelöffel Schwarzkümmelöl. Ich bin mir sehr wohl der unterstützenden Heilwirkung milchsaurer Produkte bewusst und weiß von ihren Inhaltsstoffen. Rote Bete gehört in die Krebstherapie, wie wir später noch erfahren! Im Sauerkrautsaft findet sich das lebenswichtige biochemische Element Acetylcholin, das bei der Übertragung von Impulsen im Gehirn, Rückenmark und Nervensystem eine zentrale Rolle spielt. Die in Milchprodukten vorkommende Milchsäure ist ein Gemisch zweier chemisch spiegelbildlicher Formen und besteht aus links- und rechtsdrehender Milchsäure. Nur letztere ist ein normales Stoffwechselprodukt im menschlichen Organismus. Sie entsteht vor allem beim Abbau von Glucose unter Muskelarbeit. Die linksdrehende ist eher schädlich, d. h. sie kann nur begrenzt umgesetzt werden, wird verzögert ausgeschieden und kann sogar zur Laktazidose, einer Stoffwechselstörung, führen. Sie wird auch bei Störung der Darmflora gebildet (Dysbakterie). Man ist also gut beraten, Milchprodukte mit einem Milchsäureanteil von über 90 % rechtsdrehender Milchsäure zu verwenden, beispielsweise Bioghurt von Ehrmann, Sanoghurt aus dem Reformhaus oder Erlenhof-Speisequark/REWE. Joghurt ist heilwirkend, wenn bei der Zubereitung Acidophilus-Bakterien verwendet werden. Man sollte ihn jedoch nicht das ganze Jahr hindurch regelmäßig einnehmen, was die Bakterienflora im Darm einseitig beeinflussen würde. Ständig lag bei mir eine Blutarmut vor, die ich mit verstärkter Zufuhr von Vitamin B 12 aus solchem Joghurt beheben konnte. Auch bei Blähungen und mangelhafter Verdauung hat sich die Acidophiluseinnahme bewährt. Letztlich habe ich Molkenkonzentrat, milchsaures Gemüse und Säfte als Nahrungsmittel zu meinen Heilmitteln gezählt: Die Milchsäurebakterien fördern die ständige Regeneration der Darmflora und des Stoffwechsels. Fäulnis- und Gärungsprozessen im Verdauungssystem wird schützend ent-

Schulmedizinisch aufgegeben - was nun?

gegengewirkt, den krankheitsfördernden Fäulnisbakterien im Dickdarmbereich der Nährboden entzogen. Milchsaure Produkte reinigen und entschlacken das Gewebe, sie sorgen für eine erleichterte Resorption wichtiger Mineralien und Spurenelemente. Die Sauerstoffauswertung in den Zellen und die Zellatmung werden nachhaltig verbessert, was gerade für den Tumorkranken eine wertvolle Hilfe darstellt Also, viel rohes Sauerkraut essen! Immer wieder empfehle ich auch Reinigungs- und körperpflegeprodukte mit rechtsdrehender Milchsäure zu verwenden (Conley-Produkte). Sie regeneriert den Säureschutzmantel der Haut!

Die Milch ist ein Naturprodukt, dass sehr viele Vorzüge aufweist. Doch nicht jeder Bauer oder jede Genossenschaft ist so weit, eine völlig einwandfreie Milch anzuliefern. Ich habe die Qualität der Rohmilch über Jahre hinweg kontrolliert und schmecke noch heute, welche Impfungen und welches Futter einschließlich Zusätze die Tiere bekommen haben. Wenn Landwirte Milch von krankem Vieh (Tuberkulose!) als Genussmilch abgeben, dann sollten sie sich darüber im Klaren sein, dass die Gesundheit der Mitmenschen höher steht als der finanzielle Gewinn dieser ersten vier bis fünf Tage nach der Impfung bzw. nach dem Abkalben gewonnenen Milch! Eine kranke Mutter, die für sich allein schon zu wenig Mineralbestandteile und gesunde Stoffe besitzt, kann ihrem Säugling keine vorteilhaften Aufbaustoffe übermitteln. Auch Tiere, die ständig im Stall stehen, können beim besten Futter nicht gesund bleiben. Unsere Landwirte müssen dafür besorgt sein, einen gesunden Boden zu schaffen, um für das Vieh gesundes und natürliches Futter zu erhalten. Gesunde Lebensbedingungen sind notwendig, um mit gesunden Produkten dem Menschen zu guter Gesundheit zu verhelfen! Weiß aussehende H-Milch ist doch nur mal an der Milch vorbeigehaucht! Zudem sind Molkereiprodukte fast immer eine Quelle von Umweltgiften und Wachstumshormonen. Lesen Sie Dr.Brukers "Murks mit der Milch" uns Sie werden vieles mit anderen Augen sehen. Sie werden erfahren was uns krank macht!

Wohl dem, der weiß, wie frische Milch schmeckt! Ich habe mich an frische Ziegenmilch gewöhnt, sie ist kalkreicher und scheint das Immunsystem nicht annähernd so stark zu belasten wie die Kuhmilch (weniger Eiweiß – weniger Reizungen). Ziegenmilch regt die Enzymauswertung an. Das in ihr enthaltene Ubichinon 50 ist ein Heilmittel und wichtig für die Zellatmung! Ubichinone (Q 10) sind beteiligt an der intrazellulären Energiegewinnung in

164

Meine Ernährung

den Mitochondrien, fördern eine effektive Herztätigkeit, bieten Zellschutz. Zu meinem Rohkost- oder Salatteller gibt es frischen Ziegen- oder Schafskäse. Ich mag keinen Schnittkäse, der wochenlang eingeschweißt im Regal des Supermarktes liegt und mit Farb- und Konservierungsstoffen versehen ist. Merke: Käse am Morgen ist Gold, am Mittag Silber und am Abend Blei. Die Bekömmlichkeit ist nicht immer gleich gut.

Gute Milch ist eine wertvolle Eiweiß- und Fettnahrung. Trinkt man sie süß, also wie sie vom Tier kommt, hat man mehr Nährstoffe darin als bei saurer Milch oder Joghurt. Diese aber sind leichter verdaulich und haben eine günstigere Wirkung auf die Darmflora. Damit komme ich noch einmal zum wichtigsten Punkt in Sachen Krankheit: dem Aufbau einer gesunden Darmschleimhaut, der Darmsymbiose. Ihr vorweg geht das Entgiften von Unterleib bis Bronchien, und ich möchte weitergehen, bis zum Kopf. Ich muss mir bewusst werden, dass eine gesunde Darmflora eine gesunde Grundlage bildet, und mich gesund ernähren wollen! Das heißt, zuerst das seelische Milieu zu korrigieren, dann das Milieu im Darm.

»Das Bakterium ist nichts,
das Milieu ist alles!«
(Pasteur)

Symbiose heißt, Mensch und Bakterien unterstützen sich im gegenseitigen Nutzen. Wir müssen den Degenerationsprozess stoppen durch konsequentes Ausscheiden von Nahrungs-, Genuss- und Krankheitsmitteln! Eine stoffwechselfreundliche Kost kann die Schleimhaut nicht mehr stören; sie baut einen gesunden Nährboden auf. Hier ist die Neuansiedlung physiologischer Mikroorganismen erforderlich: Lactobacillus Acidophilus und Lactobacillus Bifidus müssen zugeführt werden. Probiotische Milchprodukte allein sind für die Regeneration nicht ausreichend. Es gilt, den Leberstoffwechsel durch verschiedene heilungsfördernde Maßnahmen zu unterstützen (s. morgendliches Darmreinigungs-Programm).
Für Sie, liebe Leser, an dieser Stelle zwei Sätze aus der Ernährungsmedizin zum Nachdenken:
1. Eine gesunde Kost ist Voraussetzung für die Mikrobiologie im Blut.
2. Stoffwechselstörende Medikamente haben Auswirkung auf die
  Zellatmung.

165

Schulmedizinisch aufgegeben - was nun?

Ich werde für den Rest meines Lebens Lebenssmittel als Heilmittel vorziehen, auch wenn es schwieriger ist, solche zu bekommen. Ein Wort noch zu »ovo«, dem Ei, das seine beste Wirkung hat, wenn man es roh genießt (in die Suppe roh verrühren, nicht mitkochen). Doch es muss von freilebenden (glücklichen) Hühnern stammen! Diese Eier sind gesund, was man schmeckt und dem Dotter ansieht – ob die Tiere grünes Frischfutter oder Möhren bekommen.

Eier bilden jedoch viel harnsaure Stoffe. Dadurch wird schwefelige Säure frei, was man mit unangenehmen Aufstoßen nach ihrem Verzehr (gekocht) feststellen kann. So bin ich in meinem Verbrauch vorsichtiger geworden: ihr Eigelb enthält Fett und Cholesterin, zum anderen finden sich im Ei auch Gifte wie Indol und Katol. Legebatterie-Eier mit Rückständen von Medikamenten und Hormonen rühre ich nicht an! Und wenn sie noch so preiswert angeboten werden! Das gleiche gilt für Erbsen aus der Weißblechdose und dem Glas, denen man schon im Vorbeigehen ansehen kann, was mit ihnen los ist. Wenn meine eigene (knackige) Ernte zur Neige geht, finde ich die proteinhaltigen Feinschmecker im Schockfrost-Verfahren. Ich denke, auch hier müssen die Verbraucher den Ton angeben. Ein wilder oder stippiger Apfel ist vielleicht nicht „schön", aber er enthält hundertmal mehr Leben und Kraft als ein unter der Wachsschicht vergrabener, zwangsgereifter Plantagenapfel!

Selbst Körner, Nüsse und Samen als Quellen pflanzlicher Proteine sollten aus biologisch-dynamischen Anbau gewählt werden, da sie oft mit Agrarchemikalien behandelt werden. In Reformhäusern, Bioläden und orientalischen Geschäften finden sich auch Initationen tierischer Produkte: Tofu als Burger, Wiener und Frühstücksfleisch. Sojabohnen haben einen erheblichen Anteil mehrfach ungesättigter Fettsäuren, ihr Eiweiß kann isoliert und in erstaunlich viele Formen umgewandelt werden. Die Produkte haben eine äußerst positive Wirkung auf die Gesundheit: Sie enthalten Phytoöstrogene, die uns Frauen einen nennenswerten Schutz vor östrogenbedingten Krankheiten wie Brustkrebs bieten. Nicht minder den Männern vor Prostatakrebs.

Meine Ernährung

Problem: Natürliche Vital- und Aufbaustoffe

Bevor ich in meiner Empfehlung zur Umstellung auf eine gesundheitsfördernde Ernährung fortfahre, möchte ich noch etwas zum gespritzten Obst sagen: Früchte, die mit Blei und Arsenik gespritzt sind, können Ihnen erhebliche Schädigungen verursachen! Nach und nach können tragische Situationen in Erscheinung treten, die mit solchen Giftstoffen, wie sie in Spritzmitteln vorhanden sind und an den Früchten haften, in Zusammenhang stehen. Ein Apfel, wie Sie ihn glatt und ohne Stipp (aber auch ohne Aroma!) zu kaufen bekommen, ist von der Blüte bis zum Verzehr bis zu 30 mal gespritzt worden! Selbst durch gründliches Waschen oder Schälen wird man nicht alle Spritzmittel entfernen können. Es werden Haftmittel zugesetzt, damit nicht jeder Regen das teure Spritzmittel abwäscht. Ein Gas sorgt für gute Lagerung und verlustlosen Transport. Gerade in und unter der Schale befinden sich viele wertvolle Stoffe. Doch die kann man nur essen, wenn man das Obst selbst anbaut bzw. darauf achtet, ungespritztes Obst zu bekommen.

Ich gebe mir viel Mühe, Naturnahrung geschickt zuzubereiten und sie unverändert – so wie sie die Natur hervorbringt – zu verwenden. Sehe, wie günstig mein Körper darauf reagiert, und kann mir vorstellen, wie Krankheiten ohne Medikamente verschwinden können. Somit eine gesunde Grundlage geschaffen wird. Naturnahrung enthält alles, was wir brauchen um unseren Körper gesund und im Gleichgewicht zu halten. Wird aber raffiniert, verändert und verkünstelt (Agrarindustrieprodukte), dann haben wir den Schaden, der in tragischer Form in unserer ganzen zivilisierten Menschheit zum Ausdruck kommt. Als gelernte »Agraringenieurin« und Bauerstochter könnte ich über dieses Thema ein eigenständiges Buch füllen. Doch als ich im Frühjahr letzten Jahres aus der Hufeland-Klinik zurückkam und anfing, Kräuter zu sammeln und zu trocknen, nannte man mich eine »Kräuterhexe«. Vielleicht hat die mich gesund gehext!? (s. Heilkräuter und -tees).

»Die Ernährung ist hauptsächlich ein exogener Faktor; doch eine ständig sich ändernde, unnatürliche Ernährung ruft in unserem Organismus diesen inneren vorerkrankten Zustand hervor.«
(Prof. Siegmund: Ganzheitsbehandlung der Geschwulsterkrankungen)

Schulmedizinisch aufgegeben - was nun?

»Es ist eine langsam fortschreitende innere Anpassung, die der Körper voll-
bringt, denn die einzelne, tägliche Giftzufuhr ist höchstwahrscheinlich zu
gering, um eine Abwehrreaktion auszulösen. So kann ein Tumor wachsen,
während der Körper wehrlos ist und sich immer mehr Gift ansammelt.«
(Leonard Wickenden: Unser täglich Gift)

Das Ernährungsproblem wird trotz des Wissens und der Informationen, die
derzeit verfügbar sind, nicht verstanden. Die aus Mineralien bestehenden
Grundsubstanzen eines normalen Körpers sind lebendig. Sie enthalten ioni-
siertes oder aktiviertes Kalium und Mineralien der Kaliumgruppe mit positiver elektrischer Ladung. Wenn Kalium raus geht, kommt Natrium rein! Im
kranken Körper ist das Kalium inaktiv. Hier sind Natrium und die Mineralien der Natriumgruppe mit negativer Ladung ionisiert. Das ist die Grundlage, auf welcher sich folglich alle abnormalen Vorgänge entwickeln. Wer
seinen Körper heilen will, muss ihn entgiften und ihn mit ionisierten Mineralien aus natürlicher Nahrung und lebendigem Wasser aktivieren, damit die
lebenswichtigen Organe wieder arbeiten können! Er muss die Entgiftungs-
organe öffnen, dadurch wird der Körper frei: Nieren! Leber! Darm! Und
Psyche! Das führt zum Erfolg!

Die Pflanze wird zum Tor für Gesundheit, Vitalität und Wohlergehen.
Pflanzliche Mineralstoffe sind lebensnotwendig!

Lernen sie für ihren Körper selbst Verantwortung zu übernehmen und
begreifen sie, dass man ein gutes Gemüse nur essen kann, wenn man die
Möglichkeit hat, an gesundes Gemüse heranzukommen. Lassen sie sich
nicht aus Bequemlichkeit blenden.

Meine Ernährung

Der Mineralstoffwechsel als Grundlage für die Entwicklung bösartiger Tumore im vergifteten Körper

Die Vital- und Aufbaustoffe sind an wesentlichen Regenerationsvorgängen sowie biochemischen Funktions- und Steuerprozessen im Zellstoffwechsel beteiligt. Pflanzen nehmen durch naturgesetzliche Einflüsse und mit Hilfe des internen Stoffwechsels bzw. der Sonnenenergie die Mineralsalze aus dem Boden auf und binden sie an Pflanzeneiweiß. Erst durch diese Umwandlungsform sind die Vitalstoffe (Mineralien, Spurenelemente, Intelligenzmetalle) für den menschlichen Organismus optimal und ohne Ballast verwertbar.

Ich verwende ein völlig natürliches Mineralstoffgemisch aus gemahlenen Tropenpflanzen bzw. Sesamsaat. Es dient zum Aufbau und Erhalt der Körpersubstanz, unterstützt und regelt Zell- und Stoffwechselfunktionen auf biochemischem Weg, und beeinflusst die Steuerung der Nervenfunktionen, des Herzmuskels und des Kohlenhydratstoffwechsels. Natürliche Mineralstoffe und Spurenelemente sind Cofaktor vieler Enzyme, und damit wichtig für Wachstum und Entwicklung. Sie sind an der Bildung des roten Blutfarbstoffes sowie am Energiestoffwechsel beteiligt. Molybdän und Kobalt fördern die physiologische Schilddrüsenfunktion. Kobalt trägt ferner zur Vitamin B 12-Synthese im Dickdarm bei. Weitere Inhaltsstoffe wie Calzium, Kalium, Magnesium, Eisen, Zink, Schwefel, Mangan, Kupfer und hochwertiges Pflanzen-eiweiß unterstützen das physiologische Gleichgewicht meiner Körperflüssigkeiten.

Der Mineralkreislauf speichert große Mengen von Mineralien in der Kaliumgruppe und Glykogen in der Leber, Jod und die Mineralien der Natriumgruppe in der Schilddrüse. Mit dem aufgetretenen Jodmangel verschoben sich diese Mineralgruppen, die Zellen wurden unfähig, Mineralien zu binden. Die Vorräte an Glykogen (Kohlenhydrat-Speicherform) sowie der Mineralien der Kaliumgruppe verringerten sich. Somit herrschte Jodmangel, auch in der Haut und in anderen überwiegend negativen Geweben. Und eine Substanz wandert nicht für sich alleine vom Blut ins Gewebe oder umgekehrt. Niancin füllt die erschöpften Kaliumreserven in der Leber auf. Es ist nicht nur ein für den Eiweißstoffwechsel unentbehrliches Vitamin, sondern füllt auch die Zellenergie bei vielen Krankheiten auf. Jod ist fähig,

Schulmedizinisch aufgegeben - was nun?

die elektrischen Potentiale und die Zellaktivität herzustellen. Die Schilddrüse aber speichert nur 20 % des im Körper enthaltenen Jods. – Der Großteil ist in den Skelettmuskeln, der Leber, in den Eierstöcken, der Hirnanhangsdrüse und dem Zentralnervensystem gespeichert. – Sie nimmt normalerweise aber etwa 80 mal mehr Jod auf als jedes andere Gewebe. Mein Jodgehalt im Blutserum lag nie im Normbereich, doch nach zehn Wochen intensiver ganzheitlich immunbiologischer Therapie waren meine Schilddrüsenwerte in Ordnung, meine Internistin setzte das fast 25 Jahre lang zugeführte Jod ab!

Dieser Kropf war für mich eine Belastung: Schon als Schulkind hatte ich die schlechteste Note im Ausdauerlauf oder Schwimmen. Platzangst in geschlossenen Räumen, allgemeine Erregbarkeit, Gereiztheit, endloser Drang und Ruhelosigkeit.

Tumore enthalten mehr Jod als Leber und Muskeln, wie man in Untersuchungen feststellte. Die geringe Fähigkeit des Krebskranken, das zugeführte Jod zu speichern, hängt »wahrscheinlich mit einigen Veränderungen in der Physiologie der Schilddrüse zusammen.« (Jesse Greenstein: Biochemistry of Cancer)

Vielleicht war es kurzsichtig oder falsch von dem Professor, der mich all die Jahre behandelte, nur ein einziges Mineral zu beobachten. Zahllose Stoffwechselprozesse laufen gleichzeitig ab. Sicher war es schwierig zu entscheiden, wo er stimulieren soll oder wo er die Vorräte der Organe auffüllen soll; doch in der Zwischenzeit waren die Organe wohl geschädigt. So sieht man heute den Mineralstoffwechsel als Grundlage für die Entwicklung bösartiger Tumore in einem vergifteten Körper. Er ist die Basis verschiedener Mangelzustände bei den Stoffwechselprozessen, die mit Eiweiß, Fett und Kohlenhydraten zu tun haben, und die Harmonie im Mineralstoffwechsel muss deshalb Schritt für Schritt wiederhergestellt werden! Schließlich geht es darum, die natürlichen Heilkräfte zu aktivieren, die wir für unsere Therapie brauchen.

Dr. Gerson erklärt in seinem Buch *Eine Krebstherapie*, »dass eine chronische Vergiftung und die Degeneration des Leber-Pankreas-Systems und des ganzen Stoffwechsels die eigentlichen Ursachen des Krebses sein können«. Auch ich glaube an die Existenz einer Abwehr gegen Krebs. Doch sie ist schwach. Was liegt also näher, als sie so zu stärken, damit sie einen Heilungsprozess in Gang setzt!

Meine Ernährung

Hinter dem Mineralstoffwechsel stehen mehrere Energiearten als Kräfte für alle Bewegungen einer Substanz. Ionisierte Mineralien strahlen Energie aus. Deshalb ist es wichtig, alle vitalen Zellfunktionen so zu stimulieren, dass sie aktiv bleiben. Meine Leber hatte allmählich einen Teil ihrer Fähigkeit, auf elektostatischem Weg Reserven zu speichern, verloren. Sie konnte den ganzen Körper nicht mehr auf normalem Weg mit Glykogen, Mineralien, Vitaminen und Enzymen versorgen. Ich bin mir sicher, dass der Körper geheilt wird, wenn wir ihn normalisieren wollen. Neben den reinen Substanzen braucht er lebensfördernde Energie, die alles im Körper bewegt und alle Zellen versorgt. Desöfteren wurde ich gefragt: Woher holst du nur deine Energie? Aus Glauben, Willen, Liebe, Bewegung, Yoga, Meditation, Fußreflexzonenmassage, guter Musik, klassischen Konzerten, Freude, Entspannung, Ruhe, Schlaf, Träumen, Bildern, Farben, Sonne, Steinen, Bäumen, ihren Wurzeln in der Erde, Sauerstoff und P f l a n z e n. Aus einer optimalen Nahrung ist ein optimaler Energiegewinn möglich: Die von den Pflanzen und Mikroorganismen gespeicherte Energie muss aus den Nährstoffen gelöst werden, und dabei helfen uns die bereits erwähnten Enzyme und Symbionten. Und lebendiges Quellwasser! Trinken sie Wasser statt Kaffee und Tee; 31ml pro Kilogramm Köpergewicht! Alle anderen Getränke sind nicht in der Lage Stoffwechselschlacken aufzunehmen.

Die Leber ist das Steuerrad des Lebens

Unser Körper braucht die 23-fache Menge hochwertigen Wassers, um einen täglichen Kochsalzverzehr von 10 bis 15 Gramm zu neutralisieren! NaCl kristalliert sonst, bindet sich an Kuhmilcheiweiss und führt zu rheumatischen Schmerzen, Durchblutungsstörungen, Steinen und Verhärtungen.

Da ich an der »alten Salzstraße« lebe, welche von Halle über Dessau in die »Mark Brandenburg« führt, muss ich Ihnen die Geschichte mit dem Salz erzählen: Die alten Salzhändler meinten, der Mensch benötige 7 Kilo Salz im Jahr, damit er leben könne. Sie mögen recht gehabt haben, dass weder Mensch noch Tier ohne Salz auskommen können, aber mit der Menge? Die brachte wohl eher bare Münze aus der Saline! In der Küche verwende ich seit einigen Jahren Biomaris-Meeresstiefwasser, Meersalz und Berchtes-

Schulmedizinisch aufgegeben - was nun?

gadener Kristallsalz. Es gibt Naturvölker, die den Begriff Salz überhaupt nicht kennen und trotzdem mit einem gewissen Quantum Salz gesund leben. Viele Pflanzen (z. B. Lauch, Zwiebeln) enthalten Salz, doch wir sind in unserer heutigen Kulturnahrung der Meinung, viel Kochsalz verwenden zu müssen. Dass eine übermäßige Einnahme sehr ungünstig wirkt, stellte bereits Professor Sauerbruch (Tuberkulose!) fest. Und Nierenkranke wissen ein Lied davon zu singen! Kochsalz ist nur Natriumchlorid, es macht krank! Ablagerungen, Verhärtungen, Verkrustungen, Funktionsstörungen, pathologische Veränderungen. Es macht die Gefäße brüchig und unelastisch. Man bedenke, 8 Gramm Salz binden 1 Liter Wasser, und Wasseransammlungen geben Druck auf die Gefäße. Eine salzarme bzw. salzfreie Kost und die Entgiftung helfen, den Natrium-, Chlorid- und Wassergehalt im Körper zu vermindern, zelluläre Ödeme zu beseitigen und negative elektrische Potentiale zu beseitigen. Die Mineralien der Kaliumgruppe und die Jodverbindungen haben somit freie Bahn. Das zwingt den Krebszellen eine höhere Stoffwechselrate auf; Mineralstoffwechsel und andere Prozesse werden wiederbelebt, Krebszellen abgetötet. Letztere können sich den neuen, tief greifenden Veränderungen nicht anpassen, da sie nur gären können. Die Leber, das »Steuerrad des Lebens«, muss dabei gut regulieren und ständig aktivieren.

In einem 1936 durchgeführten Experiment injizierte man Kaninchen Diphteriegifte und andere Gifte ins Blut und konnte unter dem Mikroskop beobachten, dass manche Gifte, die vorher von den Parenchymzellen erfolgreich abgewehrt wurden, nun in diese eingedrungen waren. Eine halbe Stunde später war im Leberparenchym Natrium nachweisbar. Das zeigt, dass bei Krebs der

1. *Schritt die Vergiftung ist, der*
2. *Schritt der Verlust des elektrischen Potentials und der*
3. *Schritt der Verlust der K-Gruppen-Mineralien.*

Gute Kliniker nahmen jahrhundertelang an, dass eine Krankheit mit der Veränderung in der Leber beginnt. »Die beteiligten Zellen werden in eine andere Lebensform umgewandelt«, schreibt Professor Bauer in »Das Krebsproblem«. Seinen Worten nach können alle Arten von Tumoren in allen lebenden Organismen vorhanden sein: »Alle sind imstande an Krebs zu

Meine Ernährung

erkranken; das ist eine Eigenschaft aller Gewebe und Organe.«

Die ganzheitliche immunbiologische Therapie rückt das positive Zentrum der Leber und das negative Zentrum der Schilddrüse in den Vordergrund. Sie hat »gelernt«, fehlende Substanzen entsprechend dem Prinzip der Ganzheit in der richtigen Zusammenstellung zu verabreichen und jene Substanzen und Gifte zu entfernen, die entgegengesetzt wirken oder dem Patienten Schaden zufügen. Schließlich ebnen Ansammlungen von Giften dem Krebs den Weg!

Was sagt uns nun die Ernährungsmedizin?

Die Leber ist das »Zentrallaboratorium« des Körpers und hat die Aufgabe, das innere Gleichgewicht im Körper aufrechtzuerhalten. Sie baut Aminosäuren, Gallensalze, Cholesterin, Phospholipide und Proteine auf, Aminosäuren, Zucker, Fettsäuren und Alkohol ab, speichert Glykogen und Vitamine (A, D, E, K, B 12), produziert die Gallenflüssigkeit, Ketonkörper und Harnstoff, dient als Blutspeicher, ist an der Immunabwehr beteiligt und zuständig für die Entgiftung.

Die Entgiftung toxischer Substanzen kann nur durch deren Umbau erfolgen: Ein ganzes Arsenal unterschiedlichster biochemischer Reaktionen steht unserer Leber zur Verfügung, um die chemische Struktur zu verändern. Substanzen wie Glukuron- oder Schwefelsäure werden angehangen und das Gift so für die Nieren oder Galle ausscheidungsfähig gemacht. Kohlenhydrate, Aminosäuren und Fettsäuren werden verstoffwechselt. Bilirubin wird über das Blut zur Leber transportiert, Cholesterin stammt aus der Nahrung und dem Leberstoffwechsel, der Galleproduktion und –sekretion. Alkohol wird fast vollständig in der Leber entgiftet. Und wie gehen wir mit unserer Leber um??? Fettleber, (alkoholische) Hepatitis, Leberzirrhose, Tumore von 20 cm Ausmaß werden diagnostiziert! Ich glaube, da stimmt etwas in der Aufklärung der Bevölkerung nicht, in den Lebensgewohnheiten und dem Verhalten der Menschen!

Die gepriesenen 75 mg Vitamin C am Tag sind nach neuesten Erkenntnissen der sanften Medizin und nach Dr. Rath wohl entschieden zu wenig! Über das Unschädlichmachen von karzinogenen und toxischen Substanzen

Schulmedizinisch aufgegeben - was nun?

durch Ascorbinsäure gibt es genügend Erfolgsberichte und eine Menge Literatur. Ich empfehle Ihnen »Das praktische Handbuch vom Vitamin C« (Norbert Messing, Verlag für Ganzheitliche Gesundheit, Bad Schönborn).

Entgiftung, liebe Leser, muss auch im Seelischen stattfinden. Alles, was mit Unannehmlichkeiten, Ärgernissen, gefühlsmäßigen »Einbrüchen« einhergeht, vornehmlich im Miteinander ausgelöst und nicht positiv genug angenommen wird, wirkt als »Gift«. Auch Schuldzuweisungen und Schuldgefühle. Ich habe mich um einen Perspektivenwechsel bemüht: Mich gelöst vom »Sich getroffen fühlen«, beleidigt oder ärgerlich sein, eine bessere Sichtweise angenommen. Das aus der Situation zu Lernende erkannt, Frieden mit den Geschehnissen geschlossen. Die Entgiftung setzte ein, Dankbarkeit für die gegebene Hilfe entstand. Die Schlüsselposition des Vergebens in der Seele, liebe Leser, entspricht der Zentralstellung der Leber im Organverbund des Körpers!

Meine Ernährung

Heilkräuter und –tees

Über 80% der Weltbevölkerung verwenden noch immer einfache Kräuter und Pflanzenextrakte, um ihre Gesundheit zu erhalten bzw. wiederherzustellen. Wie weise Heilerinnen, Medizinmännder und Schamanaen seit Jahrtausenden die Erde als Mutter ehren und dankbar ihre heilenden Pflanzen und Kräuter als Geschenke annehmen, so wird auch in unserer Zeit hier und da die alte Kunst der Kräutermedizin wiederentdeckt und praktiziert.

Kräuter sind göttliche Gaben des Erdgeistes.

Wir müssen lernen Kräuter mit Wissen und Achtung einzusetzen! Rolling Thunder nannte den Wert und die Aufgabe der Pflanzen einen "Daseinsgrund". Er sagte: "Heilung besteht in der Verbesserung des Befindens, des Denkens und des Handelns eines Menschen." Des großen Medizinmanns Philosophie lautete: Anderen keinen Schaden zufügen! Selbstbestimmend Verantwortung übernehmen und sich selbst heilen ist das Grundthema aller alten und traditionellen Heilverfahren.

War auch ich fähig, mein Schicksal selbst in die Hand zu nehmen? Meine Symptome, die Krebsgeschwulst und ihre Metastasen verlangten nach einer schöfperischen Reaktion. Der Entschluss nach innen zu meinem Wesenskerns zu gehen war notwendig! Nun ging ich hin, wo Herz und Seele ihren Sitz haben, ergriff die Chance einer Neuanpassung und wurde körperlich, seelisch und geistig stärker. Es war meine Aufgabe der Natur zu helfen! Eine Krankheit ist eine menschliche Erfahrung, die man durchstehen muss, um daran wachsen zu können. Ich ließ mich ein auf die Erörterung meines "Daseinsgrundes", meiner Identität und meiner spirituellen Werte. Kräuter und -tees gaben mir Unterstützung mich selbst zu heilen.

Es gibt kaum ein körperliches Gebrechen, kaum eine Krankheit, die nicht durch Blätter, Blüten, Früchte oder Wurzeln aus der Natur gelindert oder geheilt werden kann. Als Ärzte noch an der Gesundheit der von ihnen betreuten Menschen verdienten, wusste man das. Kräuter enthalten eine Vielfalt heilkräftiger Wirkstoffe: Ätherische Öle, Bitterstoffe, Gerbstoffe, Kieselsäure, Seifenstoffe, Salizylsäure, Schleimstoffe, blutstillende und abführende Wirkstoffe usw. Das uralte Volkswissen, dass ein Heilkraut nur

Schulmedizinisch aufgegeben - was nun?

in seiner Ganzheit und zum richtigen Zeitpunkt wirkt, kann weder durch Bemühungen der pharmazeutischen Industrie noch von den Schulmedizinern verdrängt werden! Wenn man einem Heilmittel und einer Krankheit wie Krebs mit der richtigen Einstellung begegnet, wird man Hilfe finden: Die am häufigsten verwendeten Kräuterheilmittel, um Krebs „wegzubrennen", sind Umschläge aus Kermesbeerenwurzel oder Kajeputbaumöl, ebenso Brandsalben aus ätzenden Kräutern und einem Mimerg (Zinkchlorid), die im Wechsel mit beruhigenden Salben (Geler Balsam) kanzenöse Massen auflösen oder herausziehen sollen. "Sorgsam zubereitete Salben mit Kräutern, alkalischen Mineralstoffen und Pflanzen wie dem Großen Schöllkraut und Stinkmorchel können maligne Zellen abtöten, ohne das gesunde Gewebe allzusehr zu beeinträchtigen" schreibt Susun S. Weed in "Brust Gesundheit. Naturheilkundliche Prävention und Begleittherapien bei Brustkrebs", Orlando Frauenverlag, Berlin 1997. Ein Buch das Alternativen zeigt, wenn eine Frau einen Knoten ohne Operation und Narkose entfernen will.

Tonika erhöhen die Wirksamkeit des Heilungssystems bzw. helfen ihm, die schädlichen Einflüsse zu neutralisieren. Das erhöht die Wahrscheinlichkeit spontaner Heilungen. Das griechische Wort bedeutet Dehnung; unsere Systeme werden gedehnt und gestärkt, wir werden widerstandsfähiger durch diese »Zauberkugeln«. Mittelchen, die gezielt schießen und mittels biochemischer Mechanismen bei spezifischen Krankheiten spezifische Effekte erzielen.

In der traditionellen östlichen Medizin werden Heilkräuter von Arzt wie Patient geschätzt; da wird viel Geld für natürliche Produkte ausgegeben, die die inneren Widerstandskräfte erhöhen. Mein anschauliches Beispiel ist der Ginseng – siehe Titelbild! Die Wurzel »panacea« bedeutet alles heilend. Nicht nur die Asiaten schätzen ihn als belebendes Tonikum, auch ich! Während dieser grauenvollen Chemotherapie habe ich ihn regelmäßig und hochdosiert eingenommen, um nicht zusammenzubrechen! Der Ginseng hat meine Energie, Vitalität (insofern man zu der Zeit davon sprechen konnte) und Lebenskraft gefördert und insgesamt die Stressresistenz verbessert. So konnten Erschöpfungszustände und fehlender Antrieb überwunden werden. Er wirkte appetit- und verdauungsfördernd, was gerade nach Verabreichung der Chemotherapie von großer Bedeutung war. Ich bestätige seine stärkenden Kräfte! Zudem verringert bzw. verhindert Ginseng (Phytoöstrogen)

Meine Ernährung

die Aufnahme von Östradiol durch die Brustzellen. Jenem von der wissenschaft am nachhaltigsten bewiesenen Risikofaktor für Bruskrebs.

Auch die Mariendistel nahm ich regelmäßig ein, um meine Leber vor den schädigenden Nebenwirkungen der Chemotherapie zu schützen. Sie enthält einen Extrakt, welcher den Stoffwechsel der Leberzellen fördert und sie vor Giften schützt: Silymarin. Es stimuliert die Eiweißbildung und damit die Neubildung (Regeneration) von Leberzellen und übt so eine Schutzwirkung für die Leber aus. Die Pharmaindustrie hat eine ganze Menge Produkte auf den Markt gebracht, welche die Leber schädigen – doch was, das sie schützt? So nahm ich über mehrere Monate hinweg meine Mariendistelpresslinge bzw. Früchtedickextrakt. Parallel lief dazu die Verbesserung meiner Ernährungsweise und meines Lebensstils. Das half meinem Körper, sich von den Schädigungen wieder zu erholen!

Es folgen Knoblauch und Ingwer mit ihren heilenden, stärkenden und geistig belebenden Wirkungen. Eine »alte Kräuterhexe« schenkte mir damals ein Buch, darin las ich von einem japanischen Pilz, der als »Henne der Wälder« bekannt ist, weil er in großen Clustern am Boden unter Bäumen oder auch an Baumstümpfen wächst und wie aufgeplusterte Schwanzfedern einer Henne aussieht, wenn sie in ihrem Nest sitzt und ein Ei legt. Der Pilz heißt Maitake, sein Verwandter Shiitake. Beide Extrakte habe ich mir besorgt, weil sie in Verbindung mit der Chemotherapie die Wirksamkeit der Medikamente erhöhen und zugleich das Immunsystem vor Schädigungen durch Gifte schützen. Japanische Forscher haben Maitake mit beeindruckenden Ergebnissen getestet: er verfügt über krebshemmende und immunitätsfördernde Eigenschaften, die auf seine Polysaccharide zurückzuführen sind. So gab es auch in der Hufeland-Klinik desöfteren frische Shiitake-Pilze.

Der Chinese kennt die Astragalus, eine Wickenart, die mit unseren Schmetterlingsblütlern verwandt ist, als allgemein stärkend bei Erschöpfungszuständen. Dort ist sie wichtiger Bestandteil in der Fu-zheng-Therapie, einer kombinierten Heilkräuterbehandlung zur Wiederherstellung der Immunfunktion bei Krebspatienten, die sich einer Chemotherapie oder Bestrahlung unterziehen. Die Chinesen sind uns nicht nur mit ihrem über 5 000 Jahre alten Erfahrungsgut überlegen! Ich habe mir einen kleinen Einblick von der Arbeit in der Steigerwaldklinik machen dürfen. So verstehe ich sehr wohl, warum sich mein Heilpraktiker in China fortbilden lässt.

Schulmedizinisch aufgegeben - was nun?

Damit bin ich beim Grünen Tee angekommen, der ja in China und Japan Nationalgetränk ist und inzwischen auch bei uns gern getrunken wird. Er wird aus unfermentierten Blättern der Teepflanze »Camellia sinensis« hergestellt. Forscher bestätigen eine Reihe gesundheitsfördernder Wirkungen, die den darin enthaltenen Katechinen zugeschrieben werden. Solche senken den Cholesterinspiegel und verbessern den Lipidstoffwechsel, haben bemerkenswerte krebshemmende und antibakterielle Eigenschaften. Grünen Tee trinke ich seit drei Jahren anstelle von Kaffee, süßen Fruchtsäften und ähnlichem.

Er ist mein Lieblingsgetränk geworden, ich verbinde ihn mit Entspannung und guter Gesellschaft. Am liebsten Gunpowder oder Matcha, die ich in der 500 g Packung im Reformhaus oder Naturkostladen preiswert bekommen kann. Vielleicht hat er mir meine innere Ruhe geschenkt! Er soll zahlreichen Zivilisationskrankheiten wie Herzinfarkt, Schlaganfall, verschiedenen Tumoren und Karies vorbeugen. Dies beruht auf Wechselwirkungen von Vitaminen, Spurenelementen, Mineralstoffen und Gerbstoffen. Besonders die Gerbsäure Epigallo-Catechin bindet Colesterin aus der Nahrung, so dass es nicht ins Blut gelangt. Und sie schützt vor Entartungen. Doch eine Tasse pro Tag reicht nicht aus. Teebeutel sind eh nicht das Wahre! Tee zubereiten will gelernt sein, wenn er wirken soll; nicht nur schnell einen Beutel in die Tasse und mit heißem Wasser übergießen! So bereite ich aus den losen Blättern dieser Teepflanze auch einen zweiten Aufguss zu, der wieder andere Inhaltsstoffe als der erste hat.

Insgesamt trinke ich etwa zwei Liter Tee am Tag. Eine beliebte Sorte ist auch der Lapachorinden-Tee, ein wohlschmeckender Kräutertee, der in Südamerika von den Einheimischen mit Erfolg verwendet wird: Die Indianer beeinflussen damit die Heilung von Flechten, Gelenkentzündungen, Ausschlägen und Geschwulstbildung. Der Tee mit seinen Alkaloiden und dem Lapachol hat sich ausgezeichnet bewährt, um der Bildung von Geschwulstkrankheiten entgegenzuwirken bzw. ihre Heilung zu unterstützen. Er muss fünf Minuten leise köcheln und anschließend zehn bis zwanzig Minuten ziehen, dann abseihen und heiß trinken! Die Rinde der bis zu 50 Meter hohen Baumstämme enthält auch Chinone. Bereits kleine Mengen davon regen die Zellatmung an, sorgen für einen effektiveren Zellstoffwechsel und somit für eine Stärkung der Abwehrkräfte!

Maria Treben, deren Schwedenkräuter ganz bekannt sind, hat uns die

Meine Ernährung

Zusammenstellung ihres »Tumor-Tees« hinterlassen: eine Mischung aus 300 g Ringelblumen, 100 g Brennnessel und 100 g Schafgarbe. Mit dem spüle ich zwischen 15 und 18 Uhr kräftig durch, mindestens 1 Liter. Und das innerhalb einer halben Stunde, um die gewünschte Wirkung zu erzielen. Man sollte nie die ganzen Flüssigkeiten gleichmäßig über den Tag verteilt trinken, sondern schon mehrmals einen dreiviertel Liter im Zusammenhang! Ihren empfohlenen Zinnkraut-Tee verwende ich morgens in meinem Trink-programm und abends vor dem Nachtmahl. Ihm sollen drei bis fünf Tropfen Sauerkleesaft zugesetzt werden. Ich verwende jedoch auch Weizengrassaft. Zinnkraut ist reich an Kieselsäure, welche das Bindegewebe kräftigt, die Haut strafft und den Stoffwechsel anregt. Es stärkt Haare, Nägel, Knochen und festigt das Stützsystem der Zellwände. Gehirn, Nervensystem, Zellen und unser Sonnengeflecht sollen harmonisch zusammenwirken. Was das Zinnkraut alles bewirkt! Kein Wunder also, dass es auch als Injektion und Badezusatz Verwendung findet.

In Doktor Vogels Büchern las ich von der guten Wirkung der Pestwurz-wurzel und seinen Erfolgen mit ihrem Einsatz. So besorgte ich mir ein gutes Petasites-Präparat. Die Pestwurz wirkt ausgezeichnet spasmolytisch, was Verkrampfungen in den Zellen löst und die Schmerzempfindlichkeit ver-mindert, und sie wirkt anticancerogen! »Das Mittel packt sehr fest zu«, schrieb der Schweizer Naturheilarzt, »besonders bei Geschwülsten, bei Wucherungen und bei allen pathologischen Veränderungen der Zellen: Vor allem bei Erkrankungen der Atmungsorgane, so z. B der L u n g e, ist es notwendig, Petasites in ganz kleinen Mengen einzunehmen. Bei allen Geschwulstbildungen, bei Krebs selbst, ist Petasites eines der besten, wenn nicht das wirksamste Naturheilmittel, von dem man vielfach mehr erwarten kann, als man zu hoffen wagt.«

Dr. Vogel berichtet in seinen Büchern nicht nur ausführlich von seinen guten Erfahrungen mit Petaforce, sondern auch wie günstig sich die Mistel, der Lapacho- und der Kreosotbuschtee, der Randensaft und viele andere Mittel, die bei der Krebsheilung eine wesentliche Rolle spielen, erwiesen haben. Wie besorgt er bei seinen Patienten in aller Welt um die Aktivierung von Lymphe und Leber war und wie oft er das Wunder einer Heilung erlebt hat. Er zeigt Methoden auf, um der Natur die Gelegenheit zu geben, durch die eigene Regenerationskraft eine Besserung, ja sogar eine Heilung herbei-zuführen. Nach seinen Worten »kann Krebs niemand heilen als der Körper selbst, indem man ihn von allen Seiten unterstützt, um ihn wieder in das biologische Gleichgewicht zu bringen.«

Vielleicht darf ich ihnen dazu noch einen besonders ausgewogenen Tee zum Schluss vorstellen: ORGON 7 x 7 Kräutertee; er enthält in 49 Kräutern, Samen, Gewürzen, Wurzeln, Früchten und Blüten eine Fülle von Spurenelementen und Mineralstoffen und ist eine Kombination mit einem pflanzlichen Mineralstoffprodukt ("Wurzelkraft") sowie einem basischen Badesalz ("Meine Base"). Ein wahres Mittel zum Leben!

Krebs ist eine Zivilisationskrankheit!

Dies behaupten namhafte Forscher, und Dr. Vogel bestätigt es mit seinen Beobachtungen bei Naturvölkern. Er benennt unsere Ernährungstorheiten und Fehler der gesamten Lebensweise und erkennt den Zusammenhang dieser mit der degenerativen Zell-Erkrankung »Krebs«. Seine Bücher – geschilderte Beobachtungen und Erfahrungen aus 60 Praxisjahren – sollten Pflichtliteratur an unseren medizinischen Fakultäten werden und unsere Forscher sollten da die Nase hinstecken, wo Völker leben, die noch genügend Bewegung und Sauerstoff haben, die von Naturnahrung leben und weder Weißmehl noch weißen Zucker oder all die anderen raffinierten Produkte kennen!!!

Gibt es in der Geschichte der Medizin nicht genügend Irrtümer? Sie alle sind schuld daran, dass Jahre oder Jahrzehnte zwischen der Entdeckung eines Prinzips und der praktischen medizinischen Anwendung vergehen. Diese unglückselige Verzögerung wird nirgendwo deutlicher als in der Krebsforschung. Der Weg zu praktischen Ergebnissen für den Krebspatienten der Zukunft ist gewiesen – jenseits Chirurgie und Bestrahlung. Wie viele Tausende müssen denn noch sterben? Ich bin keine Ärztin und auch keine Wissenschaftlerin, aber vielleicht eine Einäugige unter Blinden. Was ich mit meinen eigenen Augen gesehen und mit meinen Ohren gehört habe, was ich an meinen Körper erfahren und gespürt habe, ist mehr wert als manche Ausbildung. Ich möchte meine Erkenntnisse weitergeben, um Ihnen, liebe Leser, liebe Patientinnen, und Ihnen, geehrte Therapeuten, zu helfen.

Meine Ernährung

Die Beziehungen zwischen Boden und Pflanze – der Ernährung von Tieren und Menschen

Wenn ich an meine berechneten Futterrationen für die Tiere in der Genossenschaft denke und an die Äußerungen einiger Ernährungsforscher, so könnte man meinen, unser Vieh sei besser ernährt als wir Menschen. Reine Vegetarier »hungern« heute, denn der Kalium- und Eiweißgehalt der meisten Gemüse und Früchte ist in den letzten 20 bis 25 Jahren durch Verwendung von Kunstdünger und DDT erheblich gesunken. Der Natriumgehalt aber gestiegen. Ich glaube, Viehfutter wird auch sorgfältiger überwacht als die Nahrungsmittel der Menschen. So musste ich damals regelmäßig Futtermittelproben ins Institut zur Analyse schicken bzw. seine Mitarbeiter kamen zum Feld oder Silo, um Stichproben zu nehmen. Beanstandete Futtermittel durften nicht an die Tierproduzenten verkauft werden! Und es galten strenge Maßstäbe! Wissen wir Menschen eigentlich noch, was wir essen? Ab und an ist ja in letzter Zeit auch mal ein vergiftetes Lebensmittel in Supermärkten entdeckt worden, doch wenn der Skandal vorüber ist, was dann? Wenn die momentanen Inhaltsstoffe auf einem »Beipackzettel für Obst und Gemüse« stehen würden, blieben die Kisten und Regale der Handelsketten gefüllt, selbst wenn die doppelte Menge im Sonderangebot zu haben wäre. Gut für Produzent und Geschäftsleute, dass der Verbraucher nicht lesen kann, wie das Zeug produziert und behandelt worden ist. Wenn das noch als «Nebenwirkung« dabeistehen würde, könnte man gleich noch den behandelnden Arzt dazuschreiben und »Mit freundlicher Empfehlung«.

So schauen Käufer nach wie vor vor allem auf den Preis und bedenken nicht, dass sie das Geld, was sie heute beim Einkauf sparen, in einigen Jahren in mehrfacher Menge ausgeben müssen, um die Spätfolgen zu kompensieren.

Pflanzen und Boden wachsen zusammen, beide verdanken einander auch ihre Existenz. Wir Menschen haben eine gleiche Beziehung zum Boden: Wir können ihn verändern – zum Guten oder zum Schlechten. Unsere Bodenwissenschaftler werden das wissen! Ob sie ihren Beitrag für die Zukunft leisten werden? Überall gibt es Spezialisten, in der Medizin wie in der Wissenschaft: Können sie den Menschen kein besseres Verhältnis zueinander und zum Boden bringen?

Unsere Bauern und andere Leute überlassen ihre Probleme bestimmten

Schulmedizinisch aufgegeben - was nun?

Gruppen oder Bürokraten. Sie sollten sich besser selbst Lösungen überlegen und demokratische Entscheidungen treffen! Ich möchte das Umdenken einiger Bauern begrüßen, die dazu übergegangen sind, widerstandsfähigere Pflanzen und biologische Abwehrmittel anstelle von Giften zu entwickeln. Doch es müssen mehr Verbraucher bereit sein, höhere Preise für wirklich hochwertige Lebensmittel zu zahlen. Ein Bauer mit gesundem Menschenverstand weiß, dass eine organische Düngung auf wissenschaftlicher Grundlage zu besseren Resultaten (Nährwert!) führen kann, selbst bei relativ niedrigem Eiweißgehalt. Er weiß, dass sich die biologische Wertigkeit der Kartoffel bis zu einem Eintrag von 50 kg Stickstoff je Hektar verbessert, ihr Gehalt an Vitaminen und Aminosäuren steigt. Doch da müssen 100 kg »draufgeballert« werden, damit die doppelte Menge an »Stärkesäcken« verkauft werden kann! Der Billigeinkäufer, der nur auf den Preis achtet, unterstützt die Fehlentwicklung der Landwirtschaft, die als Folge einseitigen Kostendenkens eingetreten ist. Er kauft pestizidbelastete Bilderbuch-Früchte – möglichst auch noch aus dem Ausland – und bezahlt Größe, Form und Aussehen letztendlich mit einem Mangel an Gesundheit! Pestizide können in unserem Körper nicht zwischen Freund und Feind unterscheiden; sie bilden Radikale, verbrauchen Vitamine und zerstören so unser Immunsystem. Wir werden unfruchtbar, bekommen Nerven- und Hirnschäden sowie ein gesteigertes Risiko, an Arterienverkalkung oder Krebs zu erkranken.

Doch wie kommen nun die Giftstoffe aus den Böden, den Tieren und den Menschen, die sich in den letzten 20 Jahren durch immer häufigeres Besprühen starker Gifte wie DDT ansammelten??? Klärschlamm aus Kläranlagen, Flussbecken und Häfen, der in früheren Jahrzehnten zur Düngung eingesetzt wurde? Gebeiztes Saatgut wurde mit Quecksilber behandelt, der Phosphatdünger »Thomasmehl« aus der Hüttenindustrie war stark cadmiumhaltig. Chlor, Fluor, Brom, vom Lösungsmittel bis zum Dioxin, die chemische Industrie hat eine unüberschaubare Anzahl von Substanzen entwickelt, die wegen ihrer gefährlichen Wirkung und langsamen Abbaubarkeit in natürliche Kreisläufe gelangten. So finden sich Schwermetalle und Pestizide in allen unseren Körpergeweben und -flüssigkeiten, bis hin zur Muttermilch. Diese Oxidantien sind in unseren pflanzlichen und tierischen Nahrungsmitteln enthalten!

Massentierhaltung und Großflächenwirtschaft erfordern den Einsatz von

Meine Ernährung

Insektiziden und Herbiziden, um Verluste zu minimieren und billig produzieren zu können. Doch Billigproduktion und schnelleres Wachstum, und damit der Einsatz von Nitrat und anderen Düngemitteln, lassen die Pflanzen nicht die erforderlichen Vitamine, Spurenelemente und weitere wertvolle Pflanzeninhaltsstoffe speichern. Ihre biologische Wertigkeit sinkt. Die gestressten Pflanzen locken Schädlinge an, der Landwirt versucht dies mit »Pflanzenschutzmitteln« zu kompensieren. Wir essen alles mit! Zwischen falscher Ernährung und Krankheit sowie zwischen Nährstoffmangel und einem kärglichen Boden bestehen bekanntlich Zusammenhänge. Nehmen wir Nahrung auf, wird der Stoffwechsel von biochemischen Veränderungen im Organismus und vom Zustand des Bodens, auf welchem sie gewachsen ist, direkt beeinflusst. Veränderungen im Stoffwechsel haben unmittelbaren Einfluss auf unsere Ernährung und das Wachstum der Körpergewebe.

Im pflanzlichen Stoffwechsel werden bestimmte Elemente assimiliert und für die vitalen Prozesse der Menschen und Tiere verfügbar gemacht. Pflanzen bauen Eiweiß, Zucker, Stärke, Fett, organische Salze und komplexe Substanzen auf. Fehlen ihnen Mineralien, kommt es zu Pflanzenkrankheiten. Der Mangel eines bestimmten Nährstoffes im Boden verzögert die Assimilation anderer Nährstoffe (durch die Pflanze). Auch Pflanzen und Tiere leiden bei Mangel an Spurenelementen wie Eisen, Kupfer, Mangan und Zink an Krankheiten.

Auf meinem elterlichen Hof bekam der Boden (gesunden) Stallmist und menschliche Exkremente, um die Verluste an Mineralien und Spurenelementen auszugleichen. Nur Phosphor und Kalk wurden gestreut. Die tragenden Sauen erhielten Jod ins Wasser, damit ihre Ferkel nicht haarlos geboren wurden, und Kartoffeln hielten sich im Keller bis zur Ernte der ersten Frühkartoffeln, Karotten und Äpfel bis in die Spargelzeit. Es waren eben Naturprodukte!

Schulmedizinisch aufgegeben - was nun?

Eine Kette von Giften

Nicht ein einzelnes Gift, sondern alle zusammen ebnen dem Krebs den Weg. Tote, raffinierte, tiefgefrorene und durch chemische Zusatzstoffe veränderte Nahrungsmittel, Gifte, die beim Eindosen entstehen, Aluminiumgeschirr, Kunstdünger – die Kette der schädlichen Faktoren nimmt kein Ende, die unseren Körper und seine wichtigen Organe erheblich beeinflussen können. Die Einflüsse der Zivilisation können zum Untergang führen. Bei manchem gesunden Menschen dauert es sechzig bis siebzig Jahre, ehe die Krankheit ausbricht. Andere, die gesund bleiben bis ins hohe Alter, haben einen starken Körper, eine widerstandsfähige Leber und eine gute Reabsorptionskraft. Denn auch Vegetarier bekommen Krebs. Den Schaden, den Insektizide, Spritzungen und Kunstdünger anrichten, indem sie den Boden chronisch vergiften, kann man erst messen, wenn man erkennt, w i e v i e l G i f t in unser Obst und Gemüse, in unser Fleisch, die Eier und die Butter, die wir essen, in die Milch, die wir und unsere Kinder trinken, eindringt. Unsere Landwirtschaft hat sich von natürlichen Methoden abgewandt. So hat sich der Inhalt von Obst und Gemüse geändert: der Natriumgehalt ist gestiegen, während Kalium zurückging. Chronisch Kranke müssen in unseren Krankenhäusern und zu Hause organisch angebautes Obst und Gemüse zu essen bekommen, sonst werden die Ärzte mit ihren Therapien wenig Erfolg haben! »Sie können alles essen wie bisher« ist im Hinblick auf eine Kost mit tief greifender Wirkung auf kanzeröse Prozesse somit gleich zweimal falsch!

Wie ein Holunder wächst

Ich denke oft an die Bild-Meditation im Franziskaner-Kloster in Bad Mergentheim: »Wie ein Holunder wächst«. Ein Holundersamen, der in einen Kellerschacht gefallen war und sich durch das Gitter ans Tageslicht drängte, durchwuchs und zu einem ansehnlichen Busch wurde. Was hat ihn zum Aufgehen und Wachstum bewogen? Wie hat er es geschafft? Welche Nahrung gab ihm Kraft? Wo wollte er hin? Auch mein Bedürfnis ist es, nicht im Dunkeln liegen zu bleiben oder vergessen zu werden. Gott hat mich doch für

Meine Ernährung

eine bestimmte Sache geschaffen und nicht nur zum Fernsehgucken; mein
»Wiederauferstehen« muss einen Sinn haben – ein wunderbares Ziel: Menschen zu helfen.

> *»Glaube fest an Deine Fähigkeiten.*
> *Krieche nicht auf Händen und Füßen durchs Leben!*
> *Dadurch vergeudest Du die Kraft,*
> *Die Du zum Aufstehen brauchst.«*
> *Der Weg ist das Ziel;*
> *Du bist hier, damit Du Dich weiterentwickelst*
> *Bis zur Vollendung.«*

(Arthur Lassen)

Das volle Menschentum, zu dem wir heranreifen sollen, liegt wie ein
Samenkorn in unserem Inneren. Es entfaltet seine Dynamik erst, wenn es
der Dunkelheit, Feuchtigkeit und Beschwernis des Bodens ausgesetzt ist.
Dann arbeitet es sich ans Licht. Widerstände haben in unserem Entwicklungsprozess also eine wichtige Funktion: sie sind unsere große Chance zu
reifen. Ich glaube, ich habe meinen eigenen Verstand nie unterschätzt und
die Intelligenz anderer nie überschätzt. Wer weiß schon alles? Wer weiß,
welche wundersamen Dinge heilen? Es soll vorkommen, dass sich eine Frau
von ihrem Mann scheiden lässt oder sich neu verliebt, und damit all ihr
Leiden geheilt ist! Ich bin heute selbstbewusster, weiß, dass ich meinen
Körper und meinen Geist beständige Pflege angedeihen lassen muss, sonst
würde er bald wieder unter irgendeiner gesundheitlichen Störung leiden.

Mein gegenwärtiges Befinden ist letztendlich das Ergebnis meines Denkens und Handelns in der Vergangenheit, meiner geistigen und gefühlsmäßigen Einstellung. Ich habe entschieden, wie mein Leben verlaufen soll;
ich habe mich für das positive Denken entschieden und für eine gesunde
naturreine Ernährung. Ich weiß, was gut für mich ist, und das lasse ich mir
von niemandem abnehmen.

> *»Ich habe spät dich geliebt du Schönheit,*
> *dich draußen gesucht – und drinnen gefunden.«*
> (Augustinus)

Schulmedizinisch aufgegeben - was nun?

Wie mutig wächst der Holunder aus diesem Schacht! Wusste er, was ihn erwartet? Stand er mit den Naturgesetzen im Bunde oder hat er sich von dem Hausherren vorschreiben lassen, was er tun und lassen müsste? Liebe Leser, wir brauchen Mut, unseren Gefühlen mehr Rang zu geben im Leben! Wir sind so eingeengt, schlimmer als der Baum in diesem Kellerschacht. Wir lassen es nicht zu: Liebe erkennen und geben, Trauer, Wut, Ärger, Groll und Angst. Der Grund unserer Krankheiten sind verdrängte Gefühle und Aggressionen! Auch ich verdrängte sie nach innen, mauerte sie ein. Sie müssen raus; du musst danach gute Gefühle haben!

Eine Mutter opfert sich auf, sie bekommt keine Anerkennung, wird nicht geschätzt. Sie muss konsequenter und strenger zu den Kindern sein! Hier besteht seitens der Kinder eine Blockade; es kommt nichts zurück. Aggressionen bauen sich auf. Ihr fehlt der Mut, sie tappt im Dunkeln. Es kommt nichts zurück. Der Geberin wurmt es innerlich. Die Nehmer spüren, dass sie nichts gibt. Es folgen Aggressionen. (Die Mutter mischt sich ein in ihre Sachen.) Sie ist beleidigt, wenn die Tochter das nicht isst, und der kleine Sohn hat eine Allergie (= Aggression gegen die Mutter). Er wehrt sich damit. Das ist ein Psychospiel!
Ich möchte Sie mit diesem Beispiel ermutigen, Ihren Gefühlen mehr Raum zu lassen, sich selbst mehr zu vertrauen. Je mehr Mut/Sanftmut, desto weniger Aggressionen! Der Stau wird aufgelöst, das ist wichtig bei Fließkrankheiten. Die seelische Entgiftung muss also parallel zur Entgiftung über die Ausscheidungsorgane erfolgen.

Entgiftung und Entschlackung am Morgen – Mein Darm-, Lymph- und Blutreinigungsprogramm

Nach dem morgendlichen Ölziehen mit kaltgepresstem vollwertigen Sonnenblumenöl werden im viertelstündigen Abstand drei bis vier Getränke eingenommen:

1. Ein Glas handwarmes Quellwasser (ohne Kohlensäure) mit knapp einem halben Teelöffel ultrafeiner Heilerde, um die im Verdauungskanal über Nacht angefallenen Gifte und Schlacken zu binden.

Meine Ernährung

2. Ein weiteres Glas handwarmes Quellwasser, versetzt mit einem Schuss Pflanzenpresssaft aus Birke, Thymian, Artischocke, Echinacea o. a. In der schönen Jahreszeit ist dies ein frischer Pflanzenzellsaft wie Brennnessel und Löwenzahn, Bärlauch usw. Die Kombination Brennnessel, Petersilie und Paprika ergibt von den grünen Getränken einen richtigen Eisenschub! Alternative: Ein Glas Rote-Bete-Saft, angereichert mit Zitronen- und dunklem Muttersaft.

3. Inzwischen köchelt mein gelber Leinsamentee (1/4 Std.), den ich mindestens dreimal wöchentlich einnehme.Ihm wird kurz vor Ende der Kochzeit eine Prise Tausendgüldenkraut zugegeben: Bitterstoffe! (Linusit–Leinsamenschleim hat einen ganz besonderen Vorteil: Er beeinflusst durch seine schleimhautregenerierenden Eigenschaften das lebenswichtige Mikroleben im Magen- und Darmbereich äußerst günstig. Dadurch können sich wieder gesundheitsfördernde Symbionten im Dünn- und Dickdarm ansiedeln. Der Schleim hilft also, die physiologische Darmflora zu sanieren.) Die verbleibenden Tage trinke ich meinen Zinnkraut-Tee, dem ein Schuss Kalmuswurzeltee und ein Teelöffel Schwedenkräuter zugesetzt werden.

4. Krönenden Abschluss leistet die cellulär-flüssige Bierhefe, welcher der Saft einer frisch gepressten Zitrone und einer halben Grapefruit sowie etwas dunkler Muttersaft zugesetzt wird. Das kann schwarzer Johannisbeer-, Brombeer- oder Heidelbeersaft sein, meist jedoch Holundersaft, den ich selbst gewonnen habe. Die Grapefruitkerne finden in gemahlener Form noch im Joghurt ihre Verwendung. Die sind nämlich immun- und abwehrstärkend, lösen im Darm und Blut Schlacken an den Gefäßinnenwänden und begünstigen die Aufnahme von Eisen und Folsäure im Organismus. Grapefruitkernextrakt findet sich auch in Kosmetikprodukten, wie der Zahncreme, die ich benutze. Ich verwende ihn auch als pflanzliches Antibiotikum!

Doch um wirklich alle körpereigenen Selbstreinigungskanäle zu unterstützen, sollte man schon noch weitere wertvolle Reinigungs- und Regenerationsmaßnahmen durchführen – über die Haut, das Bindegewebe und die Lunge. Z. B. natürliche Kräuterbäder, Essig- oder Moorbäder, Bewegung in sauberer und frischer Luft; für mich der tägliche Waldlauf mit dem Hund oder auch die Radtour bei Wind und Wetter. Und Pfarrer Kneipp lässt jeden

Morgen grüßen! Dafür nehme ich mir Zeit. Zeit, die andere Leute in einem Wartezimmer oder Krankenbett verbringen.

Mein symbiosefreundliches Frühstück

»Am Morgen legt man die Saat für einen guten Tag« oder »Du sollst frühstücken wie ein Kaiser...«, das sind nicht nur Weisheiten, sondern auch Wahrheiten!

Ein gesundes Frühstück bietet:

- wertvolle Aufbau- und Vitalstoffe für Zellen, Nerven- und Hormonsystem
- Unterstützung der Darmentschlackung
- Förderung der Stoffwechseltätigkeit, des biologischen Gleichgewichts in den Körpersäften sowie die Regeneration des Verdauungssystems
- Unterstützung der Ansiedlung positiver Mikroorganismen im Darm
- Stärkung des darmspezifischen Immunsystems.

Daher sollte man sich täglich um ein erstklassiges, gut verträgliches und vor allem symbiosefreundliches Frühstück bemühen. Als ich gewahr wurde, dass zellulosereiche Nahrung heilwirkend ist, begann ich mir jeden Morgen ein Vollwertmüsli herzustellen. Die ganzen Körner von Roggen, Weizen, Gerste, Hafer, Dinkel oder Hirse in gequetschter Form haben einen großen Vorzug: sie alle sind mitsamt der Kleie und dem Keimling vorhanden. Uns geht kein Mineralstoff und kein Faser- oder Zellulosestoff verloren. Diese unverdaulichen Stoffe arbeiten wie eine Darmbürste. Die Darmschleimhäute werden immer wieder gereinigt und elastisch und gesund erhalten.

Darum nehmen auch Tiere in der Natur Erde, Sand und faserreiche Pflanzenteile zu sich – ganz nach ihrem Instinkt führen sie damit eine Darmreinigung durch. Mein Flockenteller wird aufgefüllt mit etwas Joghurt oder Quark mit rechtsdrehender Milchsäure und feingeschnittenem Obst der Jahreszeit entsprechend. Äpfel, Beeren, Kern- und Steinobst sowie Trauben aus eigenem Garten, aber auch Heidelbeeren und frische Ananaswürfel (Bromelain!). Darüber werden Weizenkeime, Sonnenblumen- oder Kürbiskerne

Meine Ernährung

gestreut, das Ganze im Wechsel mit frisch gemahlenem Leinsamen, Sesam, Mandeln oder Nüssen abgerundet. Den Frischkornbrei jedoch habe ich wegen der Schimmelgefahr längst ersetzt, hier verwende ich ein Spezial-Müsli aus vorgekeimtem Getreide (Dr. Metz), welches viele Vitamine, aktive Enzyme und Ballaststoffe enthält. Vorgekeimtes Getreide ist sehr hochwertig, da es während des Keimprozesses zu einer enormen Vermehrung (B-Vitamine), ja sogar zur Neubildung wertvoller Inhaltsstoffe des Korns (Vitamin C und die Aminosäuren Lysin und Threonin) kommt.

Eine sehr empfehlenswerte und wohlschmeckende Frühstücksvariante ist Amaranth. Der Getreidebrei wird mit einer Nuss-, Mandel- oder Sesammilch serviert, dazu Apfelkompott mit Zimt und echter Vanille sowie einige Teelöffel Min-Aktiv (pflanzliche Mineralstoffe) und Eugalan BAP (Darmflora-Pulver). Hübsch hergerichtet, ein wahrer Genuss! Dieses Getreidefrühstück schmeckt auch mit Hirse, Quinoa, Buchweizen, Hafer, Dinkel (neutral) und Reis sowie mit leckeren Früchten als Beigabe. Wichtig ist, bei den Frühstücksbeigaben gut ausgereiftes Obst zu verwenden. Mit über Nacht eingeweichtem Trockenobst (Aprikosen, Datteln, Pflaumen) in kleiner Menge kann das gesundheitsfördernde Frühstück verfeinert werden. Gequetschte Hirse (basisch) lässt sich gut mit einer beliebigen Getreideart kombinieren, dazu einige Esslöffel Weizenkeime und leckere frische Erdbeeren – ein Gedicht! Frühstücks-Vorspeise ist immer ein ungespritzter Apfel und ein Glas frische Ziegenmilch.

Das Gehirn kann Energie nur aus Kohlenhydraten gewinnen, wie sie in Brot, Müsli, Porridge oder im Getreidefrühstück vorliegen. Energie aus fett- und eiweißreichen Frühstücksbestandteilen wie Eier, Wurst und Schinken stärken es keineswegs. Selbst der Zuckergehalt von Obst, Marmelade, Honig und Weißmehlprodukten würde nur für ein kurzes Strohfeuer genügen. Es kommt morgens darauf an, nachhaltig wirkende Nahrungsenergie zu »tanken«. Diese Aufgabe können die komplexen Kohlenhydrate des vollen Getreidekorns in Form von hochwertigem Müsli, Vollkorn- und Knäckebrot sowie schonend zubereitete Getreidebreie erfüllen. Energie muss jedoch aus den Depots des Kornes nach außen freigesetzt werden, wozu unbedingt die B-Vitamine benötigt werden. Gut ausgewählte Vollkornprodukte liefern uns diese Zündstoffe. Wer sie nicht verträgt, dem bietet z. B. das Müsli aus vorgekeimtem Getreide eine gute Alternative. Probieren Sie es über einige Zeit aus, Sie werden merken, wie sich Ihre Konzentration

Schulmedizinisch aufgegeben - was nun?

steigert, Kopfschmerz, Unlust und Antriebslosigkeit schwinden und zuschnappende Müdigkeit nicht aufputschendem Kaffee oder geistigem Siesta-halten zufallen muss.

Das Einzige, liebe Leser, was ich am Kaffee je gemocht habe, ist der Duft beim Aufbrühen. Seit mehr als drei Jahren bin ich konsequenter Tee- und Wassertrinker: Kräutertee, Früchtetee, Ayurvedischer und Grüner Tee. Der Grüne Tee wird mit 60 bis 80 Grad heißem Wasser aufgegossen und muss zwei bis vier Minuten ziehen, je nach Sorte und Aufguss. Er bremst die Ausbreitung des Krebses: Eine Tasse enthält 150 mg EGCG, ein Heilstoff mit Namen »Epigallocatechin-3-Callat«, und Antioxidantien (Flavone), welche als Radikalfänger wirken. Dieses EGCG blockiert die Funktion des Enzyms Urokinase, welches Tumorzellen brauchen, um sich absiedeln zu können.

In diesem Zusammenhang möchte ich noch zu zwei für den Brustkrebs bedeutenden Pflanzenhormonen kommen: die hormonähnlichen Substanzen Isoflavone und Lignane, sogenannte Phytohormone. Sie sind vor allem in Sojaprodukten enthalten und wirken ähnlich wie der Östrogenblocker Tamoxifen. Die Phytohormone ähneln in ihrem Aufbau den Östrogenen, regen die Drüsenzellen aber nicht zum Wachstum an. Lignane finden sich in Vollkorngetreide, Gemüse, Früchten, Leinsamen und Mais, Isoflavone ebenfalls in Gemüse und Früchten sowie in Wein und Tee. Vor allem aber auch im Brokkoli, den ich wöchentlich 3 bis 4 mal gegessen habe. Der Brokkoli enthält zudem eine weitere Komponente: Sulforaphan, welchem die Wissenschaftler eine starke krebsvorbeugende Wirkung zuschreiben. Ich habe ihn bis in den Dezember hinein geerntet, auch viele Portionen für den Winter eingefrostet. Probieren Sie einmal eine meiner Zubereitungsarten: Die mundgerechten Stücke mit einer viertel Tasse Wasser, einem Esslöffel extra virgin Olivenöl, einer Prise Salz und mehreren zerkleinerten Knoblauchzehen etwa fünf Minuten garen lassen, bis der Brokkoli leuchtend grün, zart und knackig ist. Sofort servieren! Dazu schmeckt Penne oder Rigatoni, mit rotem Pfeffer- und Parmesankäse gewürzt. Man kann ihn aber auch einfach so essen, zu Naturreis, als Auflauf oder kalt als Salat.

Nun befinde ich mich wieder mitten in der Küche, da wo man bei der Vollwerternährung – und einer Familie mit ganz anderen Wünschen (!) – eine ganze Menge Zeit zubringen kann. Und manche Seite dieses Buches ist im Winter am Küchenfenster oder der geöffneten Terrassentür entstanden,

Meine Ernährung

beim Teetrinken oder Kochen. Ohne Stress, im Antlitz der Sonne.
Für sie liebe Leserinnen und Leser, nun noch ein Rezept für ein total
basisches Frühstück:

"Symphonie der Bäume"
zur Harmonisierung unseres Körpers.

Genießen Sie diesen edlen Kastanien-Brei zum Start in einen guten Tag! 2
bis 3 gehäufte Esslöffel Kastanienmehl in gutem Wasser (ca. 200ml) glatt-
rühren und unter Rühren aufwallen lassen. Eine Prise Kristallsalz dazu
geben, fertig ist der Brei. Nun gibt man zimmerwarme Kokosmilch in einen
tiefen Teller, den Maronibrei dazu und kaltgewalztes weißes Mandelmus
darüber. Wenn Sie möchten, dürfen sie diese Heilnahrung mit einem
Teelöffel Blütenhonig oder Ahornsirup abrunden. Ein Hochgenuß! Speisen
sie mit einem dankbaren Herzen – die Geschenke der Natur – und Freude
und Dankbarkeit wird ihr Herz erfüllen

Mein wertvolles Mittagessen

Zur milden Stimulierung der Verdauungsdrüsen sowie zur unterstützenden
Zell- und Gehirnregeneration nehme ich etwa eine halbe Stunde vor der
Hauptmahlzeit ein Glas milchsauren Gemüsesaft (Sauerkraut) oder frisch
gepressten Karotten- und Rote Bete-Saft zu mir. Manchmal auch ein grünes
Kräutergetränk (Löwenzahn-, Borretsch-, Petersilie-, Stangensellerieblätter
oder Brennnesselspitzen), was die biochemischen Zell-, Gehirn-, Nerven-
und Hormonfunktionen in ihrer präzisen Wirkung noch wesentlich unterstützt.

Als Vorspeise folgt nun der harmonisch zusammengestellte Rohkostteller. Fast ganzjährig finden sich dazu in meinem Garten grüne Salate und
Kräuter, besonders Wildkräuter. In den Wintermonaten Keimlinge auf der
Fensterbank, Salate und Kräuter im Gewächshaus und Wurzelgemüse im
Keller, welches fein aufgeraspelt wird. Gern greife ich auch in den Sauer-
krautkrug. In der warmen Jahreszeit ist der Rohkostteller mit Naturkäse und
etwas Knäcke- oder Dinkelvollkornbrot auch eine erfrischende Hauptmahl-

Schulmedizinisch aufgegeben - was nun?

zeit. Grundlage meines Hauptgerichts bilden Pellkartoffeln, Vollwertreis, Hirse, Quinoa, Amaranth, Grünkern sowie geschrotete Gerste, Hafer oder Dinkel mit den verschiedensten Gemüsearten. Suppen und Aufläufe bringen Abwechslung ins Geschehen. Frische zarte Erbsen und grüne Bohnen sorgen dafür, dass die Hülsenfrüchte im Eintopf oder als Gemüse nicht zu kurz kommen. Einmal in der Woche gibt es ein Gericht aus Hartweizen- oder Dinkelgrieß, Vollkorn-Teigwaren, Eierkuchen und ähnlichem. Auch Hefeklöße aus Vollkorn-Dinkelmehl werden locker und schmecken prima zu Heidelbeeren, Kirschen oder Pflaumen.

Vieles lässt sich auch mit den Fleischwünschen meiner Familie kombinieren, doch es ist eben immer doppelte Arbeit, eine Bulette aus Gehacktem und eine aus Gemüse herzustellen. Fischgerichte, Salate, Quarkspeisen, Eintöpfe, Reis, Gemüse, Soßen usw. werden schon so zubereitet, dass sie der Vollwerternährung gerecht werden. In den Dampfeinsatz für die Salzkartoffeln lege ich auch immer einige gesäuberte Pellkartoffeln für mich hinein und obenauf stets ein bis zwei Karotten.. Getreide- und Gemüsesuppen werden bei Tisch mit frischen oder getrockneten Kräutern, Gumasia-Getreidewürze, Bio-Tamari Sojasoße, nativem Olivenöl und etwas frisch gepresstem Knoblauch verfeinert. Auch Meerrettich verwende ich nicht nur zum Fisch oder in Soßen, da er ja eine ausgezeichnete Wirkung auf die Lymphe hat. So verschwand mein Lymphödem bald von allein.

Dem Meerrettich kann nur noch das rohe Sauerkraut die Waage halten. Er wirkt regenerierend bei Dysbakterie und hilft bei Funktionsstörungen der Bauchspeicheldrüse. Meerrettich ist Beigabe, Würzmittel, Heilmittel, Antibiotika und hilft, gegen Frühjahrsmüdigkeit zu kämpfen. Zusammen mit dem Knoblauch wirkt er regenerierend auf die Adern ein: Meine 90jährige Tante weigerte sich damals ihre Blutdrucktabletten zu nehmen, sie bediente sich dieser beiden Würzstoffe. Die alte Dame hatte auch immer etwas zu Knabbern in der Schürzentasche, etwas Obst, das sie im Garten aufgesucht hatte, oder trockenes Brot. Dabei hatte sie schon mit sechzig keinen einzigen Zahn mehr und das Gebiss in die Lehmkiete geworfen. Doch richtig krank war sie nie! Vielleicht lag das auch daran, dass sie sich nicht um einen sturen Mann und aggressive Kinder kümmern musste; sie hat eigentlich immer so richtig in den Tag hineingelebt, war fröhlich und aufgeweckt. Mit vierzehn kam sie als Dienstmädchen auf den Hof, wer sollte so einem eingefleischten Hasen auch etwas vorschreiben wollen? Ich hörte jedenfalls gern, wenn sie

Meine Ernährung

mit Begeisterung von früher erzählte – von Ess- und Lebensgewohnheiten der Bauern, Mägde und Knechte, von der Ordnung, die am Hof herrschte, der Geselligkeit unter den Menschen und den Streichen, die nicht ausblieben. Man hatte damals noch Zeit, trotz vieler und schwerer Arbeit! Die gesunde Landluft hat die Menschen alt werden lassen. Und wann wurde schon mal ein Doktor geholt, geschweige denn etwas gegessen, »was der Bauer nicht kennt«! Die Hausfrau war um ausreichende Vorräte für den Winter besorgt. Es wurde eingekellert, eingepökelt, geräuchert, eingelegt und eingeweckt:

Manch´ Stadtmensch kam zum Schlachten auf das Land,
wohl dem, der einen Bauern ´kannt!
War´s für ihn doch sehr bequem,
Die Gaben waren angenehm!
Da packt´ er bei der Arbeit zu,
Schlief am Abend voller Ruh´!

Liebe Leser, diesen kleinen Rückblick ganz am Rande, einfach als kleine Anregung über Ihre Lebens- und Essgewohnheiten nachzudenken. Über Ihr Verhältnis zum Trend, zur Werbung, zur Gesellschaft, zur Natur und zu sich selbst. Betrachten Sie es als Nachtisch, den lasse ich nämlich meist ausfallen bzw. führe ihn mir später als Vesper zu. Das ist manchmal Joghurt oder Quark mit Biogarde-, Bioghurt- oder Sanoghurtkulturen, dazu Erdmandelflocken und frisches oder schonend gedünstetes Obst. Frisches Obst aus dem Garten, aber auch ausgereifte Ananas oder reife Papaya. Es darf auch ein Dinkelbrötchen mit leckerer selbstgemachter Marmelade oder ein Stück Obstkuchen sein.

Mein bekömmliches Abendessen

Eine optimale Entschlackung und Regeneration der Körper- und Gehirnzellen kann während der Nacht nur stattfinden, wenn man als Abendmahlzeit eine bekömmliche, wertvolle Kost zu sich nimmt und dabei qualitativ

Schulmedizinisch aufgegeben - was nun?

hochwertige Stärkemahlzeiten bevorzugt. Der Organismus darf keine Gärungs- und Fäulnisstoffe hinterlassen, das sind krankmachende Stoffwechselgifte! So ist es ratsam, abends keine schwer verdaulichen Speisen zu sich zu nehmen, Käse oder Rohkost (als Gemüse und Obst) nur in kleinen Mengen zu verzehren oder ganz zu meiden. Wertvolle Kohlenhydrate (z. B. Reis, Blumenkohl) unterstützen die positiven Mikroorganismen in ihrer physiologischen Milchsäureproduktion im Darm, welche wiederum die Funktionsabläufe im Verdauungsbereich optimiert.

Nachdem am späten Nachmittag die Nieren kräftig durchgespült worden sind, gibt es wieder eine halbe Stunde vor dem Abendessen ein Gesundheitsgetränk: frisch gepressten Saft aus Karotte und Apfel, den milchsauer vergorenen Rote Bete - Karotten-Saft oder auch Sauerkrautsaft. Etwas rohes Sauerkraut, wenig Blattsalat mit mildem Naturkäse, einen Gemüsesalat oder fein geraspeltes Rohgemüse sind Vorspeise oder Beilage zum Brot. Olivenöl, Traubenkernöl, Schwarzkümmelöl oder das gute Leinöl werden beigegeben. Hier finden sich vor allem wieder der Brokkoli und der Blumenkohl als gut verwertbare Stärke und Vitamin K-Quelle.

Gebratenen Blumenkohl isst meine Familie so gern. Er wird vorgedämpft, in Ei und Vollkornbrösel gewälzt und dann in guter Butter leicht angebraten. Das geht auch mit Sellerie, zartem Kohlrabi und ähnlichem. Dazu fein- bis mittelgrobes, möglichst salzarmes Vollkornbrot oder auch Knäckebrot. Pflanzliche Aufstriche gibt es in vielen leckeren Varianten, aus Quark und Frischkäse lassen sich phantasievolle Zubereitungen machen. Auch eine gut ausgereifte Avocado schmeckt hervorragend zum Brot. Sie ist eine hervorragende Vitamin E- und Lecithinquelle! Enthält die Vitamine A, C, D, E sowie Kalium, Calcium, Magnesium, Phosphor, Folsäure und Panthothensäure, ist daher sehr wertvoll für Gehirn, Zell-, Nerven- und Hormonsystem. Sie verbessert den Stoffwechsel und liefert dem Organismus Energie.

Manchmal erlaube ich mir auch Seelachs, ein Ei oder Kaninchenleber. Mein Mann isst abends warm, so gibt es dann auch für mich gedämpfte Kartoffeln und Gemüse, eine Gemüsesuppe sowie Getreide oder Reis mit Gemüse, ein Hartweizengries-Gericht oder italienische Spaghetti. Aber immer nur eine kleine Menge, oftmals sogar nur einen Gemüsesaft. Ich kann also sehr gut zusehen, wenn andere Fleisch und Wurst essen, bin mir aber immer bewusst, was ich damit meinem Körper antuen würde: Der menschliche Organismus kann Eiweiß aus Fleisch nicht auswerten, auch nicht von Geflügel, Wild und Innereien. Das darin enthaltene Eisen liegt in einer für ihn unbrauchbaren Form vor, und die Energie aus der Pflanzennahrung des entsprechenden Tieres wurde ja bereits verbraucht. Zudem enthält Fleisch chlorierte Kohlenwasserstoffe, schwere Gifte (Harnstoffe, Purine), Fäulnis- und Verwesungsbakterien, gefolgt von Salmonellen, Trichinen, Listerien bis hin zu BSE. Für mich war »Fleisch ein Stück Lebenskraft«! Viele Menschen hauen abends so richtig rein, holen nach, was sie am Tage versäumt haben. Nach 19 Uhr sollte man nichts mehr essen. Das späte Abendessen führt zu Eiweißfäulnis (Zersetzungsgifte). Gerade Obst – besonders Bananen – gärt über Nacht in den Gedärmen. Resultat sind Autointoxidation, Schlackenan- häufung und Immunschwächung. Das kann sich kein chronisch Kranker lei- sten! Und die Regelmäßigkeit der Einnahme von Mahlzeiten führt weder zu (Heiß-)Hunger noch zu Gewichtsproblemen. Alles hat seine Zeit. Lernen Sie Ihren Biorhythmus kennen! Ihr Dünndarm stellt nach der Bio-Organuhr ab 20 Uhr seine Verdauungsarbeit ein. Da sollten Essgelüste längst schlafen.

Essen wie die wilden Tiere

Über Verhaltensregeln bei Tisch muss ich Ihnen sicher nichts erzählen, die kennen Sie alle. Im Speisesaal der Hufeland-Klinik hängt eine Tafel, darauf steht: »Bitte reden Sie nicht mir Ihrem Nachbarn über Ihre Krankheit, Sie schaden sich und anderen.« Wir sollten also ganz bewusst bei dem sein, was wir in uns hineinstopfen, und das muss nicht unbedingt auch noch die neu- este Schreckensnachricht aus der Morgenpresse sein.

Meinem Sohn lese ich nach dem Abendessen und Waschen eine Geschichte vor, er hat ein Buch von Wildtieren. Darin steht: »Die Aufnahme von Nahrung und Flüssigkeit hängt bei Wildtieren wie allgemein auch bei Haustieren vom natürlichen Bedürfnis des Körpers ab. Sind Hunger und Durst gestillt, dann begehrt auch das Tier nicht nach mehr, denn es verzehrt nicht aus Fresslust übermäßig viel Nahrung oder huldigt der Trinksucht, indem es sich übervoll trinkt.« Und was machen die Menschen? Sie sagen, es schmeckt zu gut, um aufhören zu können. Das Bedürfnis, weiter zu essen oder zu trinken, wird dann zur Leidenschaft und schließlich zur Sucht. Und

Schulmedizinisch aufgegeben - was nun?

wie schwer es ist, davon wegzukommen, wissen all jene, deren Hände nach der Flasche zittern oder deren Waage einfach nicht weniger anzeigen will. Aber auch diejenigen, die mit Magen- und Darmbeschwerden bis hin zu Stoffwechselkrankheiten die Wartezimmer der Arztpraxen füllen. Sie denken, der Doktor wird schon eine Lösung finden. Doch manchmal ist es eben zu spät, dann sind sie ein einträgliches Opfer. Sie sollten es einmal mit Einsicht versuchen, mit der Änderung ihrer schädigenden Gewohnheiten und übertriebenen Gelüste! Das ist besser und billiger als zu erkranken und zu Medikamenten greifen zu müssen bzw. sich operieren zu lassen.

Da wird die Mahlzeit rasch hinuntergeschlungen und vergessen mit Speichel anzureichern. Das Kauen geht schnell – wenn es beim Sprechen nicht vergessen wird – und man muss sich nicht wundern, wenn dadurch die Verdauungsorgane übermäßig belastet werden. Schauen Sie mal einem Tier beim Grasen zu oder einem alten Menschen beim Essen: Die nehmen sich Zeit und kauen gründlich! Der Hunger wird rascher gestillt, sie brauchen weniger zu essen, Sättigung stellt sich bald ein. Und obendrein wird genossen, mit innerer Ruhe. Denken Sie daran, dass Essen ein Teil des Lebens ist, der Freude machen soll!

Vom Verdauungsphysiologischen her möchte ich Ihnen jetzt nicht erzählen, warum die Schweine kein Heu fressen oder die Schafe die Brennnesseln stehen lassen, aber sie sorgen für ihre Nahrungsmittelauswahl. Ich wünsche, dass wir den Wert der Naturprodukte wieder kennenlernen werden und uns diesen zuwenden. Bei vollwertiger Naturkost hat man kein Verlangen nach Zwischenmahlzeiten oder Süßigkeiten und damit auch keine Gewichtsprobleme. Unsere so genannten Zivilisationskrankheiten sind doch eigentlich nichts anderes als Wohlstandskrankheiten, die sich infolge zu reichlicher und falscher Ernährung einstellen konnten. Wir müssen uns um Abhilfe bemühen, die Eiweißüberfütterung und den hohen und falschen Fettverzehr zugunsten des ganzen Stoffwechsels in den Griff bekommen. V e r n ü n f t i g werden – wie die wilden Tiere!

Die Vitamine z. B. sind im Stoffwechsel der Tiere und Pflanzen viel besser geschützt als in dem des Menschen, weil der ihnen mit seiner fatalen Ernährung und Lebensweise übel mitspielt. Instinktiv verhalten sich die Tiere klüger, sie »wissen«, welche wertvollen Freunde sie an diesen Molekülen haben. Alle Vitamine – insbesondere das Vitamin C – brauchen seit Urzeiten Zimmer- oder Gartentemperatur, Pflanzen schließen sich mit-

Meine Ernährung

tags, um ihre Vitamine vor Wärme zu schützen – und wir Menschen müssen erhitzen, zerkochen, denaturieren. Die Tiere aber machen diese Immunsubstanz in ihrem Stoffwechsel aus Glukose selbst, immer so viel, wie sie gerade benötigen. Ob sie sich wohl deshalb nie erkälten?

Also doch eine Diät?

Unsere Nahrung kommt durch den Verdauungskanal in den Körper. Manchmal kann es aber sein, dass dieses System unfähig ist, die Nahrung von einer Zwischenstufe in die andere zu zerlegen. Was passiert dann mit diesen zwischenstuflichen Substanzen? Sie bleiben im Blut und führen zu abnormen Substanzen, wenn sie nicht in ihr Endprodukt abgebaut und ausgeschieden werden. Schließlich haben Ansammlungen solcher abnormen Substanzen für den Organismus negative Folgen. Je nachdem, ob der Körper geschwächt oder bereits geschädigt ist, reagieren bestimmte Substanzen bzw. beeinflussen die Organe ungünstig. Wenn z. B. ein Aspekt des Fettstoffwechsels abnorm ist, somit der Fettstoffwechsel gestört ist, kann es zur Schuppenflechte kommen. Ist der gestörte Fettstoffwechsel aber Folge eines allgemeinen Rückgangs der Oxidationsfähigkeit, dann treten Schäden im Arteriengewebe auf (Arteriosklerose).

Bei Krebs ist das Immunsystem geschwächt, die Gewebe, vor allem die Leber, sind geschädigt. Wenn der Krebs zerstört, gelangen giftige Abbauprodukte in den Blutkreislauf. Solche können nun durch Leberversagen zum Tod führen. Die Leber muss diese giftigen Substanzen, die beim Krebs entstehen, ausscheiden können; sie unterstützen die Dialyse von Giftstoffen aus dem Blut durch die Dickdarmwand. Solange also die Leber und alle anderen wichtigen Organe gut arbeiten, kann der Körper diese heilen und gesund werden. Deshalb ist es bei Krebs so wichtig, die gesamte Abwehr zu reaktivieren, insbesondere das Immunsystem, Entzündungsreaktionen auszulösen, die Enzymfunktion anzukurbeln, Auflösungsprodukte von Geschwulsten, Schlacken und tote Substanzen hinaus zu befördern. Die Entgiftung durch die Nieren und die Reaktivierung der Leber sind entscheidender Teil der Therapie! Da kann man selbst als Patient eine ganze Menge beitragen!

Vorweg das Seelische: Vergeben können! Groll und Ärger gehen auf die

Schulmedizinisch aufgegeben - was nun?

Galle (Anhangsorgan der Leber). Die Belastung im Leben darf nicht zu groß werden! Chronischer Geiz, Enge und Neid haben mit dem Leberstoffwechsel zu tun. Und die Steuerung der hochempfindlichen Nieren weist Hormonstörungen auf, wenn langfristige Störungen in zwischenmenschlichen Beziehungen vorliegen. Ganzheitlich behandeln, liebe Leser! Für den Aufbau fast aller Enzyme wird Kalium als Katalysator benötigt. (Natrium hemmt.) Um gesund zu werden, muss man das überschüssige Natrium aus seinen Zellen verbannen. Das erreicht man am besten durch kaliumreiches Gemüse und frisches Obst sowie häufig aufgenommene frische Säfte. Zur Entgiftung durch die Nieren auch mehrmals täglich größere Mengen Flüssigkeit trinken, ordentlich durchspülen! Die Leber anregen und unterstützen, nicht mit Chemotherapeutika schädigen.

Zwischen 15 Uhr und 19 Uhr Brennesseltee trinken, soviel wie möglich (ca. 2Liter), mehrmals 14 Tage lang bei abnehmendem Mond! Das regt Blase und Nieren an, fördert die Verdauungstätigkeit und gibt dem Körper eine Vielzahl von Mineralstoffen und Vitaminen.

Zytotoxine (Zellgifte), Antihistamine, Kortison, Blutverdünner, gefäßerweiternde Mittel usw. sind für den Organismus Fremdkörper und für die Leber, die ja fremde Stoffe beseitigen muss, eine zusätzliche Belastung. Sie vergrößern die Giftmenge nur noch. Den Cholesterinspiegel des Blutes kann man z. B. auch mit kaltgepresstem Leinsamenöl senken, das muss keine Pille sein. Von meiner »Kräuterhexe« weiß ich, Leinöl beschleunigt zudem die Schrumpfung und Absorption von Tumoren. Wenn die Körperfunktionen wiederhergestellt werden, kann der Organismus das jeweilige Symptom selbst beseitigen. Er reaktiviert sein Immunsystem und kämpft gegen den Eindringling. Ich glaube, man muss dem Körper nur die richtigen Substanzen zur Verfügung stellen und ihn entgiften. Dann heilt er sich selbst. Frischgepresste Säfte sind reich an Mineralien, Enzymen und Vitaminen; sie leiten den Prozess ein, der den Organismus das zurückgibt, was ihm fehlt. Dasselbe wird mit reichlich frisch zubereiteter Rohkost erreicht. Beides hilft der Entgiftung und dem Körper, die Mangel leidenden Organe zu reaktivieren und sich selbst zu heilen. So hatte ich auch über viele Monate meine Eiweißzufuhr strikt eingeschränkt!

Der erfolgreichen Gerson-Therapie liegt unter anderem eine Suppe zugrunde, deren Rezept von Hippokrates stammt. Dieser lebte von 460 bis 377 Jahre vor Christus und war der größte Arzt seiner Zeit, entgiftete

Meine Ernährung

Kranke mit dieser Suppe, Einläufen und anderem. »Patienten müssen entgiftet werden« – das schrieb Hippokrates damals! Dr. Gerson ging in die medizinische Geschichte als Freund von Albert Schweitzer ein, behandelte schon 1929 zusammen mit dem berühmten Sauerbruch 450 Tuberkulose-Patienten mit seiner »Diät«, von denen anschließend 446 dauerhaft geheilt waren. Fast dieselbe Therapie, die er bei TBC anwandte und an der Münchener Universitätsklinik mit Professor Sauerbruch ausarbeitete und praktizierte, hatte bei seinen Krebspatienten so große Erfolge. Seine Tochter, Charlotte Straus, setzte die Arbeit ihres Vaters in Kalifornien und Mexiko fort (Gerson-Institute). Bis 1996 gehörte sie zum Chipsa Team der ITA-Klinik in Tiquana an Mexikos Westküste, die man wohl als die weltweite Hochburg alternativer Mediziner ansehen darf. Heute hat sie ihre eigene Klinik in Arizona. In San Diego übrigens leitet die Frau des berühmten deutschen Krebsarztes Dr. Joseph Issels die Foundation ihres verstorbenen Mannes, von welchem auch Dr. Wöppel in Bad Mergentheim ausgebildet wurde. Es gab vor 100 Jahren (Coley) und zu Hitlers Zeiten (Gerson, Issels) schon gute Ansätze, ich frage mich, warum unsere moderne Krebsmedizin noch immer auf der Stelle tritt?

Kürzlich wurde in einem Artikel zum Thema »Der gesunde Darm« (Dr. Jürgen Freiherr von Rosen, Gersfeld) der Begriff »modifizierte Nachkriegsernährung« geprägt: Kartoffeln und nur Obst und Gemüse der Jahreszeit. Mit einer vorrangig basischen Kost können wir die Übersäuerung vermindern und nicht nur gegen unsere vielfältigen Nahrungsmittelallergien antreten. Gersons TBC-Diät war salzfrei und bestand überwiegend aus Obst und Gemüse. Das Gemüse wurde in einem schweren Topf ohne Zusatz von Wasser im eigenen Saft gedünstet, Dampf durfte nicht austreten. Gersons Patienten mussten viel rohe und fein geriebene Lebensmittel essen. Sie tranken Orangen-Grapefruit- und Apfel-Karotten-Säfte, die in einem Zerkleinerer mit Presse zubereitet werden mussten. Ich erfuhr, dass »in der Mitte einer Zentrifuge positive Elektrizität entsteht und der Saft elektrisch negativ geladen ist. Diese Elektrizität zerstört die oxidierenden Enzyme.« So besorgte ich mir eine Green Life-Saftpresse, die mit ihren Edelstahl-Zwillingspresskolben den Saft förmlich auswringt und kaum einen Tropfen zurücklässt. Nur wenn die Fasern erst zerrieben und dann der Saft ausgepresst wird, gelangt das Maximum an Vitaminen, Enzymen und Mineralstoffen in den Saft. Die Green Life entsaftet schonend, mit nur 110 Umdre-

Schulmedizinisch aufgegeben - was nun?

hungen pro Minute, jegliches Gemüse und Obst, alle meine Kräuter, Blätter und Gräser (Weizengrassaft!) .

Vier bis fünf Gläser frischgepressten Saft am Tag, das macht schon etwas mehr Arbeit als Tabletten mit einem Schluck Wasser hinunterzuspülen. Aber für mich sind es Heil-Getränke, ich weiß, was drinnen ist und wie sie wirken. Der Verdauungstrakt war also der wichtigste Teil meines Körpers. Alles, was ich gegessen habe, sollte richtig verdauen und die entsprechenden Organe korrekt arbeiten lassen, beim Abbau der Nahrung in ihre Endprodukte helfen. Entgiftung, Befreiung von sämtlichen Toxinen, war ein wichtiger Aspekt meiner Krebstherapie. Die Funktion der oxidierenden Enzyme ist beim Krebskranken reduziert. Unsere Leber hat die Aufgabe, Giftstoffe aus dem Körper zu entfernen und so zu bearbeiten, dass sie in die Gallengänge befördert und mit der Galle ausgeschieden werden. Sie hilft bei der Produktion des Magensaftes und der Bauchspeicheldrüse, die Enzyme Pepsin, Trypsin und Lipase herzustellen. Eine ihrer wichtigsten Aufgaben ist die Reaktivierung der oxidierenden Enzyme!

Dr. Gerson entwickelte für die Entgiftung Kaffee-Einläufe, welche die Gallengänge öffnen, so dass mehr Galle fließen kann. Wäre ich damals bei ihm Patientin gewesen, müsste ich dies im stündlichen Abstand aushalten, auch nachts, womöglich mit Rizinuszugabe. Seine Therapie war knallhart. Er gab jeden Tag Kalium, Jod und Leberinjektionen, dann die salzfreie Diät – da war es in der Hufeland-Klinik schon humaner, trotz aller Stecherei und aktivem Fiebern. »Man muss wissen, dass Krebszellen im Wesentlichen von der Gärung leben« heißt es in Gersons Buch, »aber Kalium und oxidierende Enzyme sorgen für Oxidation. Und an diesem Punkt können wir Krebszellen abtöten, indem wir ihnen die Bedingungen nehmen, die sie zum Überleben brauchen.«

Diese vielen toten Zellen müssen nun vom Körper absorbiert werden, egal wo sie sich befinden, ob in der Lunge oder anderswo. Das ist nur durch das Blut möglich, und heißt: weiter entgiften! Eine maximale Verdauung durch die Eingeweide muss gewährleistet werden! Und da komme ich wieder auf den Boden: Denn was in einem vergifteten Boden wächst, ist giftig. Unsere moderne Nahrung ist keine lebendige, natürliche Nahrung mehr. Sie enthält eine Menge toter, giftiger Substanzen – und mit Giftstoffen kann man einen kranken Menschen nicht heilen! Nicht entgiften. Darum gibt es immer mehr Krebskranke.

Meine Ernährung

Ernährung als Therapie

Ich habe meine Ernährung als Therapie gesehen: kein anderer Umweltfaktor greift so tief in das biochemische Geschehen ein wie die zugeführte Nahrung! Die Behandlung macht viel Arbeit und kostet viel Zeit in Garten und Küche. Es dauert ein bis eineinhalb Jahre, um die Leber zu reaktivieren; da sollte man keine Zeit sparen. Für mich hieß es: konsequent sein und durchhalten, die Belohnung kommt. Meine Internistin sagte kürzlich: »Ihre Leber sieht aus wie die einer Achtzehnjährigen.« Das baut auf!

Ein gesunder Stoffwechsel kann meines Erachtens Krebs heilen. Mir geht es von Monat zu Monat besser. Mein Kalium- und Eisengehalt ist aufgefüllt. Ich nehme am Leben teil, bin aktiv und kraftvoll. Mein Blutbild (aktuell Februar 2001) ist normal: Lymphozyten, Leukozythen, Hämoglobin, Erythrozythen und Thrombocythen. Ich stehe wieder im Leben! Jetzt (1999) mache ich eine Ausbildung zur fortschrittlichen Gesundheits-, Ernährungs- und Lebensberaterin. Wenn mir noch einmal so ein Halbgott in Weiß erklären will, ich müsste sterben, »weil man mir nicht mehr helfen kann«, den werde ich dann eines besseren beraten!

Mein Blutbild	Normalwerte
36.2 Lymphozyten	20–45%
4.27 Leukozyten	3.8–11.0 G/L
12.3 Hämoglobin	11.5–16.0 g/dL
4.05 Erythrozythen	4.0–5.2 T/L
226 Thrombozythen	150–350 G/L

Krebs, liebe Leser, ist ein Stoffwechseldefekt! Der Mitochondrien-Verlust der Krebszelle ist elektronenmikroskopisch festgestellt worden! Mitrochondrien sind jene Zellbestandteile, die mit ihren Enzymen die Zellatmung ermöglichen. Fehlt es uns an diesen Atmungsfermenten, bricht der Stoffwechsel teilweise zusammen. Folge ist die Herausbildung eines sog. »Krebsmilieus«, dessen Endprodukte giftig und krebserzeugend sind. Die Vergiftung erfasst die Nachbarzellen (Enzymblockade) und schließlich angrenzende Gewebe, die normale Steuerung und Regulation des Wachstums ist außer Kraft gesetzt. Das führt in einen Teufelskreis: das anormale

Schulmedizinisch aufgegeben - was nun?

Wachstum beginnt.

Wenn Sie dieser inneren Vergiftung entgegenwirken möchten, denken Sie an meine Worte: Sauerstoff dringt nicht so leicht in Ihren Körper ein. Sie brauchen oxidierende Enzyme, mehr Kalium und vor allem Bedingungen, unter denen der Sauerstoff wirken kann. Sorgen Sie für höhere Sauerstoffzufuhr! Legen Sie sich nicht unnötig in ein Krankenhaus-Bett, legen Sie lieber Körner in ein Saat-Bett, um Ihr Gemüse biologisch – an frischer Luft – »behandeln« zu können. Und lassen Sie den Kaffee weg, der stört die Funktion der Kapillaren, ebenso die phosphorsäurehaltige Coca Cola und die Eiscreme aus Invertzucker. Die Zigaretten sowieso. Ernähren Sie sich natürlicher! Organisch angebautes Obst und Gemüse ist eine starke Medizin und ruft eine günstige klinische Reaktion hervor. Pflanzen Sie Tomaten an!

Vitamin C (mg/100 g)	Carotinoide (mg/100 g)	Vitamin E (mg/100 g)	Selen (Mikrogramm/g)	
Sanddorn 450	Karotten 6,6	Weizenkeimöl 215	Nieren	1,40
Paprika 140	(viel ß-Carotin)	Sojabohnenöl	Fisch	0,75
Brokkoli 110	Kresse 5,6	56 - 160	Reis	0,38
Orange 50	Spinat 4,9	Maisöl 53 - 160	Hafer	0,35
	Tomaten 3,1	Mandeln 23 - 32		
	(viel Lycopin)			

Antioxidantiengehalt verschiedener Lebensmittel

»Für den Zellschutz, zur Krebsprävention und zur Vorbeugung von Gefäßleiden ist die Aufnahme der wichtigsten Antioxidantien gemeinsam nötig«, heißt es in der Fachzeitschrift »Naturheilkunde« 9/99, welcher diese Tabelle entnommen und ergänzt wurde. Das vor allem in Tomaten und Tomatenprodukten enthaltene Lycopin entfaltet wie Beta Cartoin seine beste Wirkung in der Zellmembran, an die es sich anlagert. Es vermag von 600 verschiedenen Carotinoiden den Singulett-Sauerstoff am effektivsten zu binden und bietet daher den besten Schutz vor Zellschäden. Zweimal aktiver als durch Beta-Carotin bindet Lycopin verschmutzte Luftpartikel (Stickstoff-Dioxid), die bekanntlich Schäden an der Zellmembran hervorrufen können. Ebenso wirkt es gegen Wasserstoffperoxid, welches

Meine Ernährung

Hydroxylradikale bilden und somit Strangschnitte an der DNA vornehmen kann. Die anticarcinogene Wirkung der Carotinoide beruht auf die Verbesserung der Kommunikation der Zellen untereinander. Experimentelle Untersuchungen beweisen: eine durch Lycopin erhöhte Expression des Gens Connexin43 führt dazu, dass mehr Proteine der »gap-junctions« synthetisiert werden.

Viele dieser Studien erweisen die Zufuhr der kombinierten Mikronährstoffe Vitamin A, C, E, ß-Carotin und Lycopin als magenschützend. So dürfte wohl nichts dagegensprechen, diese starken Waffen gegen freie Radikale aus einer ausgewogenen Ernährung zu sich zu nehmen! Das Ganze kombiniert mit sekundären Pflanzenstoffen bietet einen hervorragenden antioxidativen Schutz! Untersuchungen mit qualitativ hochwertigem Rotwein ergaben, dass das darin enthaltene Quercetin die LDL-Fraktion (low density Lipoprotein = Fett-Eiweiß-Partikel mit geringer Dichte) vor Oxidation schützt und dadurch einen Schutz vor Arteriosklerose bilden kann. Dieser Umstand erklärt auch das so genannte French-Paradox: Obwohl die Franzosen einen hohen Anteil an Cholesterin und gesättigten Fettsäuren in ihrer Nahrung haben, leiden sie seltener als andere Völker an Herz-Kreislauferkrankungen – weil sie über ihren hohen Rotweinkonsum viele Flavonoide aufnehmen. Also, liebe Leser, ab und zu ein Gläschen Rotwein, das ist Medizin!

Die eigentliche Heilwirkung des Weines – insbesondere des (trockenen) Rotweines – ist größer als die des Traubensaftes. Die protektive Wirkung des Rotweines liegt in den sekundären Pflanzenstoffen aus Haut und Kernen roter Weintrauben, die bei der Vergärung in den Wein übergehen. Paulus hat dem Timotheus geschrieben: »Trinke ein wenig Wein für deinen Magen.« Die Kombination zwischen Mineralien, den Enzymen und dem Alkohol des Weines lösen eben diese Heilwirkung für einen verdorbenen Magen aus. Doch einen Nutzen werden Sie nur daraus ziehen, wenn Sie die Worte »ein wenig« beachten!

Schulmedizinisch aufgegeben - was nun?

Bierhefe, Rote Bete- und Weizengrassaft – alles Medizin!

Meine erste Hefe-Kur habe ich in der Hufeland-Klinik gemacht: Die dort verwendete Bierhefe hat bereits mehrere Gärprozesse durchlaufen und enthält viele Vitamine und Mineralstoffe sowie lebensnotwendige Spurenelemente. Diese liegen in einem ausgewogenen Wirkstoffgefüge vor. Die Bierhefe wächst nämlich in einer biologisch sehr wertvollen Umgebung, in der Stammwürze, die aus gekeimter Gerste hergestellt wird. Beim Keimvorgang wird der Vitamingehalt erhöht. Der Hefepilz nimmt aus der Stammwürze B-Vitamine und andere günstige Stoffe auf, bindet sie an Eiweiß und lagert sie in die Hefezellen ein. Das Eiweiß der Hefe wird im Körper fast restlos verwertet und enthält sämtliche für die menschliche Ernährung benötigten Aminosäuren. Ein weiterer Inhaltsstoff, das Glutathion, entgiftet den Körper und unterstützt die Wirkung der Vitamine A und E und arbeitet eng mit Selen zusammen. Gerade beim Krebskranken, dessen Tumorzellen einen krankhaft veränderten Stoffwechsel aufweisen, scheint die Hefe durch ihr sehr urtümliches Stoffwechselverhalten günstige Wirkungen im Sinne einer Normalisierung des gestörten Tumorzellstoffwechsels zu entfalten.

Durch die Stoffwechselprodukte der Brauhefe (Vitalstoffe!) ist Bierhefe eine ausgezeichnete Lebernahrung und hilft mit, das Milieu im Darm zu verändern, dass schädliche Keime nicht mehr wachsen können. Inhaltsstoffe wie Cholin, Inosit, Orotsäure, Faktor 3 mit dem Spurenelement Selen, funktionsfähiges Eiweiß, alpha-Liponsäure, das schwefelhaltige Methionin, das so wichtige Glutathion und auch der Vitamin B-Komplex unterstützen vor allem die Leberfunktion. Allein ein Mangel an dem wichtigen Leberschutzstoff Cholin genügt nach Professor Bauer für die Entstehung von Krebs. Wir finden dieses B-Vitamin zudem in Weizenkeimen und daraus hergestelltem Öl, Lecithin, grünem Blattgemüse und grünen Frischpflanzensäften, milchsauren Gemüsen und milchsauren Gemüsesäften. Die Wenigsten aber nehmen diese täglich zu sich! Neben Cholin wirkt Inosit der Leberverhärtung entgegen. Die beiden arbeiten eng zusammen, sie sind u. a. an der Lecithinbildung beteiligt und können vor Leberverfettung schützen. So werden auch Lebererkrankungen wie chronische Hepatitis mit Bierhefe behandelt. Als der Tierarzt bei meinem Schäferhund eine »geschwollene

Meine Ernährung

Leber« diagnostizierte, habe ich dem traurigen Gesellen mit Bierhefe geholfen, seine Darmflora günstig zu beeinflussen. Er bekam ein schönes Fell, fraß und bellte wieder!

Hefe und Hefeextrakt werden heute mit als beste konzentrierte Nahrungsmittel taxiert. Sie enthalten vor allem die Vitamine B 1 und B 2, welche für die Regulierung der Zellatmung, also als Atmungsfaktor für die Zellen von großer Bedeutung sind. Um noch einmal auf das Inosit zurückzukommen: Es präzisiert die Sauerstoffentladung der roten Blutkörperchen und bewirkt dadurch eine bessere Gewebeversorgung. Auch eine ausgleichende und beruhigende Wirkung wird ihm zugesprochen. Hefe ist für das ganze Nervensystem von großem Nutzen, für den Kohlehydratabbau muss vor allem genügend Vitamin B 1 vorhanden sein.

Professor Abderhalden bezeichnet Hefe als »pflanzliches Insulin«, mit dem man seine Bauchspeicheldrüsentätigkeit anregen und seine innere Sekretion in Ordnung bringen kann. Sie enthält auch bindegewebsanregende Wirkstoffe, wie bereits Professor Gottschalk erkannte: Das Bindegewebe, das den Tumor umgibt, wird speziell durch Hefe zu einer enormen Sprossung angeregt. Positiver Erfolg dabei ist, dass dieses neugebildete Bindegewebe wie ein Keil in das in Auflösung verfallene Krebsgewebe hineinwächst. Letztlich haben mich auch die Reinigungseffekte der Bierhefe (schwefelhaltige Wirkstoffkomplexe) dazu bewogen, diesem Naturprodukt größte Aufmerksamkeit zu schenken. Dass die Hefeeinnahme die lebensnotwendige Darmflora funktionsfähig erhält und die Darmschleimhaut schützt, war am guten Stuhlgang festzustellen. Wenn Familienmitglieder an Entzündungen der Mundschleimhaut litten und Schluckbeschwerden hatten, blieben meine Schleimhäute – im Gegensatz zu früher – verschont. Das in der Hefe enthaltene Gluthathion hat eine antitoxische Wirkung gegen Infektionen! Selbst von der Strahlenschutzwirkung der Bierhefe habe ich gelesen! Mit der Zufuhr lebender Enzymhefezellen können die Möglichkeiten einer Beeinflussung der biologischen Regelkreise und die synergistischen Wechselbeziehungen einzelner Inhaltsstoffe genutzt und andere therapeutische Wirkungen als mit der Gabe von Einzelsubstanzen erreicht werden. Lebende Enzymhefezellen werden in der Naturheilkunde als Zellschutz eingesetzt, zur Entgiftung durch Regulation der Darmflora, als Basisunterstützung nach Krankheiten sowie als Immunstimulanz. Sie schützen die Mitochondrien und aktivieren die Atmungskette, dazu kommt eine positive Unterstützung

Schulmedizinisch aufgegeben - was nun?

des Stoffwechsels durch die B-Vitamine, Mineralstoffe und Spurenelemente.

Über die Kur mit dem Rote Bete-Saft habe ich bereits geschrieben, doch ich möchte noch einmal auf ihre Rolle in der Krebsdiät und Krebstherapie eingehen. Die Roten sollen ein Minimum an Nitrat enthalten. Karotten nehmen weniger Nitrate auf, Tomaten enthalten ebenfalls weniger Nitrate, aber bei den Roten Beten ist das anders! Ich habe mir Algenkalk besorgt und in den Boden eingearbeitet. Sie wurden groß, beinahe wie Kinderköpfe. Die Jod- und Spurenelemente aus diesem Kalk haben dieses Wachstum ausgelöst. Auf das Nitratproblem beim Gemüseanbau und in unseren Böden und dem Wasser möchte ich nicht eingehen, aber wenn man Salate essen möchte, dann sollte man sich schon auf Gemüsearten mit niedrigem Nitratgehalt konzentrieren. Das ist bei Kohl und Weißkraut der Fall, wo schon der Strunk wie ein Filter wirkt. So wird die Rote Bete-Kur hauptsächlich mit Karotten- und Weißkraut- bzw. Sauerkrautsaft ergänzt. Rote Bete fördern die Leber-Gallenfunktion, schützen die Leber und unterstützen die Ansiedlung gesundheitsfördernder Mikroorganismen im Dünn- und Dickdarmbereich. Ihr Betanin hemmt das Wachstum schädlicher Bakterien. Auch die Zellatmung in Körper und Gehirn wird durch Rote Bete verbessert. Letztlich aber wird das Immunsystem stimuliert, was eine gewisse Heilwirkung bei Tumorerkrankungen zur Folge hat. Das hochwertige Heilgetränk sollte man immer auf leeren Magen trinken, am besten eine halbe Stunde vor der Mahlzeit. Ihm wird nachgesagt, dass es die Elastizität und Jungerhaltung unserer Körper- und Gehirnzellen fördert!

So eine Trink-Kur ist eigentlich eine einfache Angelegenheit, man braucht neben Bierhefe und Betesaft nur feste Entschlossenheit und guten Willen. Kombiniere das Ganze mit Naturreis und Rohkost nebst Löwenzahnblättern sowie einem Tee aus Goldrute. Damit lassen sich bemerkenswerte Erfolge bei unseren Übersäuerungskrankheiten erreichen. Durch Gemüsesaftkuren und der damit verbundenen Einschränkung des zugeführten Eiweißes wird der Körper gezwungen, vom körpereigenen Eiweiß mehr und mehr einzuschmelzen. So auch Krebszellen abzubauen. Die Vitamine und Nährstoffe schaffen dem Körper die Möglichkeit, Zellgifte zu binden und auszuscheiden. Die Leber, die nun nicht durch Eiweiße und Fette in Anspruch genommen wird, kann regenerieren und heilen!

Viele Gemüsearten fördern die notwendige Regeneration und Gesunder-

Meine Ernährung

haltung der Körperzellen, Gewebe und Organe, einschließlich der Präzision im Gehirn-, Nerven-, Hormon- und Immunsystem. Die Karotte z. B. fördert den Zellstoffwechsel und die Zellatmung. Feingeraspelt trägt sie wesentlich zur Reinigung und Entschlackung des Verdauungssystems bei. Ihre ätherischen Öle und Farbstoffe eliminieren negative Parasiten im Darmbereich. Die Karotte enthält ja bekanntlich viel Vitamin A (Beta Carotin) und hat deshalb besonders im Verdauungssystem auch eine krebsschützende Wirkung; sie zeigt einen heilenden Einfluss auf die Darmschleimhäute und auf das Immunsystem. Im gegarten Zustamd steigt ihr Anteil an Betacarotin und Phenolsäuren um mehr als 30%! Doch noch weitere Vorteile machen die Karotte zu meiner Gemüseart ersten Ranges: Ihr Niacin erweitert die Kapillaren und unterstützt somit das oxidative System. Kalium stimuliert in speziellen Verbindungen das vegetative Nervensystem und hilft, die Funktion der Verdauungsorgane wiederherzustellen. Es ist auch ein Gegenspieler einiger Hormone der Nebennieren.

Nicht nur die Karotte sah ich deshalb als Heilmittel, das dazu beitrug, das Wachstum der Metastasen zu hemmen, und dem benachbarten Gewebe sein elektrisches Potential und seine Widerstandsfähigkeit zurückzugeben. Ich aß zudem viel Rote Bete, Sellerie, Zwiebeln, Gurke, Paprika, Tomaten, Blumenkohl, grüne Bohnen, Spinat, Spargel, Meerrettich, Bärlauch, Brunnenkresse, Löwenzahnblätter, Petersilie und Schnittlauch sowie bestimmte Obstsorten, die alle die o. g. Inhaltsstoffe vorweisen. Bereitete mir nicht nur Gemüsesaft, sondern auch grüne – chlorophyllhaltige – Getränke! Schließlich musste ich etwas für meine Blutbildung tun und der bestehenden Blutarmut entgegenwirken.

Ich trank Weizengrassaft! Beim ersten Mal wohl ein wenig zu viel, da ich mich unbehaglich fühlte. Ursache waren die Giftstoffe in meinem Körper, welche durch die reinigende Wirkung des Weizengrassaftes gelöst und über den Blutkreislauf zur Ausscheidung gebracht wurden. Dann wurde ich vorsichtiger, steigerte von 2 Teelöffel langsam aufwärts. Es ist anfangs etwas gewöhnungsbedürftig, schmeckt süß und aromatisch. Meine Küche duftet beim Entsaften jedesmal wie eine frisch gemähte Wiese. Die freilebenden Tiere leben fast ausschließlich von Gras, dachte ich mir. Dabei bleiben sie bei guter Gesundheit, zeigen keine Wachstumsstörungen und erhalten ohne Einschränkung ihre Fortpflanzungsfähigkeit. Ist eines von ihnen krank, fastet es oder nimmt instinktiv zu seiner Heilung nur Gras zu

Schulmedizinisch aufgegeben - was nun?

sich. Auch fleischfressende Tiere halten sich bei Krankheiten an Fasten und Grasdiät. So muss doch in den Gräsern ein Heilfaktor sein? Triebhaft nimmt auch mein Kater mit dem Gras die reinigende, heilende und vor Krankheit bewahrende grünen Inhaltsstoffe auf, die er mit dem normalen Futter nicht zugeführt bekommt.

Ich musste dem »Geheimnis« um das grüne Pflanzenblut nachgehen und las: »100 g Weizengras entsprechen dem Nährwert von zwei Kilo bestem Gemüse!« Chlorophyll, der grüne Pflanzenfarbstoff, ist in Weizengrassaft so reichlich wie in keinem anderen Blattgrün enthalten (70 %!). Viele Vitamine und Enzyme, 21 % vollwertiges Protein mit allen lebenswichtigen Aminosäuren. Die Eiweißmoleküle von jungem Weizengras sind sehr aktiv, werden direkt ins Blut aufgenommen, fördern die Zellbildung und neutralisieren Blutgifte.

Enzyme sind so reichlich wie in keinem anderen Lebensmittel enthalten. Sie halten den gesamten Stoffwechsel in Gang und helfen, überflüssige Fett- und Eiweißablagerungen zu reduzieren. Dr. Kubota in Japan hat das Enzym P4 D1 in Weizengrassaft isoliert: Es ist in der Lage, eine bemerkenswerte Stimulation des DNA-Reparatursystems in Fortpflanzungszellen herbeizuführen. Die Grasenzyme bewirken ferner den Aufbau der durch Röntgenstrahlen geschädigten DNS. »Sie vermindern zellschädigende Einflüsse radioaktiver Strahlung, bremsen den Alterungsprozess, stabilisieren das Immunsystem und wirken dem Krebsgeschehen entgegen«, las ich in einer Broschüre mit »Anleitung zur Graspflanzung«, welche meiner neuen Saftmaschine beigelegt war. Das war denkbar einfach und für mich nichts Neues, so machte ich mich schnell an die Arbeit!

Wenn andere nun Cola mit Schuss trinken, genieße ich meine grünen Mixgetränke, in dem Bewusstsein, dass die roten Blutkörperchen mit Hilfe des grünen Pflanzensaftes gebildet und meine Körperzellen und Organe gut versorgt werden. Der grüne Pflanzenfarbstoff, das Chlorophyll, ist von der chemischen Struktur her dem Hämoglobin – dem roten Blutfarbstoff – ähnlich. Die wahre Verbindung zwischen beiden zeigte Dr. Hans Fischer, welcher 1930 die Struktur von Hämin synthetisierte und für seine Entdeckung den Nobelpreis verliehen bekam.

Er beobachtete, dass die Chloropyllmoleküle nahezu dem Hämin ähneln, jenem Blutpigment, das mit Protein kombiniert, zum roten Blutfarbstoff geformt wird. Das »Geheimnis« liegt in der Zusammenführung des

Meine Ernährung

Hämin (mit dreiwertigem Eisen als Zentralatom) und Chlorophyll (mit Magnesium als Zentralatom) in Verbindung mit Protein. In allen Grünpflanzen ist Chlorophyll gespeichert, Weizengras jedoch ist das am besten geeignete Grün, weil es alle gesundheitsfördernden Eigenschaften vereint. Sein Calziumgehalt ist fast so hoch wie in der Kuhmilch und sein Eisengehalt fünf mal höher als im Spinat! Die grünen Halme enthalten Vitamin C und Carotin, die Vitamine der B-Gruppe – auch das zur Blutbildung wichtige Vitamin B12 – und zehnmal mehr Vitamin E als Spinat oder Blattsalat. Da haben wir sie wieder vereint, die Antikrebsvitamine! Der Weizengrassaft reinigt also die Gedärme und schafft ein gesundes Blut. Alle unterversorgten Zellen werden erst entgiftet und können dann reichlich mit Nährstoffen versorgt werden. Sein aktiver Bestandteil, das Chlorophyll unterbindet den Stoffwechsel von Krebserregern, was Dr. Chui Nan Lai, Dozent an der Universität »Texas System Krebscenter« in Housten durch den »Ames Bacterial-Mutagentest« belegte.

Auch mit Kartoffelsaft habe ich eine Kur gemacht, den Saft mit ein Drittel Karottensaft gemischt. Er hat die besondere Heilkraft, krankmachende Gifte und Schlacken im Magen- und Darmbereich nach und nach zu lösen und auszuscheiden. Die Kartoffel ist stark basisch, so können auch mögliche Säureschübe während der Entgiftung aufgefangen werden. Der hohe Kaliumwert hat nicht nur eine entwässernde Wirkung, ein ideales Kalium-Natrium-Verhältnis unterstützt darüber hinaus die zellulären Prozesse positiv. Einen Saft möchte ich noch erwähnen: den Artischockensaft. Als die Früchte meiner erstmals angebauten Artischocken abgeerntet waren, bereitete ich aus den Blättern einen Saft. Er fördert den Leberstoffwechsel, die Leberentgiftung, regt den Gallenfluss an, senkt den Cholesterinspiegel und trägt zu einem positiven Mikroleben im Dünn- und Dickdarmbereich bei. Ganz allgemein wird der Gesundheitszustand im Magen-, Darm-, Leber-, Galle- und Bauchspeicheldrüsenbereich gefestigt sowie das lebenswichtige Enzymsystem stimuliert. Gerade die Säfte, die bereits von der Zellulose befreit sind, werden im Verdauungssystem schnell und problemlos resorbiert und gelangen von dort aus rasch in die Blutbahn. Sie können ihre gesundheitsfördernde Wirkung somit relativ schnell im Organismus und Gehirn verbreiten. Unser Blutstrom als Träger der Lebenskraft ist die Brücke zwischen Geist und Körper!

Licht ist Leben – und Leben kommt von Licht
Durch die Photosynthese baut die Pflanze mit Hilfe des Sonnenlichtes aus Kohlendioxid und Wasser energiereiche Nahrung auf: Frisch gepresster Weizengrassaft gibt 95 % Energie! Chlorophyll ist somit lebensspendende Sonnenkraft oder auch »konzentrierter Sonnenschein« (Dr. Birchner). So sind es auch die magnetischen, mikroelektronischen Energien, die ein Nahrungsmittel vollkommen machen und uns Vitalität und Spannkraft verleihen. Rohkost ist eine Heilnahrung und zur Erhaltung der Gesundheit notwendig! Jeder wird mit der Zeit selbst herausfinden, wie viel er für sein Wohlbefinden benötigt.

Wenn wir lebendige Nahrung essen, wird sie auch beleben. Unsere Körper werden, was unsere Nahrung ist, so wie unser Geist das wird, was unsere Gedanken sind.

Die Medizin der Zukunft ist die Ernährung!

Biologisch gezogenes Gemüse, Obst, Kräuter und Wildpflanzen liefern uns eine gute Qualität an Lebens- und Heilmitteln. Energieschwingungen werden mit aufgenommen! Die Prostaglandinsynthese wird durch die meisten Medikamente blockiert. Eine kleine Zyste geht mit normaler Lebensweise weg, nicht mit Östrogenen! »Vitamine« heißt organisches Leben. Fleisch, liebe Leser, ist nicht lebendig, es enthält keine Farb- und Lichtschwingungen. Es ist tot.

Olivenöl nimmt die Sonne zehn Monate auf, auch in unserem Spitzwegerich-Blatt befinden sich 50.000 bis 100.000 Biophotonen – lebende Zellen, Lichtsammelzellen. Hier wirken die Naturgesetze, Gott, höhere Intelligenzen. Die mediterrane Kost mit ihrem hohen Anteil an Obst und Gemüse, Getreideprodukten und dem Hauptfettlieferanten Olivenöl schützt vor Zivilisationskrankheiten wie Herz-Kreislauf-Erkrankungen, Diabetes, Bluthochdruck, Arteriosklerose, Fettleibigkeit und Krebs. Sie ist nicht nur vielseitig und schmackhaft, sondern enthält alle für die menschliche Ernährung wichtigen Stoffe: essentielle Fettsäuren, antioxidative Vitamine, sekundäre Pflanzenstoffe. Was aber isst der Deutsche?

Die Wenigsten genießen ihre Tomatensauce mit Knoblauch und Olivenöl! Mein Ausbildungsleiter hat ein Loblied auf den Knoblauch

Meine Ernährung

gesungen, unsere Speisen mittags und abends mit Knoblauch bereichern lassen und uns bewusst die Fülle seiner Inhaltsstoffe aufnehmen lassen. Wovor hat der Deutsche Angst? Der »Gestank«! Er verschwindet mit einer Handvoll Petersilie oder einigen zerkauten Nelken. Aber die Wirkung bleibt und ist des Goldes wert.

Die in Knoblauch und Zwiebeln enthaltenen Sulfide hemmen die Entstehung von Enzymen, die die inaktiven Vorstufen Krebs erregender Stoffe aktivieren und zu Karzinogenen verwandeln. Andere sekundäre Pflanzenstoffe, Polyphenole und Glucosinolate (z. B. in Weißkohl und Blumenkohl) aktivieren die Entgiftungsenzyme, die diese aktiven Karzinogene wieder aus dem Körper schleusen. Polyphenole, Carotinoide und Flavonoide bieten zudem Schutz vor Veränderung der Erbinformation, indem sie sich an die Erbinformation binden und damit verhindern, dass sich ein Kanzerogen anlagern kann.

Wie sieht also der Zellschutz der Zukunft aus?
Wertvolle Zucker, Kohlenhydrate und Fette müssen in die gesundheitsbewusste Küche Einzug finden! Ich glaube, ich kann mit diesem Buch dem Verbraucher helfen, sich um Aufklärung und richtige Entscheidungen zu bemühen. Er muss entscheiden, was im Regal liegenbleibt und was er isst. Viele stoffwechselstörende Nahrungs- und Genussmittel werden in seinem Körper zu Fett umgewandelt und führen zu Übergewicht mit allen seinen Folgen. Wer seinen Stoffwechsel mit gesättigten Fettsäuren belastet aus überwiegend tierischer Nahrung, geht der steten Entwicklung vorzeitiger Gefäßsklerose entgegen. Die Zufuhr dieser Fette, wie wir sie in Fleisch- und Wurstwaren finden, begünstigt den gefährlichen Anstieg des krankheitsfördernden LDL-Cholesterins im Blut. Durch vermehrte Ablagerungen an den Gefäßinnenwänden erhöht sich das Risiko, Körper und Gehirn schon in jungen Jahren durch Herzinfarkt, Schlaganfall, Bluthochdruck, Zuckerkrankheit, Stress usw. schwer zu schädigen und zu ruinieren.

Der Verbraucher muss entscheiden, ob er in guter Lebensqualität alt werden will oder seine wertvolle Zeit in Artzpraxen und Krankenhäuser zubringen möchte. Er muss sich diesen gefährlichen Teufelskreis bewusst machen, willig sein, seine Ernährungs- und Lebensgewohnheiten zu ändern! Wenn er seine reinen gesättigten Fettsäuren z. B. durch Olivenöl mit seinem hohen Anteil an einfach und mehrfach ungesättigten Fettsäuren ersetzen

Schulmedizinisch aufgegeben - was nun?

würde und zudem reichlich Gemüse, frisches reifes Obst, Salate, pflanzliches Eiweiß, Getreide sowie in Maßen Sauermilchprodukte verzehrt, würde sich schnell und deutlich sein gesamter Fettstoffwechsel verbessern! Ich möchte an dieser Stelle noch einmal das wertvolle Weizenkeimöl erwähnen, welches unter allen Speiseölen den höchsten Gehalt an Vitamin E (Zellschutz!) aufweist, und das Leinöl mit seinem Reichtum an alpha-Linolensäure. Der Körper braucht diese dreifach ungesättigte Fettsäuren (auch in Schwarzkümmelöl, Lachsöl u. a.) als Baustoff zur Herstellung der Prostaglandine, welche maßgeblich an lebenserhaltenden Funktions- und Steuerprozessen im Zellinneren, am Zellwachstum sowie an der Jung- und Gesunderhaltung unserer Zellen beteiligt sind.

Diese ungesättigten Fettsäuren schützen Ihre Leber und Galle, unterstützen den Leberstoffwechsel und helfen der Darmschleimhaut, sich zu regenerieren. Doch um diesem Teufelskreis ganz zu entrinnen, ist es zudem erforderlich, auch die seelischen Verhaltensweisen zu ändern: Sturheit, Groll, Ärger, Hass, Kritiksucht, Eifersucht, Hektik wie auch lähmende Lebensleere (Zeitverschwendung) führen zu schädigenden Zellveränderungen! Man sehe sich doch einmal unter den Menschen um.

Antioxidantien schützen unsere Körper- und Gehirnzellen vor der vorzeitigen Degeneration durch freie Radikale: Wertvolle Mikronährstoffe und Substanzen wie Vitamin A, C, E, Selen, Zink, Magnesium, Anthozyane, Flavonoide, körpereigene Schutzenzyme und die Aminosäuren Glutathion, Cystein und Methionin. Wir finden diese Vital- und Mikronährstoffe in einer vielseitigen lactovegetabilen Zellernährung – in Obst, Gemüse, grünem Blattgemüse, Getreide sowie in dunklen Beeren, dunklen Muttersäften und roten Gemüsesäften. Diese Ernährung liefert unserem Körper auch die Grundbausteine zur Eigensynthese wichtiger Enzyme und Aminosäuren, die wesentliche Heil- und Regenerationswirkungen zeigen und somit die vorzeitige Zellalterung bremsen. Sie stärkt unser Immunsystem!

In den Empfehlungen in der Vitaminversorgung geht es nicht mehr um die Vermeidung eines Vitaminmangels, sondern um die Nutzung des Antioxidantienpotentials: Vitamin C erhöht die Reaktionsgeschwindigkeit der Leukozyten, aktiviert die Produktion von Interferon und verbessert dadurch die Fähigkeit, eingedrungene Bakterien oder Viren wesentlich schneller zu zerstören. Auch Vitamin A (Beta Carotin) erhöht die Produktion von Interferon, steigert zudem die Aktivität der Monozyten (Antikrebs-Zellen) und

Meine Ernährung

vermehrt die Anzahl der Killerzellen im Immunsystem. Das dritte wertvolle Antioxidant Vitamin E steigert unsere Immunkompetenz, da es an der Produktion und Funktion der Lymphozytenzellen beteiligt ist. Es schützt die fetthaltigen Regionen und Teile im Organismus, besonders unsere Zellwände, die aus Lipiden und Aminosäuren aufgebaut sind. Auch wertvolles Cholesterin (HDL), wie wir es in Avocados, Sauerrahmbutter, Naturkäse, Quark und hochwertigen Pflanzenölen erster Pressung finden, schützt die Zellmembran vor schädigenden Einflüssen.

Selen – als wichtigstes Spurenelement mit antioxidativer Wirkung – verbessert die Reaktionskraft des Immunsystems und macht es widerstandsfähiger gegen freie Radikale. Ein bedeutender Sauerstoff-Radikalenfänger ist die Aminosäure Glutathion, eine weitere, Methionin bindet unterstützend toxische Schwermetalle wie Cadmium und Quecksilber, die dann ausgeschieden werden können.

Echinaceasaft, frisch gepresster Knoblauch, Bärlauch u. a. verbessern die Präzision der gesamten Immunzellen, fangen eingedrunge Bakterien bereits im Darm ab und eliminieren sie. Ein gutes seelisches Verhalten, liebe Leser, verbessert zudem die Resorption im Darm aus Gemüse und anderen wertvollen Lebensmitteln! Es ist Energieverschwendung, wenn Sie Negatives beim Essen denken oder tun. Doch hier muss jeder für sich selber sorgen, seine Enzyme seelisch betrachten! (S. u.)

Wenn wir nun im täglichen Entschlackungs- und Reinigungsprogramm 1–2 Zitronen auf dem Müllauto durch unser Verdauungssystem fahren lassen, für eine regelmäßige Darmsanierung (Symbioselenkung) sorgen und uns täglich um eine hochwertige und vielseitige, lactovegetabile Ernährung sowie ein gutes seelisches Verhalten bemühen, können wir die hochempfindlichen biochemischen Reaktionen in unserem Organismus sehr positiv beeinflussen und einen gewissen Schutzfaktor gegenüber negativen Einflüssen auf unsere Körper- und Gehirnzellen bilden!

»Ohne richtige Ernährung
ist Medizin nutzlos.
Mit richtiger Ernährung
ist Medizin unnötig.«
(Christian Echter)

Schulmedizinisch aufgegeben - was nun?

Zusammenfassung

Ich glaube, ich habe hart gearbeitet – eisern durchgehalten. Doch es hat sich gelohnt! Das zählt. Anfangs fällt es sicher schwer, auf das eine oder andere zu verzichten. Diese Umstellung klappt auch nicht von heute auf morgen; es dauert Monate. Doch man schafft es, wenn man mit dem Bewusstsein dabei ist, gesund werden zu wollen. Auf alle Fälle ist es besser, auf fett- und eiweißreiche Genüsse und den Grillabend zu verzichten, als wieder Chemotherapie machen zu müssen. Und ab und zu darf man schon mal seinen Gelüsten nachkommen.

Wichtig ist eine Umstellung auf eine salzarme, richtig zubereitete Kost aus frischem Obst, Gemüse, Sprossen und Kräutern, viel Rohkost und frisch gepressten Säften, als auch die Zugabe eines pflanzlichen Mineralstoffgemisches. Mineralien müssen in den Geweben sein, in die sie gehören. Sie sind Träger des elektrischen Potentials in den Zellen und sorgen dafür, dass Hormone, Vitamine und Enzyme ihre Aufgaben erfüllen.

Die beste Abwehr ist ein gesunder Stoffwechsel und eine gesunde Rückresorption im Darmtrakt in Verbindung mit einer gesunden Leber. Darum lege ich großen Wert auf eine gesunde Ernährung. So verfügt mein Körper nicht nur über einen intakten Absorptionsmechanismus, sondern auch über eine ausreichende Anpassungsfähigkeit und genügend Kraftreserven für gesunde und ungesunde Lebensphasen. Die meisten Kanzerogene müssen erst aktiviert werden, bevor sie im Körper Schaden anrichten können. Sie und ihre Vorstufen verändern dann die DNA. Beide können jedoch durch verschiedene sekundäre Pflanzenstoffe in ihrer Aktivität gehemmt werden: Carotinoide, Antioxidantien, Flavonoide, Phenolsäuren, Sulfide, Terpene, Phytosterine, Saponine, Glucosinulate, Protease Inhibitoren und Phytoöstrogene. Ist die DNA geschädigt, greifen die körpereigenen Schutzmechanismen und die DNA wird repariert, die geschädigte Zelle entfernt.

Auch wenn Ernährungsforscher und Wissenschaft noch nicht alle Vitalstoffe und Spurenelemente kennen und in den jeweiligen Nahrungsmitteln gefunden haben, sollten unsere Ärzte verstärkt Ernährungstherapien empfehlen, welche den gesundheitlichen Anforderungen ihrer Patienten genau entsprechen. Und nicht sagen: »Sie können alles essen wie bisher und so

Meine Ernährung

leben wie bisher« und auf die nächste Krankheit warten, dann sehen wir uns wieder. Warum haben denn die Asiaten die niedrigsten Erkrankungsraten, ist es ihre Veranlagung oder vielmehr ihre Ernährungsweise, die dafür verantwortlich ist?

Da fällt mir noch ein Sprichwort ein: »Vorbeugen ist besser als heilen.« Und weniger beschwerlich als heilen, besonders wenn es sich um Krebs handelt! Also, schauen Sie, was Sie auf den Tisch bringen! Wer täglich abwechselnd frisches, reifes Obst, Gemüse und Getreideprodukte isst und reichlich frische Kräuter und Gewürze verwendet, der nimmt eine gesunde Mischung sekundärer Pflanzenstoffe auf. Und die senken das Krebsrisiko, fangen die freien Radikale, schützen vor Infekten mit Pilzen, Bakterien oder Viren und vor Gefäßverstopfung. Sie helfen bei Entzündungen wie dem rheumatischen Formenkreis, bei Allergien, regulieren Blutdruck und Blutzuckerspiegel, senken den Cholesterinspiegel und steigern die Abwehrkräfte!

Gelbe Flavonole finden wir z. B. in Zitronen und gelbem Paprika, die roten, blauen und violetten Anthozyane in schwarzen Johannisbeeren, Heidelbeeren, Holunderbeeren, dunklen Kirschen und Tomaten. Quercetin neben dem Rotwein auch in rotem und gelbem Paprika, Buchweizen, Fenchel und Kopfsalat. Diese Flavonoide befinden sich vor allem in den Randschichten und Blättern von Obst und Gmüse! Sie sind hitzestabil, werden jedoch während der Lagerung abgebaut. Meine Damen, es gibt noch etwas zu wissen: Diese sekundären Pflanzenstoffe wirken in Ihrem Körper nicht nur anticancerogen, sie stärken auch die Kollagenstrukturen (u. a. der Augen) und können ganz allgemein den Alterungsprozess verlangsamen. Ihre Haut wird von innen schön und gesund! Ausgaben für teure Cremes und Make-up entfallen. Aus Falten werden Fältchen.

Die Haut ist das Organ, das ganz zum Schluss geheilt wird. Meine Haut war noch nie so schön wie jetzt – ohne Kosmetik! Die Haut ist der Spiegel der Seele, das Sprachrohr des Körpers.

Denken Sie daran, was Paracelsus sagte:

»Lasst Nahrungsmittel unsere Heilmittel sein,
und Heilmittel unsere Nahrungsmittel!«

Schulmedizinisch aufgegeben - was nun?

»Bereits Paracelsus erkannte damals, dass endogene und exogene Stimulanzien bei konstitutionellen Krankheiten eng miteinander verbunden sind. Er platzierte exogene Stimulanzien ausschließlich in die Nahrung und kam insofern unserer modernen Auffassung von einer Ernährungstherapie nahe.« Dr. Gerson schrieb über ihn: »Hervorragend sind seine Ideen über die chemischen Reaktionen und seine leidenschaftliche Liebe für alle chemischen Vorgänge, die er lange vor seiner Zeit auf die Körperreaktionen bezog. Paracelsus versucht, alles vom Ursprung her zu erfassen. Dabei beobachtet er stets dreierlei: Himmel, Erde und Mikrokosmos. Ähnlich ist es beim Heilen.«

Nahrungsmittel sollen unsere Heilmittel sein

Wir brauchen eine möglichst naturbelassene, abwechslungsreiche und vollwertige Kost, die nach den Gesetzen der Ordnung und Harmonie im Verdauungssystem zusammengestellt ist. Sie kann auf Dauer dem Körper alle lebenswichtigen Vital- und Aufbaustoffe in einer ausgewogenen, qualitativ hochwertigen und stoffwechselfreundlichen Form zuführen:

* hochwertige Kohlenhydrate und stoffwechselfreundliche Öle
* wertvolle Eiweißbausteine, Enzyme und deren Vorstufen
* Vitamine zur Funktionssteuerung
* Intelligenzmetalle für Gehirn und Drüsensystem
* stoffwechselfreundliche Zuckerarten
* heilungsfördernde Flüssigkeiten
* lebenswichtige rote, grüne und gelbe Pflanzenfarbstoffe
* Farb- und Energieschwingungen aus Sonne, Erde und Meer.

Eine denaturierte, stoffwechselschädliche und somit krankmachende Nahrung führt zu Disharmonie. Sie fördert das Ungleichgewicht mit allen negativen Auswirkungen im Körper. Die Folge sind Störungen und Fehlregulationen im Stoffwechselgeschehen. Der Krankheitsprozess kommt ins Rollen, lange bevor es der Mensch sieht oder merkt. Ich habe damals in den 80er Jahren viele Futterrationen für Tiere berechnen müssen. Ihren Energiebedarf in Abhängigkeit von der Tierart, dem Geschlecht und Alter, der Art

Meine Ernährung

der Haltung und der Leistung. Gerade der Mineralstoffbedarf war da von großer Bedeutung! Welche Unterschiede lagen da z. B. in den einzelnen Laktationsperioden und -stufen bei Milchkühen, welch hohen Bedarf hatte eine tragende oder eine säugende Sau! Ich rechnete aus, wieviel Energie, Kohlenhydrate, Fett und Eiweiß ein Läufer täglich mit seinem Futter aufnehmen muss, um in einer bestimmten Zeit ein entsprechendes Mastgewicht zu erreichen. Dazu leistete mir ein sogenanntes »Futterbewertungssystem« hilfreiche Dienste; Tabellen, Richtlinien, Beispiele. Die Futterökonomie war in den großen Produktionsbetrieben das Bindeglied zwischen Pflanzen- und Tierproduktion. Ich vergleiche sie mit der Ernährungswissenschaft, mit der von uns Menschen aufgenommenen Nahrung, ihren Inhaltsstoffen und deren Verwertbarkeit im Organismus: Ein sinnvolles Ernährungsprogramm muss auf eine allgemeine Änderung der Essgewohnheiten, ein schärferes Bewusstsein für die natürlichen Prozesse und die Vermittlung einiger Basiskenntnisse über unsere Nahrung abzielen.

Nun gibt es ja jede Menge Richtlinien und Ernährungsvorschläge, wohlgepriesene Lebensmittel, und solche, die schon im nächsten Jahr verdächtigt werden, krebserregend zu sein. Wer soll sich aus diesem Chaos an Informationen noch herausfinden? Wenn ich Ernährungswissenschaft studiert hätte, ich würde ein Nahrungsbewertungssystem für uns Menschen erstellen, in welchem »leere Kalorien« zum Unterscheiden von echten Nährwerten rot gekennzeichnet sind. Ein System, woraus man den täglichen Bedarf des menschlichen Organismus an den oben genannten Stoffen einschließlich der Mineralstoffe, Enzyme usw. ablesen kann. Gruppiert nach Männlein und Weiblein, Alter, Größe, Gewicht, beruflicher Tätigkeit, Wohn- und Lebensbedingungen. Das Ganze in Tabellen, mit Richtlinien, Beispielen, Empfehlungen – und mit moderner Informationstechnik zugänglich (Aktualisierung!). Dann hätte es der ernährungsbewusst lebende Mensch leichter, sich zu orientieren. Und für den Doktor in der Praxis ließe ich ein zweites Nahrungsbewertungssystem erstellen, aus welchem er ersehen kann, welcher Schaden mit welcher speziellen Nahrung behoben werden kann. Der Patient würde sich sicher freuen, nicht mehr so viele bunte Pillen und bittere Tropfen einnehmen zu müssen. Aber ob er für eine entsprechende Ernährungstherapie auch genug Bewusstsein, Ausdauer und Durchhaltevermögen mitbringen würde?

Schulmedizinisch aufgegeben - was nun?

Was ist für den Krebspatienten verboten?

* Tabak, Alkohol, Speisesalz, scharfe Gewürze, Kaffee, Kakao, Süßigkeiten, Schokolade und Kuchen (nur Diät- bzw. Vollkornprodukte), Fabrikzucker, Weißmehl, Eiscreme, Wurst und Fleisch (nur gelegentlich, aber kein Schwein!)

* Dosenkost, Konserven, geschwefelte Produkte (Trockenfrüchte,Erbsen, Linsen, Bohnen), Geräuchertes, Gegrilltes, Gepöckeltes, Salzersatz (Natriumbikarbonat im Essen, in der Zahncreme oder im Gurgelwasser), Farben zum Haare färben, Mikrowelle, Mikrowellenherde, Dampfdrucktöpfe und Kochgeschirr aus Aluminium sowie Zitruspressen, in die man eine halbe Orange mit Haut einführt. Die so mit ausgepresste Haut setzt schädliche Fettsäuren und aromatische Öle frei, die unter der Oberfläche sitzen.

Für die Krebskost nicht geeignet ist alles Gemüse und Obst, welches mit Chemikalien und Farbstoffen behandelt wurde! Alle Produkte, die in Plastikbeuteln verkauft werden, die geschwefelt oder auf andere Weise konserviert wurden. Fleisch- und Wurstwaren. Natrium ist in fast allen verarbeiteten Nahrungsmitteln enthalten, immer in viel höheren Mengen als im jeweiligen Naturprodukt:

Natriumchlorid
(Kochsalz!)

- zum Würzen und Konservieren,
- für Pickles und koschere Speisen,
- als Salzlauge, um harte Erbsen oder Fremdkörper aus grünen Erbsen auszusondern, um enzymatische Verfärbung von Obstscheiben vor dem Eindosen zu verhindern,
- als Wärmeleiter in gefrierenden Lebensmitteln,
- als Bleichmittel und um basenaustauschende Wasserenthärter zu regenerieren.

Natriumpropionat

- zum Verhindern der Schimmelbildung in Brot, Käse und Kuchen

Meine Ernährung

Natriumsäurephosphat   - zum Emulgieren von verarbeitetem Käse,
(= Säuerungsmittel)   - zum Stabilisieren von Kondensmilch,
                       - als Beschleuniger des Kochprozesses bei
                        Getreideflocken.

Natriumsäuresulfat   - zum Schwefeln von Früchten vor dem Trocknen.

Es geht weiter mit fluorhaltigem Wasser und Pflegemitteln: Fluoride gehören zu den stärksten Enzymhemmern. Viele Städte fluoridieren ihr Trinkwasser. Das war für mich ein Grund, weiterhin eigenes Brunnenwasser bzw. zum großen Teil auch Quellwasser zu verwenden. Ich meide auch fluorhaltige oder enzymhemmende Zahncremes, Deodorants und Substanzen, die die Poren schließen, benutze kein Insekten-, Farb- oder Haarspray.

Trinken Sie kein gechlortes oder von Chemikalien verunreinigtes Wasser, schwimmen oder baden Sie nicht darin! Meiden Sie „Lebensmittel" mit Chemikalien bzw. Chemierücktänden, Kunststoffe als Behältnisse für Ihre Nahrungsmittel sowie den Kontakt Ihres Körpers mit chlorgebleichten Produkten. Wissenschaftler sehen in den chlorierten Kohlenwasserstoffen einen maßgeblichen Verursacher der gegenwärtigen Brustkrebswelle: Sie mutieren Gene, verändern Brustzellen so, dass diese mehr Östradiol aufnehmen! Diese auf Chlor basierenden Chemikalien schwächen unser Immunsystem und haben ähnlich schädliche Auswirkungen wie Östrogen.

Gifte haben in Ihrer Küche, Ihrem Bad und in Ihrer Kleidung nichts zu suchen! Sie dringen über die Haut, Lunge und Verdauung in Ihren Körper ein und schädigen Ihre Zellen! Trennen sie sich von konventionellen Reinigungs- und Pflegeprodukten, stellen sie um auf lösemittelfreie Natur-Produkte, die frei sind von chemischen Zusätzen. Viele Ärzte und Heilpraktiker empfehlen Conlei-Produkte. Sie sind

*   aus hochwertigen Pflanzenölen hergestellt (optimale Hautpflege)
*   seifenfrei (das körpereigene Hautfett bleibt im Gleichgewicht)
*   mit rechtdrehender Milchsäure (der Säureschutzmantel der Haut wird regeneriert)

Schulmedizinisch aufgegeben - was nun?

Die Forschungen belegen: Die Kombination Gifte und Elektrosmog schädigt die Genetik. Dies hilft Tumoren zum Start (Bildung freier Radikale). Versuchen Sie, sich von gefährlichen Elektronenstrahlungen von Computern, Druckern, Monitoren, Tastaturen, Modemgeräten sowie gepulsten Mikrowellen, vom schnurlosen Telefon bzw. dem Handy zu entziehen! Alles, was Ihren Körper betrifft, kann zu Gift oder zu Medizin werden, je nach Menge und Inhaltstoffen. Oftmals sind die Dinge, für die kräftig Werbung gemacht wird, nicht gesundheitsfördernd. Wussten Sie, dass gekochte tierische Eiweißnahrung 70 % Verdauungsenergie abzieht? Sie erfordert etwa vier Stunden für die komplette Verdauung und lässt in falscher Nahrungsmittelkombination ein Übermaß an nicht auswertbaren Schlacken zurück. Die wenigen mitgelieferten Enzyme werden bei Erhitzung über 60 Grad zerstört. Das Fehlen der eiweißspaltenden Enzyme lässt sich künstlich nicht ersetzen. So belastet das nur zum Teil auswertbare Milcheiweiß den Organismus in Form von Schleimablagerungen. Die Schleimansammlung von Jahren jedoch dehnt sich als verhärteter Schleimbelag meist auf Bronchien, Lungen und Nebenhöhlen aus und ist Brutstätte für Bakterien, Pilze und Viren. Sie leistet allen infektiösen Erkrankungen Vorschub, auch dem Lungen- und Lymphkrebs.

Unsere Milch wird für kommerzielle Zwecke pasteurisiert oder noch stärker denaturiert, indem man sie homogenisiert. Ein Kalb stirbt spätestens nach 21 Tagen wenn seine Muttermilch pasteurisiert worden ist! Der Milch, die wir trinken werden Fette ausgefiltert oder fremde Fette zugegeben, ebenso Farb- und Aromastoffe. Ich bin nicht der Meinung, dass Kuhmilch, die von geschwächten, kranken und mit Pharmazeutika überladenen Tieren stammt, eine Aufbaunahrung sein kann. Sie wird eher Knochenschäden verursachen als diese heilen. Ziegen-, Schafs- und Stutenmilch hingegen haben genügend Enzyme, um das Milcheiweiß erheblich besser auswerten zu können. Weltweit trinkt man Ziegenmilch. Sie enthält weniger Fett und Eiweiß, aber mehr Calcium und Phosphor als Kuhmilch, deren Qualität von verschiedenen Faktoren ganz schön herabgesetzt werden kann. Ich weiß, warum ich meine Ziegenmilch aus einwandfreien Fütterungs- und Haltungsbedingungen beziehe!

Um noch einmal auf meinen Beruf zurückzukommen, möchte ich Ihnen erzählen, woher Rinder, Ziegen und Schafe ihr Calcium beziehen: Aus Gras, einer Calciumquelle der Natur! Ich möchte Ihnen Gersten- und Weizengras-

Meine Ernährung

saft empfehlen, die ein sehr günstiges Verhältnis von Calcium und Phosphor aufweisen. Ihr großer Basenreichtum macht sie für uns Menschen zu einer unübertroffenen Kraftnahrung. Auch Alfalfasprossen, Weizenkeimlinge, Löwenzahn, Basilikum, Grünkohl und jedes grüne Blattgemüse liefern hochwertiges Calcium. Ferner Mandeln, Haselnüsse und Sesam sowie die daraus hergestellte Milch. Wenn sie acht bis zehn Stunden in Wasser eingeweicht werden, verdreifacht sich ihr Enzymgehalt und eine optimale Eiweißauswertung wird garantiert.

Pflanzenmilch ist sehr wertvoll und gut verträglich. Ich habe viel Mandelmilch hergestellt oder Mandelmus gegessen: Mandeln sind eines der wenigen Lebens- und Heilmittel, die das Vitamin B17 enthalten, welches Schlacken aus den Körper- und Gehirnzellen herauslöst und bei degenerativen Zellschäden unterstützend hilft. Weitere Eiweißquellen sind Reis, Hirse, Gerste, Weizen, Kartoffeln, Bohnen und Erbsen, so dass ich nicht unbedingt Milch aus dem Tetrapack holen oder gar H-Milch bevorraten muss!

Krebskranke sollten aber vor allem Fleisch meiden, es raubt dem Körper – wie bereits erwähnt – 70 % Verdauungsenergie, hinterlässt einen Großteil nicht verwertbaren Proteins als Schlacken und kann somit nicht als Heilnahrung dienlich sein. Bis gekochtes Fleisch in 12 bis 14 Stunden den Darm passiert hat, haben sich massive gesundheitsschädigende Zersetzungsgifte gebildet (Rückvergiftungseffekt Darmgifte – Blutbahn). Wenn tierisches Eiweiß erhitzt wird, belastet es den Organismus mit zu viel Fett (Herz-Kreislauf-Erkrankungen, Krebs!), Cholesterin und Purin (erhöhter Harnsäurespiegel – Gicht). Wir wundern uns über den sprunghaften Anstieg dieser Krankheiten. Sind es nicht hauptsächlich hausgemachte Menschenseuchen? Zu vergleichen mit BSE, das durch Tiermehl von kranken Schafen im Futter der Rinder ausgelöst wurde. In großen Mengen kamen hier hochgiftige Insektizide gegen die Dasselfliege zum Einsatz! Von Millionen regis-trierten Chemikalien sind 27.000 krebserregend. Wollen wir uns doch mal unsere Nahrungs- und Genussmittel näher betrachten! Gifte im Kaffee und Tabak, in Fertigsuppen, Fleischbrühen und Gemüsebrühpulver (Hydrolisat), Nitrate und Nitrite – vor allem in Treibhausgemüse, Fleisch- und Wurstwaren. Zudem schwächen Östrogene und Antibiotika aus der Massenfleischproduktion unsere Immunabwehr. Genmanipulierte und bestrahlte Lebensmittel, – a l l e s wird verharmlost und als »Mittel zum Leben« ausge-

Schulmedizinisch aufgegeben - was nun?

wiesen. Selbst Krankenhauskost wird wie Fertiggerichte sterilisiert, indem hohe Strahlendosen eingesetzt werden. Alles Überseeobst und -gemüse wird bestrahlt. Was sind die Folgen?

Die Umstellung von der »Zivilisationskost« mit ihren versteckten Süchtigmachern wird schwer fallen! Doch wir werden durch massive Organschädigung wachgerüttelt und werden fragen:

Warum haben wir es soweit kommen lassen?

Wie viel Zeit und Wartungsaufwand investiert ein Kraftfahrzeughalter in seine Maschine und wie wenig in seinen Körper, damit er auch jederzeit zuverlässig funktioniert? Wir müssen unsere Gesundheit in die eigene Hand nehmen! Der Doktor hat kein Wundermittel. Nur lebendige, naturbelassene Nahrung regt unsere Zellerneuerung an.

Eine Krebserkrankung lässt sich jedoch auf Dauer nicht über die Ernährung allein vermeiden oder gar beheben. Entscheidend, liebe Leser, ist auch die seelische Prophylaxe. So möchte ich – mit den Worten von Christian Wilhelm Echter – zum Schluß dieses Kapitels einmal die

Enzyme seelisch betrachten:

Sie sind Biokatalysatoren, Beschleuniger, Stoffwechselmotoren und stehen im übertragenen Sinne für alles, was das seelische Vorankommen katalysiert: Konzentration, Ruhe, sich Zeit nehmen zum Überdenken von Ereignissen, fragen, warum etwas geschieht, welche Hilfe gegeben ist. Gespräche führen, Ideen, Eindrücke, Gefühle beachten. Der bekannte Augsburger Ernährungsexperte und Seelentherapeut sagt: »Bei enzymatischen Fehlleistungen – z. B. im Magen-Darm-Trakt – helfen weniger Enzympräparate als vielmehr das fleißige verstärkte Bemühen, die täglichen Lernchancen wahrzunehmen. Die Lernbereitschaft, das Interesse und der stete Einsatz sind die besten Seelen-Enzyme!«

Das seelische Verhalten nimmt neben einer wertvollen Ernährung bei allen enzymatischen Prozessen im Körper eine Schlüsselstellung ein: Enzyme reagieren bei negativem Verhalten degenerierend! Ärger, Hektik, Hetze, Druck usw. bringen über die nervale Steuerung die Magensäurewerte

Meine Ernährung

aus dem Gleichgewicht. Das vorverdauende Enzym Pepsin hat kein optimales Funktionsmilieu mehr, die Eiweißvorverdauung im Magensaft kann somit nur noch mangelhaft ablaufen. Dies stört folglich die optimale Eiweißaufspaltung im Dünndarm, und ungenügend aufgespaltenes Eiweiß führt wiederum zu gefährlichen Fäulnisprozessen und Krankheitsherden im Dickdarm.

Unsere Körpergesundheit hängt in hohem Maße von der perfekten Funktion unendlich vieler und verschiedener Mikroelemente ab, welche gemäß dem persönlichen seelischen Verhalten des Einzelnen beeinflusst werden. Wenn sich der Mensch nicht nachhaltig um die Verbesserung seiner persönlichen Charakterschwächen bemüht, wird er immer wieder Probleme mit dem Gleichgewicht seiner Körperflüssigkeiten haben. Auffallender Ärger, Groll, Sorgen, Sturheit, Ungeduld, ständiges Einmischen, Bewerten und Kritisieren von Mitmenschen und Ereignissen – in Familie, Beruf, Freizeit, Sport, Nachbarschaft usw. – zeigen sehr negative Auswirkungen. Sie führen zu pH-Verschiebungen in den sauren Bereich, verbunden mit Funktionsstörungen in den Zellen und Nieren. Der jeweilige Zustand des Körpers ist letztendlich immer ein Spiegel unseres seelischen und ernährungsbedingten Verhaltens. Wiederauftretende Probleme und negative Verhaltensweisen im zwischenmenschlichen Bereich stören über die Körpersäfte und Mikroorganismen unser Gehirn, Nerven- und Hormonsystem sowie alle Steuer- und Funktionsmechanismen der hochempfindlichen Filter- und Kanalsysteme in der Niere. Im Zellinneren schließlich trägt das persönliche (negative) seelische Verhalten sehr zu Störungen des Zellstoffwechsels, zu Krankheit und Leid bei. Überall im Leben zeigt sich präzise und gerecht das Naturprinzip von Ursache und Wirkung und erinnert uns Menschen stets an mehr Selbstverantwortung und das stete Bemühen um gesundheitliche und seelische Verbesserung.

Ich habe Mut, das zu essen und zu trinken, was für das Verdauungs- und Enzymsystem wirklich gesund und regenerierend ist. Lebensmittel zu mir zu nehmen, die die Symbiose fördern und den Körpergesetzen das beste Milieu bieten. (Acidophilus- und Bifidusbakterien sind wahres Leben – Intelligenzen – Naturgesetze im Körper.) Die Seele hat so ihre Rückkopplung im Körper. Heilkräuter, eine stoffwechselfreundliche Ernährung, Anthozyane, Chlorophylle und Xanthophylle, milchsaure Gemüsesäfte haben eine optimale Wirkung nur in Verbindung mit einem richtigen seelischen

Schulmedizinisch aufgegeben - was nun?

Verhalten: Ich habe Mut und Selbstvertrauen, das zu tun, was ich wirklich innerlich empfinde bzw. fühle, ohne dabei meine Mitmenschen zu kränken bzw. zu verletzen. Mut und Tapferkeit, mir die Welt anzusehen, eine eigene Meinung zu bilden. Dazulernen, korrigieren, den Beruf oder die Lebenssituation wechseln, wenn sie dich nicht erfüllen. Nicht tun, weil andere das möchten. Nicht immer aufopfern, um Streicheleinheiten zu bekommen. Sich nicht gegen seine Gefühle entscheiden. Ich muss mich entwickeln; bereit sein, mich mit 80 oder 85 Jahren noch zu verändern! Das ist das Salz des Lebens.

Seelen müssen sich wieder in die Ordnung der Naturgesetze hineinentwickeln. Sünde – kommt von Absondern. Sie müssen vergeben, nicht bewerten und Groll hegen! Ich hatte Angst, ungute Gefühle im Gehirn, Angst, vor Menschen zu gehen, eine gedrückte Stimmung. Meine Depression sehe ich heute als eine Energieerkrankung, weil die Zeit zur seelischen Weiterentwicklung nicht genutzt wurde. Man braucht Mut zur richtigen Ernährung – zur richtigen Entscheidung – zum Sich-Glücklich-Fühlen. Man darf sich nicht einbilden, du bist schwer krank. Zeit- und Energienutzung ist eine Befreiung! So habe ich nachgedacht, wo ich mein Kreuz zu schwer belade, ob der Rucksack des Lebens zu schwer ist, zu viele Steine drin sind. Wer auf mehreren Hochzeiten tanzt, überaktiv ist, der bekommt Schmerzen. Ich musste alles selber machen, chronische Rückenschmerzen kamen. Ich wollte vieles selber machen, die anderen konnten es nicht richtig machen. Man darf seinen Körper nicht überfordern! Der Rücken, der unseren Körper aufrechthält und Erschütterungen dämpft, ist »ein zentraler Transportweg für Empfindungen seelischer Art«. Das habe ich in meiner Ausbildung gelernt! Unser Körper setzt Zeichen, damit wir ihn korrigieren können. Jeder Schmerz ist ein Gefühl, das wir mitgeteilt bekommen. Der menschliche Organismus funktioniert nicht anatomisch, sondern energetisch.

Ich hatte mir vorgenommen, das mehr zu beachten, nicht wegzuschauen: Anfang 1998 habe ich mich entschieden, mit Freude mitzumachen, mich zu entwickeln. Mich nicht mehr unter Druck setzen zu lassen. Meine jahrelangen Rückenschmerzen verschwanden! Wirbelsäulengesundheit heißt, geistig flexibel sein – geistig-seelisch beweglich bleiben. Jung sein, die erstaunlichen Dinge des Lebens wahrzunehmen! Freude, Liebe und innerer Seelenfrieden sind mein tägliches Ziel – sie sind die wichtigste Grundlage eines gesunden, glücklichen und erfüllten Lebens.

Meine Ernährung

Dein tägliches Brot.
Überhaupt nichts Besonderes.
Es steht dir zu.
Du hast dafür bezahlt, du hast dafür gearbeitet.

Es mag stimmen, aber wie lässt du dich selbst
zu kurz kommen in dieser Weise.
Brot für deinen Leib, nicht für deine Seele.
Oberflächlicher könntest du dich nicht ernähren.

Als ob Brot nicht ein überraschendes Geschenk wäre,
nicht eine großzügige Gebärde der Erde.
Sieh, das Korn, wie es wogt im Wind.
Korn, das Brot sein will.
Rede vom Glück.

Mit diesem Gedicht von Hans Bouma möchte ich Sie, liebe Leser, anregen, über den Sinn des Lebens nachzudenken: Er liegt in der Weiterentwicklung in der Verbesserung unserer Persönlichkeit. Materielles Denken ist nicht alles! Fassen auch Sie den Mut, Ihrem Gespür zu vertrauen, unbeeinflusst von allen Gesetzen und Regeln der Außenwelt, unberührt von positiven oder negativen Gedanken und auch von Ihren persönlichen Gefühlen der Zustimmung oder Ablehnung. Vergessen Sie, was »die Öffentlichkeit« über Ihr persönliches Verhalten sagen wird! Sie haben die Wahl, wie Sie verstehen und leben wollen, was Sie sehen! Ich sehe Ersatznahrung im Gefängnis, die Wissenschaft, die Macht, das Geld, die scheinbare Sicherheit ... – all das wird meinen Hunger niemals stillen. Die Natur sorgt dafür, dass ich niemals weit reisen muss, um zu bekommen, was mein Körper braucht. Was mein Herz braucht, liegt noch viel näher, keine Handbreit entfernt. Ich habe gefunden, was ich schon besaß. Mich an meine Freiheit erinnert. Erinnern Sie sich an die Liebe! Freude, Spaß, gute Gefühle haben, glücklich sein! Liebe erkennen, Liebe geben. Seelische Liebe finden. In Harmonie leben. Wie finden Sie da hin? Sie müssen bereit sein, zu empfangen, was Sie bekommen. Das ist der Beginn des Glücks!

Schulmedizinisch aufgegeben - was nun?

JA ZUM LEBEN – JA ZU MIR

Das Leben trägt mich, nährt mich,
liebt mich und will immer mein Bestes, es sagt ja zu mir.
Auch ich sage ja zu mir, und ich lebe dieses Ja:
Ich nehme mich so an, wie ich bin.
Ich vertraue der wunderbaren Kraft und Intelligenz des Lebens in mir.
Ich bin geduldig, rücksichtsvoll und liebevoll mit mir.
Ich verzeihe mir und meinen Nächsten.
Ich schenke mir, meinen Mitmenschen und meiner Mitwelt
aufbauende und gute Gedanken.
Ich behandle meinen Körper achtsam und sorgsam.
Ich gebe ihm was er braucht. Ich schätze und liebe ihn.
Ich bin dankbar für alles, was ich bisher erfahren und erreicht habe.
Ich danke für meine ständige Entfaltung.
Ich denke in Lösungen und Möglichkeiten.
Ich nehme meine Intuition wahr und folge meiner inneren Führung.
Ich gebe mir Zeit und Raum, um mein wahres Wesen zu erfahren:
in der Stille, indem ich nach innen lausche,
und im Tun, indem ich wacher Beobachter bleibe.
Hier und jetzt tue ich, gebe ich und empfange ich Gutes.
Ich achte auf meine wahren Bedürfnisse,
und ich bringe meine Gefühle konstruktiv zum Ausdruck.
Ich bin aufrichtig mit mir und anderen.
Ich sage zu mir: »Ja - ich liebe mich.«
Und ich sage ja zum Leben. »Ja - ich liebe dich.«

(von Günther A.Furtenbacher)

10

(Ich muss) über das Leben erzählen

»Wunder« geschehen, wenn man sein wahres ICH findet und dem folgt, was man als seinen wesenseigenen Lebensweg empfindet. Ich möchte Ihnen zeigen, wie Sie mit Hilfe Ihres eigenen Lebenswillens um Ihre Gesundheit kämpfen können. Ihr Geist kann geradezu drastischen Einfluss auf Ihren Körper ausüben. Er hilft Ihnen, den Druck, die Konflikte und die Gewohnheiten zu überwinden, die andere Patienten dazu verleiten, nach diesem »Todeswunsch« zu handeln.

Wir bergen die biologischen Mechanismen zum Leben und Sterben in uns: Auf dem Weg über das zentrale Nervensystem, das endokrine System und das Immunsystem verändert der geistige Zustand den Zustand des Körpers. Ich habe in mir seelischen Frieden geschlossen und damit dem Körper eine Botschaft gesendet: LEBE! Nutzen Sie diese Herausforderung. Gehen Sie Ihren Weg! Liebe heilt. Ich bin mit meiner eigenen Sterblichkeit konfrontiert worden. So musste ich mir überlegen, w i e ich weiterleben wollte. Auf den Tod warten – »den Kopf in den Sand stecken« – oder losziehen und mich motivieren lassen? Dann stellte ich mir die Frage: Lebe ich so, wie ich leben möchte, wenn ich nur noch einen Monat zu leben hätte? Ich konzentrierte mich darauf, in der Gegenwart zu leben. Der Schlüssel zu meinem wahren Wesen lag in meinem Inneren:

Geist-Heilung

Die Unsicherheiten im Leben sind Ergebnisse unserer eigenen Verhaltensweisen. Dies wird gewöhnlich nicht erkannt, die Schuld wird widrigen Umständen zugewiesen. So entsteht das sich endlos drehende Rad von Furcht, gegenseitiger Ausbeutung und neuen Konflikten. Krankheit ist

Schulmedizinisch aufgegeben - was nun?

somit eine von vielen Möglichkeiten, uns das Abdriften vom wahren Weg bewusst zu machen. Ich habe spirituelle Hilfe gefunden, durch deren Einsatz ich diesen Kreislauf durchbrechen konnte. Man darf also die Hoffnung nie aufgeben! Mein ersehntes Ziel war die Heilung. Auf der Suche nach einem Weg zu ihr brachte ich den Mut auf, einen völlig neuen Weg einzuschlagen. Die ganzheitliche Therapie und mein Glaube haben mich von Furcht befreit und Liebe zugelassen. Wenn ich Krankheit als das größte Konfliktgeschehen betrachte, so ist ihr damit der Nährboden entzogen worden. Der »Augenblick der Wahrheit« stand vor der Tür: das eigene unaussprechliche Leid und der Hader mit Gott. In innerer Stille fand ich zu meinem eigentlichen Wesen, das in Achtsamkeit und göttlicher Liebe verankert ist.

* Ich habe *meinen Geist* eingesetzt, um mich zu verstehen. Mir wurde klar, was in meinen Leben geschah. So konnte ich zu der Person wachsen, die ich von meiner Bestimmung her sein sollte.

* Ich habe *meinen Körper* betrachtet und erforscht, wie ich in ihm eine Quelle innerer Kraft finden kann.

* Ich begegnete *meiner Seele*, die in meinem Innersten wohnt. Jener Macht, die micht befähigt, meine Kreativität freizusetzen und Veränderungen zu bewerkstelligen.

Diese Ganzheit bewirkt, meinen Körper zu reparieren und zu heilen. Sie zog Veränderungen in den Bereichen mit sich, an denen mir etwas lag.

Während meiner Zeit in Bad Mergentheim erreichte ich die Fähigkeit, mich im Göttlichen geborgen zu wissen, in Dankbarkeit und Vertrauen leben zu können. Ich war bereit, mein Unheil, das ja letztlich selbst verursacht wurde, anzunehmen. Es stellte nun keine Strafe oder Schicksal mehr dar, sondern eine Botschaft, die mich dazu führen will, meine Probleme zu bewältigen und zu Selbsterkenntnis führen will. Ich versöhnte mich mit mir selbst. Erkannte Fehlentscheidungen, baute alte Schuldgefühle ab und lernte aus den Fehlern. Mein ganzes Bewusstsein vollzog einen Wandel: Niemand anders als ich selbst konnte mir – von ganzem Herzen – selbst und den Mitbeteiligten vergeben. Seele und Gemüt kamen wieder in Einklang. So konnten sich meine Selbstheilungskräfte voll entfalten.

Visualisierung und Imagination waren mir eine gute Hilfe, um die Stille erleben zu können. Kreativ habe ich mich dem Licht geöffnet, welches wie der Atem als fließende Energie meinen Körper durchströmt. Ich nahm an geleiteten Visualisierungsübungen, meditativem Tanzen, am Tanz der vier Himmelsrichtungen, aber auch an der »Zeit der Stille«, an Meditationen (auch im Kloster) und Gottesdiensten teil. Und ich hatte ein Buch von Joseph Murphy zur Hand: »Die Macht deines Unterbewusstseins«. So stellte ich mir immer wieder völlige Gesundheit vor, richtete meine Gedanken auf Friede, Harmonie, Freude und Bereitschaft zum Guten. Eine meiner heilenden Suggestionen war: »Ich werde gesunden an Körper und Seele und ein Leben voller Ausgeglichenheit und Harmonie führen.« Eine andere: »Jede Zelle, jeder Nerv, jeder Muskel, jedes Gewebe meiner Lunge wird jetzt von aller Krankheit gereinigt und geheilt. Gesundheit und Gleichgewicht meines Körpers werden wieder völlig hergestellt.«

Im Geist schaffte ich meine Persönlichkeit und meine Identität. So hinterließ ich der Welt die Spuren meiner Lebensgeschichte. Ich hörte auf meine innere Stimme, auf die Weisheit meines Körpers und die Signale, die er mir gab. Ließ mich von meiner Intuition leiten, nicht mehr von der Meinung anderer Menschen! Endlich nahm ich mein Leben in die eigenen Hände, war gütig mit mir selbst. Ich konnte mir selbst und meinem Körper trauen. »Der Krieg ist vorbei. Das Ziel des Krieges ist erreicht. Legt eure Waffen nieder und geht nach Hause!« Das habe ich an meinem ganzen Körper kommuniziert. Sah mich als »Götterbotin der Liebe«, und mein Auftrag war es, von jetzt an Liebe in die Welt zu senden. Ich möchte Menschen Mut machen, indem ich Möglichkeiten aufzeige, die sich von den eingefahrenen unterscheiden. Ich muss über das Leben erzählen!

Machen Sie Ihren Therapeuten darauf aufmerksam: Es gibt ein Neurolinguistisches Programm (NLP), welches bei der Überwindung von Blockaden und Lebensängsten hilft. Der Blick wird weg gelenkt von den Notwendigkeiten »ich muss«, »es ist meine Pflicht«, »ich habe keine Wahl«, »so wird es sein« hin zu den Möglichkeiten des Lebens. Das NLP baut negative Glaubenssätze, die wir seit unserer Kindheit mit uns herumtragen in positive, aufbauende Glaubenssätze um. Ein negatives Programm wird durch ein positives ersetzt. So werden eigene Ressourcen aktiviert und Ziele verwirklicht. Über Jahre hinweg hatte ich eine Menge hinterfragter Glaubenssätze aufgebaut, die mich in die Sackgasse führten. Nicht zuletzt waren da auch vorgeschriebene Denkmuster »sozialistischer Persönlichkeitsentwicklung und -entfaltung«. Angst war ein extremes Entferntsein von mir selbst; Versöhnung konnte nicht stattfinden. Sie kann nur eliminiert werden, wenn Sie sich mit sich selbst versöhnen!

Die Stille

Das Lied der Lieder heißt nicht umsonst »Stille Nacht, heilige Nacht«. Führen Sie sich einmal seinen Text zu Gemüte: »... Christ ist erschienen, uns zu versühnen, freue, freue dich, oh Christenheit«!

Ich habe meinen Weg in die Stille gefunden, Begrenzungen sind heute entfallen und die Visualisation ist nicht mehr unbedingt erforderlich. Auch mag ich keine vermarktete Phantasiereise mehr passiv konsumieren. Meine Imagination beinhaltet eine harmonische Schwingung, die das Gemüt beflügelt und ein Gefühl der Freude und des Energiegewinns aufkommen lässt. Sie werden vielleicht einen anderen Weg gehen, der Ihren Anlagen und Neigungen entspricht. Ich wünsche Ihnen, dass Sie eine Erfahrung machen, aus der Sie lernen können. Sie haben die Freiheit, in der Stille eigenverantwortlich Lösungen für ihr geistiges und körperliches Wohlergehen zu wählen. Achten Sie auf das der Liebe zugrunde liegende Prinzip des Annehmens, Tolerierens und Verstehens. »Wer sich im Bewusstsein erregen lässt, braucht das Thema nicht in den Körper schieben,« waren die Worte von Rüdiger Dahlke.

Geschichten können einen Menschen verändern und von seinen Ängsten heilen. Ich habe viele gelesen, auch Heldengeschichten in der Bibel. Für meinen Sohn sind die Geschichten von Daniel in der Löwengrube und von dem kleinen David gegen den Riesen Goliath Medizin gegen die Angst. In ihm soll nicht immer nur ein Angsthase wohnen, sondern auch ein kleiner Held, der gegen die Großen antreten kann. Wenn meine gute Großmutter die Geschichte von Frau Holle erzählte, von Glücksmarie und Pechmarie und vom Brunnen, der in eine andere Wirklichkeit führte – dann tat das in meiner Seele seine Wirkung: es tröstete! Sie kannte das Leben wie es ist. Immer wenn ich mich verstoßen und ungeliebt wie Aschenputtel fühlte, erzählte sie mir die geheimnisvolle Geschichte vom kleinen Mädchen mit der bösen

(Ich muss) über das Leben erzählen

Stiefmutter, das vom guten Himmel nie aus den Augen verloren wurde. Grimms Märchen gab es zu einer Zeit, als es noch keine Psychologen gab. Wer sagt dem Kinde heute, bei allem Schmerz und aller Erniedrigung: Es wird am Ende doch noch alles gut? Da ist niemand da. – wie in meinem Einzelzimmer, das in der Hufeland-Klinik kein Märchen ist, sondern ganz normal! In der Stille bilden sich Energieformen, die den kranken materiellen Körper transformieren können. Ich habe die Ursachen meiner Krankheit erkannt, was zu einem persönlichen Wandel geführt hat. Das bisherige Muster des Krank-Seins ist verschwunden.

Einen Geistheiler habe ich jedoch nicht aufgesucht; nur Ihre eigenen Erfahrungen auf dem Wege der Bewusstwerdung sind wertvoll! Sie müssen Ihren Genesungsweg selbst durchleben, um daraus geläutert hervorzugehen. Beantworten Sie für sich die Frage, ob Sie von sich behaupten können, mit dem göttlichen Geist verbunden zu sein, oder ob das Göttliche eines Mediums bedarf? Überall werden zahlende Klienten gesucht, nicht nur bei der Kirche. Wer abhängig wird, wovon auch immer, der zahlt. Das Märchenbuch aber hält Generationen.

Unsere moderne Zivilisation hat sich von der Liebe entfernt, sie hat Mensch, Tier und Natur ausgebeutet bzw. geschädigt. Nun kommen die freigesetzten Energien wie ein Bumerang auf uns zurück: Schicksalsschläge, Krankheiten, Leid, Naturkatastrophen, Seuchen wie BSE und MKS. Ein Kranker sucht zuerst immer nach Hilfe von außen, in einem verwirrenden Angebot von viel versprechenden Heilmethoden. Glauben Sie an Wunderheilungen oder an Wundermedizin? Ihr Ich ist von persönlichen Verhaltensweisen und Vorstellungen geprägt und daher in gewisser Weise (geistig) deformiert. Unberechenbare Rückkopplungskräfte setzen die Krankheit in Gang, weil der Mensch sich vom Göttlichen abwendet. Symptome erscheinen und verstärken sich. Sie enthalten eine Botschaft, wollen verstanden werden. Erfolgt die innere Wandlung und Selbsterkenntnis, dann verlieren die Symp-tome an Bedeutung und das Ich nähert sich dem Göttlichen. Das Ich kann wieder in Einklang zur Seele gelangen. Dann kann dauerhafte Heilung stattfinden.

Die Seele trägt alle geordneten, sinngebenden und formenden Kräfte in uns! »Geh Du voran,« sagt sie zum Körper, »denn auf mich hört er ja nicht.« »In Ordnung,« sagt der Körper: »ich werde krank werden, dann hat er Zeit für dich.«

Schulmedizinisch aufgegeben - was nun?

Das Durchleben von Krankheiten ist eines der wertvollsten Mittel zur Selbsterkenntnis! Es gibt etwas, was unbezahlbar ist und nicht erzwungen werden kann, was nicht trennt, sondern verbindet:

Die Liebe

Sie ist uneigennützig, kennt keine Formeln, keine Idole, Programme, Konzepte, Organisationen, kein Machtstreben, keine Bedingungen und Erwartungen, keine Gesetze und Verbote. Ich habe erlebt – erleben müssen, wie verheißungsvoll »dunkle Mächte« mit Engelsgesichtern und Engelszungen auf mich zukamen. Vor dieser Verblendung kann nur die Innenschau und der Weg in die Stille schützen. Liebe setzt in uns Menschen ungeahnte Kräfte und ein unerschöpfliches Heilungspotential frei, wenn wir uns ihr öffnen. Sie ereignet sich auf ganz natürliche Weise, wenn das Atmen von Dankbarkeit und Vertrauen getragen wird. Diese verstärken von selbst die Kraft des Herzens und stellen den Kontakt zur Seele her.

Ich möchte Ihnen keine Anweisung zur Meditation geben, doch Ihnen raten, sich in die Stille zurückzuziehen. Kommen Sie in Kontakt mit Ihrer eigenen Mitte. Vielleicht hilft Ihnen Yoga oder Qi Gong, um sich auf Ihren Atem, den Lebenshauch, zu konzentrieren. Um ein störendes Körpergefühl oder vagabundierende Gedanken auszuschalten. Als materiell orientierter Mensch wird es Ihnen einige Überwindung kosten, sich offen und unvoreingenommen zu Dankbarkeit und Vertrauen zu bekennen. Auch das Thema Reue dürfen Sie nicht außer Acht lassen! Niemand kann Ihnen diese Aufgabe abnehmen, ebenso die Bereitschaft, Achtsamkeit entwickeln zu wollen. Durch das innere Erleben aus der Stille kommen Sie mit den Ursachen Ihrer Ängste und Konflikte in Berührung, die auch Ihre Leidensbilder geformt haben. Sie werden fähig, Warnsignale im Leben zu erkennen und von alten ichbezogenen Verhaltensmustern loszulassen.

Ich habe erkannt, dass es in der Liebe weder Trennung noch Alleinsein gibt, ich fühle mich mit dem Atem des Lebens eins. Er fließt wärmend über Herz und Scheitel. – So empfinde ich es, wenn Dankbarkeit und Vertrauen ins Gemüt ziehen. Bilder, die aus meinem Unterbewusstsein auftauchen, übermitteln mir Botschaften, die mich mit dem Konfliktgeschehen meiner

(Ich muss) über das Leben erzählen

Seele in Berührung bringen. Es ist sinnvoll, diese Seelenbilder zuzulassen und mit sich selbst darüber zu sprechen. Meine Seele spricht nachts im Traum in Wort und Bild, das ganze Leben läuft da ab! Ich habe Buch geführt, die Träume aus der Erinnerung aufgeschrieben und gedeutet. Das hat mir den Zugang zu den Auslösern der inneren Auseinandersetzungen erleichtert und meine Problembewältigung im Alltag erleichtert. Ich denke, dass alle Krankheit nur eine gemeinsame Ursache hat, dass die Menschen nämlich aus dem Gleichgewicht der Schöpfung gefallen sind. Diese Träume zeigten in irgendeiner Form immer wieder meinen Weg, mein Lebensziel. Es erschienen all die Dinge, die mich vom Weg abbrachten und letztlich die Energie, mit der ich es schaffte, »die Dornen am Wegrand zu köpfen« und die Angst überwand, »mich von den Ochsen am Wege aufspießen zu lassen«. Zielsicher kam ich dem Haus näher, in dem meine Seele und alle Liebe wohnt.

Nur die Liebe lässt uns leben:
Tage mit hellem Sonnenschein
kann allein sie geben!

Ziel jedes Entwicklungsweges ist das Eigenständige, das Individuelle herauszufinden und durchzusetzen. Für mich als an Brustkrebs erkrankte Frau kommt die Liebe als Erlösung der Krebsthematik ins Spiel. Es gilt klarzustellen, dass ich gerade nicht mit allem einverstanden bin, sondern meinen eigenen Weg zu gehen beabsichtige. Dann bin ich mit allen und allem eins! Dazu muss ich schon »zeitweilig auf Weichheit, Nachgiebigkeit, Anpassungsfähigkeit und die anderen typischen Attribute weiblicher Wohlanständigkeit pfeifen.« Heute würde ich »für bestimmte Lebensphasen freiwillig darauf verzichten, als auf das Symbol dieser typisch weiblichen Züge, die Brust, verzichten zu müssen«. Rüdiger Dahlke schreibt: »Immer geht ein Symbol dahin und mit ihm ein Teil des Selbstwertgefühls.«

Da ich mich nicht allein über körperliche Weiblichkeit definieren wollte, tat ich andere Lebensinhalte auf. Ich veränderte mein Leben vor allem im inhaltlichen Sinn: Der Verlust wurde zur Chance, eine neue, individuelle Identität zu finden. Ein Lebensinhalt, der zentral mit mir selbst und weniger mit anderen zu tun hat, trat in mein Leben. Der eigene weibliche Weg muss nichts mit dem gängigen Weiblichkeitsideal zu tun haben, er verlangt aber

Schulmedizinisch aufgegeben - was nun?

viel mehr Kraft und Härte als manchem recht ist! In meiner Familie lebten unter der Oberfläche eines modernen Lebensstils noch immer die uralten Ideale und Muster. Mein Mann hat noch immer Ansichten wie der Kirchenvater Clemens von Alexandria: „Frauen sollten sich auf Spinnen, Weben und Kochen beschränken." Welchen Freiraum und welche Möglichkeiten wurden mir denn eröffnet? »Meinen Mann« in der Küche, bei den Kindern, in Haus, Hof und Garten und einer Tätigkeit zu stehen, die sich mit der aufgetragenen Pflege einer Mutter von vier Kindern vereinbaren ließ. Wo blieb da die Liebe zu sich selbst? War das mein Leben? Dieser Weg musste mich in die Krankheit führen; ich war nicht mehr »Herr im eigenen Haus«. Heute würde ich mich weigern, etwas zu tun, was mich überfordert, belastet, Leid und Undankbarkeit bringt. Mit Händen und Füßen!

Ich bin der wichtigste Mensch in meinem Leben – und nicht »Mädchen für alles«! Ich bin es wert, dass man mich ehrt und achtet, mir zuhört und versucht, mich zu verstehen. Gefühle und Gesten zur Kenntnis nimmt, Liebe schenkt, Freude bereitet. Ich möchte werden, was ich werden kann: ein glücklicher Mensch!

Die Liebe und den Sonnenschein
lass ich in mein Herz hinein:
Ich brauch nie mehr einsam sein!

Die Liebe ist daran zu erkennen, dass man lieber selber leidet, als dem, den man liebt, auch nur das kleinste Leid zuzufügen. Es sind die geteilten Geheimnisse, die uns den Rücken stärken.

Woher alle Energie kam

Ich will frei sein; das tun, was mich meinem Lebensziel näher bringt, was mich glücklich macht. Mein Talent, meine Gabe, die ich mitbekommen habe, ausschöpfen; mich öffnen wie eine Blume in der Sonne. Ich will mich freuen, wenn sich meine Ideen, Gedanken und Träume verwirklichen. Energie kommt aus der Spannung zwischen einem Wunsch und seiner Erfüllung! Das bringt mich weiter!

(Ich muss) über das Leben erzählen

Es ist das Auf und Ab auf dem Weg zur Erfüllung eines Wunsches, was das Leben ausmacht. Erst mein Leidensweg und seine Bewältigung machen die Freude aus, die mein Herz höher schlagen lässt, weil ich es wieder einmal geschafft habe. Das ist es schließlich auch, was mein Glück ausmacht. Die Spannung zwischen Wunsch (gesund zu werden) und Erfüllung (es zu sein bzw. noch daran zu arbeiten) schafft uns den Impuls zum Handeln. Erst die Gefahr, den Tod vor Augen, mobilisiert unsere Kräfte, die notwendig sind, um ihr zu entrinnen. Wenn Sie krank sind – Krebs haben – und Sie sind nicht entschlossen, wieder gesund zu werden, verkümmert die Kraft, die Sie wieder gesund macht. Ihr Startschlüssel, den Motor zum Überleben anzuwerfen ist die Entscheidung: **Ich werde wieder gesund!** Dieser Schlüssel ist nicht Ihr Arzt, der Sie operiert hat, oder das Medikament, die Therapie, die er Ihnen verordnet; es ist Ihre Entscheidung, für die niemand anderer verantwortlich ist als Sie selbst.

Was also hilft dir in der Einsamkeit, was in der tödlichen Krankheit, in der Verlorenheit und in der Sinnlosigkeit? Was hilft dir da? Da braucht man Liebe und Zuwendung. Und die lassen sich nicht in der Apotheke kaufen! Ein Hilfeschrei wie Hunger und Durst nach einem Menschen mit gleicher Wellenlänge, den man zum Leben braucht wie Wasser und Brot.

»Und was soll eine verheiratete Frau tun, die in ihrer Ehe eine erotische und sexuelle Wüste durchqueren muss. Darf sie nicht begehren, nur weil es ein sechstes Gebot gibt, das ihr den Hunger und Durst nach außerehelicher Zärtlichkeit verwehrt? Muss sie an Leib und Seele verdorren?« Fernseh-Pfarrer Fliege sagt: »Sie darf begehren! Sie darf es mit dem gleichen Recht und der gleichen Liebe, mit der Jesus den Geboten ihren Horror nahm. Die Gebote und Gesetze sind dazu da, dem Menschen zu helfen, ein langes Leben zu leben. Und der Mensch ist nicht da, den Geboten und Gesetzen ein langes Leben zu garantieren. Und so brach Jesus die Gebote. Er übertrat die höchsten Gesetze, um Menschen zu helfen. Jesus nährte und heilte, obwohl das doch strengstens durch das zweite Gebot verboten war.« Heilen blickt über das Selbst hinaus - auf Menschen, die Schmerzen haben, die ein gütiges Herz, ein offenes Ohr und einen offenen Geist brauchen.

Die zehn Gebote sind nicht zum Einschüchtern von Kindern da! Wovor fürchte ich mich – vor donnernden Leuten? In diesen Tagen (Mai 1999) hat meine Tochter Konfirmation. Da wird es nicht donnern: »Du sollst deinen Vater und deine Mutter ehren, auf dass es dir wohl geht und du lange lebst!«

Schulmedizinisch aufgegeben - was nun?

Viertes Gebot! Es soll bei ihr nicht – wie bei meinem Mann – nachklingen: Und wehe, du ehrst deine Mutter nicht! Da lebst du nicht lange. Du musst sie ehren, auch wenn ihre Pflege deinen Partner in die Ausweglosigkeit schlägt. Du musst sie ehren, sonst machst du es nicht lange.

Das vierte Gebot von der Elternliebe wurde zu einer Zeit aufgeschrieben, in der es weder Rentenversicherung noch Pensionsansprüche gab, schon gar nicht die Pflegeversicherung! Aber die Töchter einer Mutter waren damals – wie noch vor zwei Jahrzehnten – die Diakonie-Sozialstation! Der heilige Satz ist für Erwachsene da, damit die ihre alten Eltern nicht vergessen! Bei meiner Mutter noch saßen sie, nebst Tante, in ihren späten zahnlosen Jahren unvergessen mit am Familientisch; wir als Enkel bekamen ihre Lebensgeschichte erzählt. Und auch ich stelle meine Eltern auf einen unsichtbaren Sockel meines Herzens: Ihr Mut in den schweren Nachkriegsjahren imponiert mir. Ihr Schmerz und ihre Trauer über ihr verpfuschtes, kommunistisch vorgeschriebenes Leben geht mir nahe. All die Lasten dieses Regimes, die sie mit zu tragen hatten.

Wie unfrei sie waren. Und ich teile ihre Freude, dass sie nach 45 Jahren noch immer einander lieben und sich nun in grenzenloser (!) Heimat wohlfühlen, dass sie gemeinsam schwere Krankheiten überwunden haben und ich ihre stille Liebe in der Zuwendung zu meinen Kindern – ihren Enkeln – erlebe. Darauf bin ich stolz, das macht mich stark! Es ist zum Fundament meines eigenen Lebens geworden. Ich weiß, dass ich mich nicht alleine aus dem Sumpf herausziehen konnte, genauso wenig habe ich mich selbst in den Sumpf hineingestoßen.

Meine Eltern – und der Naturheilmediziner – waren einfühlsam und geduldig genug, mich aus meiner Trauer zu befreien und erneut neugierig zu machen auf das Leben. Auch da war klar: Leben ja! Einsamkeit in der Ehe nein! Als ich meinen Heilpraktiker kennenlernte – in dieser Stunde – tauchte ein Zipfel Hoffnung auf, der mich über den Abgrund tragen konnte. Er zeigte mir die Flügel, die mich retteten. Mein Leben bekam einen Sinn. Ein Leben für andere liebe Menschen. Er sagte: »Weiter so!« , die anderen: »Das hilft Ihnen auch nicht mehr.« Emotionen, Hoffnungen, Überlebenswille, menschliche Wärme und Zuwendung sind naturwissenschaftlich schlecht zu fassen, deshalb unbrauchbar (?) – weil unwissend. Nichts war umsonst! Keiner von uns wurde geboren, um nach den Erwartungen anderer zu leben.

(Ich muss) über das Leben erzählen

Die Waage mit den beiden Waagschalen
im Altarraum der Schlosskirche zu Mergentheim
steht für das Gleichgewicht –
sie wird von der Justicia gehalten, der Gerechtigkeit.

Wenn Sie denken: Ich bin unheilbar krank, und niemand kann mir helfen, ist es so, als würden Sie den Motor abstellen, der Sie zum Weiterleben motiviert. Es wäre, als hätten Sie den Strom abgeschaltet, der Licht und Wärme in ihr Leben bringt! Singen Sie aus dem evangelischen Gesangsbuch:

»Licht der Liebe – Lebenslicht,
Gottes Geist verlässt dich nicht.«

Träumen auch Sie den Traum von Gesundheit und Glück! Hören Sie nie auf, ihn zu träumen. Seien Sie sich jedoch im Klaren, dass er sich vielleicht niemals oder ganz anders erfüllt, als Sie es sich erträumen. Benutzen Sie den Traum als Motor, der Sie vorantreibt – von Wunsch zu Wunsch.

Resignieren Sie nicht. Ich wache jeden Morgen mit einem neuen Wunsch (-Traum) auf, den ich mir erfüllen möchte. Beim morgendlichen Duschen achte ich stets darauf, welches Lied ich singe: Es kommt ganz spontan, von innen heraus – unbewusst – und gibt dem Tag die Stimmung. Es hilft, graue verregnete Tage und mürrische Gesichter, die mir begegnen, anzulächeln. Sie wissen ja, Lachen ist Medizin! Und wenn ich im Herzen glücklich bin, mit mir zufrieden bin, dann können mich keine giftigen Pfeile mehr treffen.

Schulmedizinisch aufgegeben - was nun?

Wendezeiten

Viele Frauen, die in einer Ehekrise stecken, sagen: Ich habe mich in meinem Mann furchtbar getäuscht. Vor unserer Heirat und zu Beginn unserer Ehe war er so liebenswürdig, so fürsorglich, so ... . Aber dann wurde er zu einem furchtbaren Tyrannen, der nur seinen Willen gelten lässt. Auch mein Mann ist heute nicht mehr der, den ich geheiratet habe. Sigmund Freud sagte: »Man soll den Menschen mit Barmherzigkeit betrachten.« Das heißt nicht, dass man sich einfach seinen Launen überlassen darf. Wenn Sie nun dasitzen und sich verzweifelt fragen, ob Sie sich von Ihrem Partner trennen oder bei ihm bleiben sollen, fragen Sie sich, ob Sie laut schreien oder dem »Chef« die Meinung offen ins Gesicht sagen sollen – oder ob Sie weiter stumm bleiben und schweigen? Ich weiß, die Entscheidung ist schwer.

Wie wir uns in unseren Lebenskrisen richtig entscheiden, zeigen uns die Brieftauben: Sie sind wahre Meister in Sachen Entscheidung. Werden sie in die totale Orientierungslosigkeit geschickt, dahin wo kein Mensch weiß, wo welche Himmelsrichtung ist und wo ihm der Kopf steht, die Tauben verweilen nur kurz in der Fremde, sekundenschnell treffen sie ihre (richtige) Entscheidung und ziehen dahin, wo sie hingehören! Sie entscheiden aus dem Bauch, aus ihrem Instinkt heraus. Und das ist auch für mich richtig.

Das unsichtbare Band der Liebe – von der Taube zum Taubenschlag in der Heimat – spannt sich und zieht sie aus der Orientierungslosigkeit. Uns aus der Krise. Instinktiv spüre ich, wo so etwas ist wie eine richtige Heimat – da gehe ich hin. Da will ich hin. Ein Orientierungspunkt. Ich entwerfe ein Bild von mir, das mir gefällt: So will ich sein. Danach sehne ich mich und damit kann ich mich im Himmel wie auf Erden sehen lassen. Dann ist der Himmel der Taubenschlag für mich; ich verbinde die Vorstellung von mir mit dem Himmel, womit das unsichtbare Band geknüpft ist. Ich will so leben, dass ich damit leben kann! Nun bin ich unterwegs, wo ich immer schon hinwollte. Mein Bild vor mir – ich richte mich danach aus wie die Tauben – und raus aus aller Unsicherheit, frei von jedem Zweifel. Selbst wenn der »Chef« tobt! Das kostet Kraft. Aber noch mehr Kraft würde ein Rückfall dieser »Krankheit« kosten. Und der kommt, wenn Leib und Seele verdorren und nach Streicheleinheiten hungern. Also, machen wir es den Tauben nach!

(Ich muss) über das Leben erzählen

Heute kann man so manchem wortgewaltigen Prediger kein Wort mehr glauben, geschweige denn einem Politiker vor der Wahl. Oder ihn einfach nur nicht verstehen. "Jeder bekommt das medizinisch Notwendige, unabhängig vom Geldbeutel." (Gesundheitsministerin Ulla Schmidt). Da wendet sich die Halt suchende Seele eben den scheinbar stummen Diensten des Himmels zu: Ich bitte sie voller Vertrauen, mir den Weg zu zeigen und mich zu begleiten. Im Märchen wie in der Wirklichkeit schickt der Himmel Menschen, die einander liebhaben.

Ich bekam die Erlaubnis, müde sein zu dürfen, mich auszuruhen. Die Krankheit war ein ganz konkretes Bett für den Körper und Ruhe für die Seele! Und ich fand einen Ort, wo ich mich vertrauensvoll fallen lassen konnte, wo ich aufgefangen und gebettet wurde. Hier gab es keine Putschpillen statt Bettruhe und kein Trimmen statt Träumen. Ich lernte zu empfinden, ein Leben zu leben, das umgeben und erfüllt ist von einem Sinn. Leib und Seele wurden krank, um diesen Sinn in Ruhe suchen zu können – und ihn wiederzufinden. "Therapie für die Seele" stand über Dr. Wöppels ganzheitlichem Konzept.

Die Pioniere der neuen Dimension predigen auf allen Gebieten der Wissenschaft, dass weniger mehr bringt. Die Anhänger einer sanften Naturmedizin verzeichnen mit weniger und weniger wachsende Erfolge. Sie brauchen weniger Geld für ihre biologischen Therapien und für ihre Genesungsbetten (Tagessatz: 286,- DM). Und haben weniger unheilbar krank Verstorbene. Allerdings auch weniger Gehör bei den Politikern. Beim nächsten Streit wird alles anders. Man will uns nicht wieder verletzen. Über die alten Geschichten schweigen sie. Der dumme Wähler denkt, sie hätten es vergessen. Er verzeiht, duckt sich und wählt wieder. Bis zum nächsten Wahlkampf herrscht Friede. Man kann nicht nur das Kriegshandwerk lernen, sondern auch das des Friedens. Das gilt für die Mediziner ebenso wie für die Politiker!

Ich möchte Ihnen die Krankengeschichte eines ganzen Gesundheitssystems erzählen: Unsere Schulmedizin bekämpft den bösen Feind mit einem noch böseren. Sie ist es, die der sowieso schon empfundenen persönlichen Isolation eines Krebskranken mit der totalen gesellschaftlichen Isolation begegnet. Sie wirft ihn aus dem Operationssaal und zerstört die Familie gleich mit! Das Böse (Krebs) mit dem Bösen (Stahl, Strahl und Gift) zu bekämpfen, war doch die teuflische Nebenwirkungsmedizin aller Zeiten.

Schulmedizinisch aufgegeben - was nun?

Wer wohl steckt mit dem Teufel im Bunde? Können Siege überhaupt Frieden und Heil bringen? Meinen Ganzheitsmediziner als »Scharlatan« und »Quacksalber« hinzustellen, war vielleicht die unbewusste Analyse der eigenen Vorgehensweise. Bei ihm diagnostizierten sie einen Splitter im Auge und hatten wohl selbst dort einen Balken. Ob er feinstofflich, psychologisch oder energetisch arbeitet, oder mit Pflanzen, Ölen und heilenden Packungen, gar Fieber erzeugt – er heilte direkt. Und er lehrte mir, dass alle Krankheit nur eine gemeinsame Ursache habe: die Menschen aus ihrem Gleichgewicht gefallen seien. Das versucht er wiederherzustellen – und es gelingt. Liebevolles Erkennen des ganzen Menschen ist sein Leitbild. Nicht die Krankheit muss tief versteckt im Menschen entdeckt werden, sondern der tiefe Mensch hinter der Krankheit! Dann bleiben böse Nebenwirkungen aus. Ich hatte keine unter der immunbiologischen Therapie. Deshalb sage ich: Wer heilt, hat recht! Leider wird die wirklich heilende Medizin verspottet und verachtet; ich wurde als »Wunder« bezeichnet. Alles wird dem Gespött der Leute und dem Mut einiger Naturheil-Ärzte und Forscher überlassen: Heilende Hände, Homöopathie, Wassermedizin, die Heilkraft der Pflanzen und der Sonne, der Steine und Gestirne, die Wasserbelebung, Bioenergie und Auramedizin, die Meditation und die Visualisierung, der Glaube und die Hoffnung. Die Zahl ihrer wird stärker und erfolgreicher. Eines Tages werden sie die Reihen der Kampf- und Sieg-Schulmedizin durchbrechen. Dann handelt es sich um keinen Fall von Scharlatanerie. Für den Patienten, der nichts anderes kennt, ist es klar, dass er sich auf seinen Arzt verlässt. Er hat ja schließlich Medizin studiert. Doch wenn ihm Chemie und Technik nicht weiterhelfen, probiert er vielleicht doch Bachblüten oder Heilkräuter aus. Und dann geht es ihm nicht anders als mir, wenn wir mit der neuen »beseelten« Medizin die Richtung der Heilkunst zu beeinflussen suchen.

Auch meine Heilung ist »wissenschaftlich nicht anerkannt«, aber sie wird anderen in ähnlicher Lage Mut machen! Ich möchte, dass auch Sie sich wenden – von der Krankheit zur Gesundheit, vom prophezeiten Tod zum Leben: »Blinde sehen, Lahme gehen«.

Die Krankheit ist der Versuch der Seele sich zu ändern! Hass ist eine Energie die ständig auf unseren Körper einwirkt. Auf wen hege ich Groll? Er schadet nur mir, nicht dem anderen. Lernen Sie verzeihen! (Sie müssen versuchen, den anderen zu verstehen, seine Erziehung sehen). Groll muß überwunden werden! Lieben Sie sich selbst!!!

(Ich muss) über das Leben erzählen

Der Himmel hat mir grünes Licht geschickt

Heute gehe ich in die Kirche und zünde mir eine Kerze an – mein Lebenslicht! Ich kaufe mir eine Trachten-Jeans: in der Farbe der Sonne, mit den Blumen des Lebens bestickt, aus dem Stoff der Natur. Und sie sitzt wie eine zweite Haut, gibt mir Halt und Sicherheit beim Laufen, Wärme – wie die Sonne und die Liebe. Sie hat mir auf den ersten Blick gefallen und gepaßt, nur ein wenig zu lang war sie. Doch das lässt sich kürzen. Ihr Preis plus Schneiderkosten: 144 Mark. Zwölf mal zwölf Monate und die restlichen als Trinkgeld für den Schneider! – So lange bin ich verheiratet.

Heute morgen saß ich in der Farbtherapie: Farben und Licht haben für uns Menschen besondere Kräfte, die unsere Stimmung beeinflussen können. Ist draußen alles grau und grau, der Himmel mit Regenwolken verhangen und dichter Nebel engt meinen Blick ein, wie fühle ich mich da? Und wie fühle ich mich wenn im Frühling die Sonne scheint und die Natur in all ihren Farben erstrahlt? Schon der Gedanke an eine bunte Frühlingslandschaft kann die Seele freier machen. »Farben können die Schlaglöcher der Seele reparieren, die Überforderung oder Belastung gerissen haben«, so Professor Brost. Er ist Professor für Kunst- und Kulturgeschichte in Frankfurt und Mainz, ein langjähriger Experte für Farben. Nach sehr vielen Untersuchungen an Studenten hat er zusammen mit der Firma Zeiss ein Gerät entwickelt, das aus dem Lichtspektrum Farben einer ganz speziellen Wellenlänge herausfiltert. Nun saß ich vor dieser hochempfindlichen Farblampe und wählte die Farbe aus, die mich heute ansprach: Es war Grün. Im letzten Jahr wählte ich Blau und Violett, manchmal Gelb. Dieses Jahr immer Rot. Und nun zum ersten Male Grün! Damals wie heute habe ich die »richtige« Farbe gewählt:

Blau: Ich habe das Bedürfnis nach Ruhe.
Violett: Ich bin erschöpft.
Gelb: Ich suche Klarheit und einen neuen Weg.

Was aber bedeuten nun Rot und Grün – ein Jahr später?

Rot: Ich bin aktiv.
Grün: Ich hege Erwartung und Hoffnung.

Schulmedizinisch aufgegeben - was nun?

Das ist so etwas wie Advent. Grün – die Farbe des Erwachens, der sprießenden Natur, des Frühlings. Grün – die Farbe des Christbaumes, der die Kerzen der Erwartung und der Hoffnung trägt. Dem der Advent vorweg geht und sagt: »Er kommt.« Unsere Sehnsucht hat Geburtstag! Heute will ich an sie denken, mir eine (Advents-) Kerze anbrennen und sie feiern und sie endlich wieder hochleben lassen. Heute ist der Tag gekommen – wie am 1. Advent. Die Sehnsucht ist gekommen und die Kerze brennt. Ich sang heute morgen unter der Dusche: »Vorfreude, schönste Freude, Freude im Advent .« Irgendwo tief in meinem Herzen hat diese Sehnsucht überwintert. Manchmal nur kam sie sprachlos seufzend nach oben, um Luft zu holen. Ja, sie lebt noch! Sie unterhält meine heimlichsten und verstecktesten Beziehungen zur Hoffnung.

Ist es nicht das Normalste auf der Welt, dass Mann und Frau sich lieben? Wenn sie die gleiche Wellenlänge haben – bis zur Goldenen Hochzeit und darüber hinaus.

Hoffnung ist mein Wanderstab. Von der Wiege bis zum Grab.

Und Advent ist Zeit der Hoffnung. Zwei, drei, vier Kerzen locken sie hervor und dann – in der Stille – wird sie spürbar, wenn die Kerzen brennen. So hat die Kraft der Stille in diesen Wochen hier alle meine Gedanken, die mich unablässig plagen, ausgelöscht. Die Stille hat alles Leiden überlebt. Wenn sie kommt, geht der Lärm der aktuellen Sorgen und letzten Ängste. Es wird ruhig in mir. Stille – von Weihnachten über die Fastenzeit bis Ostern: Etwas Gutes wartet auf mich!

Fasten heißt auch Loslassen negativer Empfindungen. Einen Zeitpunkt wählen, wo es einem gut geht. Emotionen wie Freude, Glück und Liebe stärken die Organe: Wenn es einem gut geht, hat man das Gefühl Überflüssiges abgeben zu können. Ich ziehe mich freiwillig zurück und lasse freiwillig los. – Darin liegt ein großes Heilpotential. Ich suche die Verbindung zu einer tieferen Weisheit; gerade in der freiwillig eingenommenen Beschränkung finde ich die Chance, zum Wesentlichen (zurück) zufinden. Das folgt den Gesetzen der Urprinzipienlehre. Wenn ich meine Aufmerksamkeit nach innen lenke und in ein Passivsein gleite, so kann die rechte, weibliche Gehirnhälfte aktiv werden. Die Intuition beginnt zu wirken. Die Chance intensiver Erneuerung in bestimmten Lebensbereichen findet sich in

(Ich muss) über das Leben erzählen

Träumen, plötzlichen Einsichten und Veränderungen von Gefühlslagen. So geht es mir ähnlich wie dem Indianer, der in der Abgeschiedenheit der Natur zu seiner Vision fand, wodurch sich sein ganzes Leben veränderte. Er war noch einmal geboren.

Ich habe mich gefragt, war das alles – dieses ganze Arbeiten und Schuften, dieser Stress, die vielen Ängste und Schmerzen all die Jahre? Wofür? Wie viele Inseln der Freude hast du aufgesucht? Was alles war sinnlos? Das kann doch nicht alles gewesen sein! Da stand ich flehend vor Gott im letzten und vorletzten Jahr. Es muss doch noch etwas auf mich warten?! Etwas Gutes! Mit meiner brennenden Kerze heute glüht die Sehnsucht auf und lässt sich nicht mehr begraben: Etwas Gutes wartet auf mich! Meine Sehnsucht bekam Töne: Manchmal eben aus unserem Kirchengesangsbuch. Doch auch Peter Alexander (»Ein Schiff wird kommen«) oder Reinhard May (»Über den Wolken«) besingen sie und ich singe leise mit.

In diesen Texten wird der Sehnsucht ein Name gegeben. Ich erfahre, worauf ich warte. Ich warte nicht auf ein Schiff, sondern auf Erlösung! Ich möchte, dass am Ende alles gut wird – wie bei Aschenputtel. Alles! Meine »Krankheit« soll ein Ende haben, die Probleme in meinen Beziehungen, die Unruhe um mich, aller Unfriede. Meine Tochter soll ihre Mutter wieder finden und meine Schwägerin ein Kind bekommen, damit ich Ruhe finde. Alles soll gut werden!

Und es wird gut. Die Sehnsucht ist nur eine Botin, die sagt: Gib die Hoffnung nicht auf! Das Leben sorgt für dich. Ich spüre es.

Nun sitze ich hier auf meiner Bank in der Sonne, oberhalb der Hufeland-Klinik, und der Postbote hat mir gerade zwei Karten gebracht: Auf der einen steht »I love you«, auf der anderen »Wir brauchen Dich«. Wer um Himmels Willen schickt mir solche Karten? Ich werde verrückt. Meine Schwägerin, die seit vierzehn Jahren giftige Pfeile auf mich schießt. Ich kann es nicht fassen!

Der Brief, den ich Weihnachten an meine Familie geschrieben hatte, der mit dem Psalm: »Geh´zurück zu deinen Angehörigen und erzähle ihnen, was Gott für dich getan ... (hat)«, in dem alles stand, was sie wissen sollten und was ich mir wünschte, um Frieden zu haben – der Brief muss gelesen worden sein! Vielleicht sogar verstanden. Ob die anderen auch antworten? Und was? Wie soll ich nun damit umgehen? Ich habe ihnen gesagt, dass ich nicht mehr mit mir machen lasse, dass ich gehe, meinen Weg gehe, und mich

Schulmedizinisch aufgegeben - was nun?

nicht aufhalten oder zurückrufen lasse. Es ist heute ein schwerer Tag für mich, aber jetzt sitze ich in der Sonne, in Licht und Wärme, denke an meine Kerze. Mein Tag begann mit Tränen, unbändigen Tränen – genau so wie gestern bei der Infusion, als ich über das sechste Gebot der Elternliebe las. Ich erwachte aus einem Traum, völlig fertig: Eigentlich wollte ich ihn erzählen, vielleicht findet sich jemand wieder, wenn alle Welt auf ihn zeigt. Doch ich habe es bereut, diese Szene im Traum erlebt zu haben. Mit den Tränen konnte ich sie loslassen, diese erotische und sexuelle Wüste.

Die Träne ist das Symbol des Verlangens, sich mit einem anderen Menschen zu verbinden und auszutauschen. Ist eine Frau, die nur noch eine Brust hat, keine vollwertige Frau mehr? Ist sie keine Zärtlichkeiten mehr wert? Er will nicht sehen, dass ich einen gewaltigen Sprung vollzogen habe. Er lebt neben mir, doch ich bin nicht seine Mutter.

Diese helle Trachten-Jeans wird keine Arbeitshose. Sie wird das zeigen, was in ihr steckt: Farbe, Blumen, Natur, Sitz – perfekten Halt, Gelassenheit und Wärme. Ihre Farbe gleicht der Sonne, die mir jetzt – mitten im Winter – so wohltuend ins Gesicht scheint. Und vor mir im Licht geht der alte biblische Abraham: Der musste seine Familie verlassen, um zu erfahren, was eigentlich passiert, wenn man nicht mehr bereit oder in der Lage ist, für Liebe und Nähe Frondienste zu leisten. Sorgt das Leben trotzdem für einen? Wird es trotzdem Advent? Ich muss das ausprobieren. Sicher werde ich – wie der alte Abraham – neue Menschen finden, die Arbeit und Liebe unterscheiden können! Ich muss mir die Nähe der anderen nicht durch Arbeit und Geschenke erkaufen. Der Wind wird die Spreu der oberflächlichen Beziehungen beiseite fegen. Ich kann ein geschenktes Leben und geschenkte Liebe von bloßen Geschäften wohl unterscheiden. Endlich singe ich wieder: »Vorfreude – schönste Freude, Freude im Advent ...« (... wenn das erste Lichtlein brennt!). »Sitzt der Mensch beim Weine, werden alle seine längst vergessnen Träume wahr.«

Das letzte Lied singe ich immer, wenn ich mir in dieser Fastenzeit ein gutes Schöpplein Markelsheimer Schwarzriesling gönne, und meine Sorgen und allen Kummer mit dem roten Rebensaft hinausspüle. Das ist eine der angenehmsten Formen der Reinigung, zumal man dann seinem Nachbarn von seinen Träumen und Wünschen erzählen kann – und dieser interessiert zuhört! Die richtige Einstellung zum Leben findet sich nun – wie der Geist im Weine. Ein trockener Rotwein ist erlaubt, er ist Medizin, damit die

(Ich muss) über das Leben erzählen

»Krebs-Diät« nicht ganz so trocken wird. Kann man sie doch als eine Art Fasten bezeichnen. Dann faste ich schon lange, nicht nur vierzig Tage. Körperliche Reinigung als Mittel zum Zweck! Die Energiekanäle im Organismus werden gesäubert, hab ich mir sagen lassen, so dass die feinen Informationen aus göttlichen Quellen bis auf die materielle Ebene meiner Existenz durchdringen können. Mit der Therapie ziele ich ganz auf den Körper und habe nur Entgiftung im Sinn. Doch bemerke ich, wie sensibel ich werde, wie sich der Geist öffnet und das Bewusstsein weitet. Es ist, als bekäme ich Flügel verliehen, die meine Seele in die Höhe tragen. Ich erlebe, wie sehr mein Körper dazugehört. Alle großen Meister unserer Tradition haben vor wesentlichen Durchgaben aus himmlischen Sphären vierzig Tage gefastet: Moses, bevor er die Zehn Gebote empfing, Johannes der Täufer, bevor er zu wirken anfing, Christus, bevor er sein eigentliches Werk begann.

Die Seele weiß, wo sie zu Hause ist. Sie kennt ihren Weg wie die Brieftauben zum Taubenschlag. In den Tagen um Weihnachten macht sie sich ganz von selbst auf die Reise – wie Maria und Josef vor 2000 Jahren in die Gegend ihrer Herkunft. So dachte auch ich an Weihnachten, an meine Geburtsgeschichte. Meine unruhig gewordene Seele schaute sich in ihrer Kindheit um, sie wollte sie wiederfinden. Die Heimat, das Haus, aus dem sie kommt, muss zu finden sein, fühlte sie. Unwillkürlich schauen meine Augen gen Himmel, als ob er die Heimat sein könnte, die die Seele sucht. Wo ist mein Zuhause? Wo soll ich hin? Was soll ich tun? Wo bin ich »von guten Mächten wunderbar geborgen«?

Ich ging zurück zu meinen Angehörigen und erzählte ihnen, was Gott für mich getan hat. Der Engel am Christbaum sagte: »Fürchte dich nicht!« Angst oder Liebe, Furcht oder Dankbarkeit – sie waren da und wollten das Herz regieren! Ich gab den Brief der Familie, der Mutter, zog mit Liebe und ließ mich begleiten. Der Engel am Christbaum sprach weiter, seit Silvester in meinen Träumen: Das »Haus«, zu dem ich fuhr ist mein Herz – tief in mir – meine Seele. Jetzt ist sie wieder da und erzählt, Nacht für Nacht, wenn ich schlafe. Nun bin ich »von guten Mächten treu und still umgeben«.

Heute hat der Vater, der für alles verantwortlich ist, die Tür von außen aufgemacht und mich ins Licht geführt: Ich habe mir selbst dieses Licht angezündet – grünes Licht! »Es wob die braune Heide gar ein Gewand sich fein und lädt zum Maientanze ein ...« Da, wo es am dunkelsten war: in meinem Herzen! Vor Wochen schon wurde es dort hell. Frühling! Auch in meinem Gesicht, nun um mich herum. Und heute ziehen die dunklen Wolken weg, und das Leben kommt! Die Tür zum offenen Himmel liegt in meinem Herzen – und die Liebe auch. Mein Leben ordnet sich von selbst.

Schrei ist heilende Medizin für die gequälte Seele

Tiefe Reue hat sie gezeigt, die Seele – nach diesem Traum und einigen unschönen Erinnerungen an die Kindheit: Warum hast du deinen Eltern so viel Sorgen bereitet? Sie waren so gut zu dir. Du bist stolz auf sie, freust dich mit ihnen, dass sie sich noch immer lieben – und gemeinsam so viel durchgestanden hatten: Nachkriegsjahre, kommunistisches Regime, schwere Krankheit, Wende, Scheidung und Alkoholsucht ihres Sohnes, ... und jetzt seit 1996 meine Erkrankung. Sie zeigen ihre stille Liebe in ihrer Zuwendung zu meinen Kindern. Sie haben mir Mut gemacht, so viel Kraft gegeben, Geduld mit mir gehabt und Verständnis aufgebracht; sie waren immer bei mir, egal wie dreckig es mir ging. Ich habe mich immer auf sie verlassen können: wenn ich zur Chemotherapie musste und in der Woche des Siechtums danach, und in all den rettenden Wochen, die ich in der Hufeland-Klinik weilte.

Ich habe nie Böses erfahren, außer einmal, als ich von Vater um den Misthaufen gejagt worden bin und letztendlich »Senge« mit dem Lederriemen der Melkmaschine bekam! Warum weiß ich nicht mehr genau, ich glaube, wir haben damals Müllers Tochter ausgezogen, gewaschen und Doktor gespielt. Und ihre Schlampe von Mutter hat ein Fass aufgemacht! Ich schloss mich danach in mein Zimmer ein, heulte, wimmerte, kam nicht zum Abendessen. Noch Jahre danach zuckte ich beim scharfen Ton meines Vaters, wenn er mal wütend war oder ihm etwas nicht schnell genug ging, immer wieder zusammen. Irgendwie hatte das Vertrauen zu ihm einen Knacks bekommen. Auch Mutter war streng. So oft wie mein jüngerer Bruder bekam ich zwar nichts mit dem Teppichklopfer, aber wenn, dann wird es wohl nötig gewesen sein. Vielleicht habe ich mein Pausenbrot nicht gegessen oder das Fleisch auf dem Teller gelassen, weil es fett war. Vielleicht habe ich aber auch geschwindelt, weil ich mich nicht getraut habe, die

(Ich muss) über das Leben erzählen

Wahrheit zu sagen. Weil ich dann wieder Angst hatte, sie würde schimpfen oder strafen.

Ich schämte mich eine Drei im Zeugnis zu haben: in Mitarbeit! Warum war ich nur so schüchtern? Die Lehrerin lobte alle meine schriftlichen Arbeiten, doch wehe es ging darum, mündlich Standpunkt zu beziehen. Viel lieber versank ich in den Erdboden als vor der Klasse zu sprechen. Aus Angst, aus Unsicherheit? Ein Verhaltensmuster, das mich von der Kindheit über die Pubertät bis hin zur Berufsausbildung prägte; dessen Ausläufer noch bis in meine Ehe hinein zu finden waren. Doch die Zeit, sich hinter dem Rücken des Vor(der)mannes verstecken zu müssen, ist vorbei! Ich habe gelernt, meinen Standpunkt zu verteidigen, selbstbewusst aufzutreten und mein Leben zu leben.

Früher oder später musst du schreien! Da muss es heraus! Da lässt du dich nicht mehr »ausnehmen wie eine Weihnachtsgans«. Einmal denkst du an dein Leben, jetzt denkst du an dich. Wie der Sohn, der seine alte Mutter liebt. Ein Kind muss schreien, und nicht die große Hand vor den aufgerissenen Mund bekommen. Das ist Medizin, die die gequälte Seele braucht. Mancher Laut, den ich von mir gab, wurde uminterpretiert: Sie hielten mich für verrückt oder sturköpfig. Mundtot haben sie mich gemacht, und das ist wie tot. Zeugen haben sie keine. Das Herz ist geschlagen worden, die Seele mit Füßen getreten. Jetzt muss ich schreien, weil ich um mein Leben fürchte. Ihr hört, was die Seele tun wollte und was der Täter oder die Täter verhinderten. So richtete sich mein geknicktes Rückgrat wieder auf. Ich bin in den Dreck gezogen worden, nun erhebt sich meine Stimme und mit ihr auch ich. Endlich höre ich meiner Seele zu. Hat sie doch gestern gefragt: »Was passiert, wenn ich für Liebe keine Frondienste mehr leiste. Sorgt das Leben trotzdem für mich?« Heute Nacht hat sie mir geantwortet: Im Traum war ich einkaufen. In meinem Wagen lagen weiße Bettwäsche, Brot und Wein, und einige andere Dinge. Nun wählte ich noch etwas »Feines« aus. Herr Metzner half mir dabei. Er zeigte mir eine Milka-Diät-Schokolade und sagte: »Die schmeckt besonders gut. Ein echter Genuss.« Dann bot er mir an, meine Bettwäsche in seine große Tasche zu stecken, die er auf dem Gepäckträger seines Fahrrades hatte: »Du sollst nicht so schwer zu tragen haben«, sagte er mit einem liebevollen Lächeln.

Ich wurde wach aus diesem Traum mit einem Schüttelfrost und einem walzenförmigen Drehen – genau wie damals, als ich Gott fragte: muss ich

Schulmedizinisch aufgegeben - was nun?

diese Hochdosis Chemotherapie machen? Heute fragte ich ihn: Mit wem ich denn in der Bettwäsche schlafen soll? (Es waren ja zwei Kissen und zwei Bezüge!) Mein Lied unter der Dusche war: »So fängt es immer an, erst spricht er von der großen Liebe – später kommen dann rote Rosen an. So soll es immer sein ... kein Mensch ist doch gern allein!« Das nächste: »Sag mir, wo die Blumen sind, wo sind sie geblieben?« – morgen ist Valentinstag.

Der 75jährige Metzner hat es immer gut mit mir gemeint, all die Jahre. Hat mich oft besucht und ganz persönliche Dinge mit mir besprochen. Eine kleine Aufmerksamkeit – etwas »Feines« – mitgebracht, damit meine Augen strahlen und mein Herz sich freuen sollten! Und ich habe mit ihm gesessen – bei Wein mit selbst gebackenem Kuchen, seine Hand auf meine. Der alte Schneidermeister war Vater und Freund zugleich, er hat mich immer in den Arm genommen, all die Jahre meiner Ehe – egal wie ich mich fühlte oder wie ich aussah. Er hatte Zeit für mich! Hat mich nach meinen innersten Gefühlen und Gedanken gefragt, konnte Wünsche und Sehnsüchte von meinen Augen ablesen und nahm dankbar an, was ich ihm anvertraute. Ich habe viel von dem alten Mann gelernt und bin noch heute gern mit ihm zusammen. Er ist gut zu mir. Es scheint, unsere Seelen sind sich nahe. So erschien er mir heute Nacht im Traum und wollte, dass ich nicht so schwer zu tragen habe, dass ich mir etwas »Feines« gönnen soll! (Ich muss ihm das schreiben, morgen ist Valentinstag.) Er ist ein Mensch wie der Hausmeister in der Hufeland-Klinik und der Doktor Reimer zusammen! So einen brauche ich, um glücklich zu sein – um meinem Leben einen Sinn zu geben. Dann brauche ich auch nicht »krank« zu werden! Noch immer rührig und am Schaffen, hat er es selten eilig. Er ist ein echter Schatz. Eine Kostbarkeit für seine Frau, für mich, für seine Nachbarn. Medizin für die ganze Gemeinde gegen Wahnsinn und Infarkt! Trotz seines im Krieg abgenommenen Beines ist er weder langsam noch gebrechlich. Er verliert nie die Geduld und nie die Hoffnung – heute mit seinem Leiden wie damals in Russland mit seiner schweren Verwundung.

Ist unser Leben nicht an seiner Geschwindigkeit schwer erkrankt? Denken Sie einmal darüber nach! Es wird zu schnell operiert, zu schnell chemotherapiert, zu schnell gegessen, zu schnell gefahren, zu schnell geliebt, und zu schnell gehasst und geschieden. An dem langsam fahrenden Opa wird vorbeigehupt, der dann an der Ampel hinter uns wartet – und die langsam gehende Oma mit der schweren Einkaufstasche wird im Gedränge

(Ich muss) über das Leben erzählen

der Zeit beinahe umgeschubst. Als erwachsenes Kind kann ich sagen, Großeltern wissen aus Erfahrung, dass Erziehung nicht viel bringt. Kinder lernen nur durch gute Beispiele! Das sind die besten Predigten. Warum werden die Großeltern zum wahrem Halt der Kids? Weil beide, Großeltern und Enkel, die strengen Eltern für »verrückt« erklären.

Wer bestimmt eigentlich das Tempo, wer die Hast und den Stress? Wie war das früher, als Tante Minna auf dem Strohbund saß und uns Kindern die Geschichten aus der guten alten Kaiserzeit erzählte? Wo man noch sonntags im klaren Wasser der Mulde badete, um frisch und bedacht, in Gehrock und Zylinder, seinen Kirchgang antreten zu wollen. Da gab noch jemand den Takt an, sorgte für Zucht und Ordnung! Und was ist heute in unseren Schulen los? Wer ist heute Ankerplatz für unsere Kinder? Warum gammeln sie auf der Straße herum, warum finden sie keine Lehrstelle, keinen Arbeitsplatz und landen in der Gosse? Wo soll deren Seele in ihrer Not jetzt hin? Wo finden sie Halt, wenn das Kruzifix abgehängt und das Fenster zum Himmel dichtgemacht wird? Bei Roman Herzog, beim Psychologen oder in der Schulmedizin?

Was hängt statt dessen an der Klassenwand: ein Werbeplakat für den neuen Euro. Und die Gemeinsamkeit unter den Menschen zerfällt weiter, die Schere zwischen Arm und Reich wird immer größer. Damit alles Unheil, alle Krankheit. Doch es war nicht dumm, dass die Blicke der Kinder, die beim Lehrer keinen Halt mehr fanden, gleich zum Kreuz an der Wand wandern konnten. Manch Pubertierender hat noch Halt im Elternhaus, wo die Güte der Großmutter das Fast-food-Essen ersetzt. Wo Großvater nicht nach dem Gegenwert fragt, wenn er etwas schenkt oder verschenkt: Die »Alten« geben mit offenen Händen. Sie wissen, dass das ganze Leben ein einziges Geschenk ist. Aber die Arbeit der Hausfrauen, der Kindererziehung und der Umweltpflege wird nicht bezahlt. Altenpflege bloß unterbezahlt und am besten ins Heim geschoben. Wo bleibt in diesem emanzipierten Land die Gerechtigkeit und die Liebe? Warum wird bezahlte wie unbezahlte Arbeit nicht zwischen Frau und Mann geteilt? Ich sehe nur das Leiden vieler berufstätiger Frauen, die zwischen Küche, Kindern und Karriere aufgerieben werden, und auf dem Heimweg die Beruhigungsmittel aus der Apotheke holen. Und wenn dann die Zeit fehlt, um die Grippe im Bett auszukurieren, überweist der Arzt sie in ein teures Krankenhausbett. Auch hier muss die Frau zahlen: mit dem eigenen Körper. Der spricht dann ihre Sprache, weil

Schulmedizinisch aufgegeben - was nun?

sie sich nicht zu schreien traute! Sie ist ein Kind der Schöpfung. Gott will, dass sie nach den Gesetzen der Natur lebt, nicht nach den Gesetzen und Richtlinien einer Gesellschaft! Das ist die in unserer modernen Gesellschaft gehäuft auftretende Problematik, welche mit der enormen Zuwachsrate von Frauenleiden, insbesondere des Brustkrebses, zu tun hat. Darauf gehe ich in meinem zweiten Buch ein. Kinder, Küche und Kirche sind zu Schimpfwörtern verkommen und bleiben in jedem Wahlkampf unausgeschrien. Viele Frauen haben es schwer, ihren Weg zu finden und zu schätzen. Immer noch leben die uralten Ideale und Muster, trotz Emanzipationsbewegung. Rüdiger Dahlke schreibt: »Alles Maßnehmen an äußeren von der Gesellschaft vorgegebenen Schablonen ist bedenklich, denn es entspricht kaum je der eigenen Art. Wer aber nicht der Eigen(en)-Art entspricht, lebt gefährlich. Die Gefahr ist, dass ihr Aus-der-Art-Schlagen in den Körper sinkt und auf dieser Ebene gegen sie selbst zurückschlägt. Die beste Krebsprophylaxe ist folglich ein mutiges Leben bzw. der eigene individuelle Weg zur Einzigartigkeit.« (Krankheit als Sprache der Seele, 1997, S. 344)

Treten wir ihn an! Ich bin mutig. Einmal im Sumpf des Lebens mutterseelenallein versunken reicht! Mein Gefühl ist jetzt mein bester Seelenführer, kein Politiker, kein »Doktor der Kirchengeschichte«, der als Pfarrer nicht weiß, wo ich (schwer erkrankt) wohne. Auch Sie können diese unsichtbaren Grenzen und Gesetze wahrnehmen. Das können Sie üben, wie in der Schule. Es gibt die unsichtbare Welt des Fühlens, Ahnens, Träumens und Wissens. Diese Welt regiert uns wirklich. Auf Dauer können auch Sie nicht gegen ihre Ängste leben! Hören Sie auf Ihre innere Stimme, dann wird der Mund schreien. Jesus nennt diesen unsichtbaren Bereich des Lebens oft »Reich Gottes«. Ich weiß, mit der Kirche haben Sie nichts am Stecken, das ist »out«. Zumindest in meiner Heimat. In Baden-Württemberg jedoch sieht das ganz anders aus!

Jeden Sonntag um 10.00 Uhr begab ich mich in die übervolle Schlosskirche zu Bad Mergentheim: Ich freute mich auf diese stille Stunde, genoß die heilige Atmosphäre von der Kanzel bis zur Orgel und sang laut mit: »Wir pflügen und wir streuen ...« (Lied 508). Den Blick während der Predigt auf die beiden Waagschalen im Altarraum gerichtet, hörte ich zu – und jeder von uns Schwestern und Brüdern in sich hinein: Jesus will mich zu guter fröhlicher Gelassenheit bewegen, erziehen. Die anderen warten auf mich, auf meine Geduld, meinen Rat, mein Wort, meinen Brief, dass ich Zeit

(Ich muss) über das Leben erzählen

für sie habe. Dass ich eine Last mittrage, die sie sich selber sind. Da ist meine Sache gut aufgehoben. Sich mit Leib und Seele dafür einsetzen, das spricht sich herum. Doch wenn ich es wie früher noch allen recht machen will, der Terminkalender bereits voll gefüllt ist, dann droht der Kollaps. Ich überschätzte und überforderte mich. Gott führt mich dann durch Krankheit zurück und sagt: »Ganz von selbst bringt die Erde die Frucht.« – Ich muss etwas tun in seinem Namen, in seinem Geheiß. Jesus sagt: »Siehe ich bin bei euch alle Tage bis an der Welt Ende« (Matthäus 28/20). Das ist seine Zusage und sie führt mich in die Gelassenheit. Ich schlief unbesorgt, ließ mich reinigen und erfrischen – und gehe neu ans Tagewerk. Ganz von selbst bringt die Erde die Frucht. Das Samenkorn wird ausgestreut auf die Erde, der Mensch schläft und wartet, steht auf Tag für Tag. Das Korn geht auf und wächst. Er weiß nicht wie! Aus dem Spross der Halm, aus dem Halm die Ähre; aus der Ähre wächst das reife Korn und wird geerntet. Der Mensch weiß nicht wie. Aufgehende Saat wird gedüngt und geschützt. Das Entscheidende ist das Licht! Wo immer dein Weg auch hinführen wird, das Entscheidende ist Gott, der dir voran geht. Er hilft deinem Korn zu wachsen! Was immer wir vom Wachsen wissen, letztlich wissen wir nichts: Zuerst der Halm, dann die Ähre und der volle Weizen in der Ähre. Das Samenkorn »schreit« nach Wärme und Wasser, der Keimling nach Luft und Licht. Sonst wird aus ihm nichts, er bleibt im Boden – und der Mensch auf der Strecke.

Wachsen wie ein Baum

Es ist bereits erwiesen, dass ein Baum, der liebevoll gepflegt und behandelt wird, auch besser wächst und gedeiht. Doch unsere Bäume sind aufgrund schädlicher Umwelteinflüsse und brutaler Ausrottungen in großer Gefahr. Die Natur aber hat uns den Baum für die Gesundheit und das Wohlbefinden bestimmt! Wenn das die Menschen einsehen würden, würden sie ihn als Bruder Baum behandeln. Er steht zu uns in engster Harmonie, nimmt unsere natürlichen Ausscheidungen und unsere verbrauchte Luft auf, wandelt sie um, spendet wieder gesunde Luft und frische Energie. Er ist ein Wunderwerk: Aus Luft und Wasser kann er alles herausholen und umwandeln, was für uns Menschen lebensnotwendig ist. Er ist empfindlich, reagiert auf

Schulmedizinisch aufgegeben - was nun?

Umwelteinflüsse und auf seine Behandlung. – Ist das beim Menschen anders? – Der Baum steht mit der Erde in Verbindung. Stoffe und Informationen werden ausgeteilt, wodurch er z. B. im Frühjahr austreibt oder im Herbst seinen Saft einzieht: Die Jugend und das Alter!

Auch die Erde ist ein Lebewesen – verletzbar und jede Verletzung hat ihre Folgen: Die Ausbeutung der fossilen Bodenschätze und die ständig sinnlosen unterirdischen Atomversuche. Das sind die größten Schmerzen, die man ihr zufügen kann. Die Menschheit ist auf die totale Zerstörung der Erde ausgerichtet – und zerstört sich mit. Verantwortliche Wissenschaftler und Politiker betrachten die Entstehung der Natur immer noch als reinen Zufall und gehen respekt- und rücksichtslos mit ihr um. Die Folgen haben wir alle zu tragen, indem Krankheit und Katastrophen kommen!

Der Baum steht im Winter kahl da, nackt wie der Säugling bei der Geburt. Mit Beginn des Frühlings bekommt er neue Kraft zugeführt und bringt Blätter und Blüten hervor; das Kind wächst und entwickelt sich zu einem gestandenen Menschen. Der Baum erreicht im Sommer mit der Reife seiner Früchte den Höchststand. Während dieser Zeit sind tausende Liter Wasser durch den Baum gepumpt worden. Er ist stärker, höher und breiter geworden. Sobald die Früchte reif sind, wird kein Wasser mehr durch den Baum gepumpt. Der Mensch wird ruhiger. Die Schaltung dafür liegt im Kosmos. Der kleine Mensch, der gerade geboren ist, ballt seine kleinen rosa Händchen zu einer Faust zusammen, als wollte er damit schon die Welt erobern, mit seiner ganzen kleinen Kraft niederringen und etwas in seine Hand bekommen. Stirbt dieser Mensch dann nach einem hoffentlich langen Leben, sind seine müden alten Hände offen und seine Finger ausgestreckt. Die Lektion, die wir Menschen hier auf dieser Erde lernen sollen, heißt: Du denkst, du kommst um zu kämpfen und um dich zu verteidigen und um etwas zu besitzen und zu behalten. Du irrst! Nach den ersten Jahrzehnten dämmert dir, dass das Leben selber für dich kämpft und für dich sorgt. Du vertraust auf das Leben wie das Kind auf seine Mutter. Jahre dauert es, viele Erfahrungen und Lektionen wirst du brauchen, um zu erkennen, dass du selbst ein Kind des Lebens bleibst. Erst eroberst du deine Mutter, dann die Geschwister und die Klassenkameraden. Du überflügelst die anderen und findest Arbeit. Scheust weder Kampf noch Konflikt. Doch dann kommt dein Erfolg ins Wanken. Frischer Wind bläst jüngere schnellere Köpfe in deine Äste. Kräftige Stürme haben mehr Erfolg. Ein Ast bricht ab, vielleicht weil

(Ich muss) über das Leben erzählen

du krank bist. Du kommst in die »Midlife-Crisis«, die »Pumpe« macht nicht mehr mit. Der abnehmende Mond muss davon Abschied nehmen, strahlender und voller zu werden. Die Blätter färben sich und fallen. Deine Hände öffnen sich nun und suchen nach Halt. Die Reise geht jetzt nach innen, immer mehr nach innen. In das Dunkel einer geheimnisvollen Geborgenheit.

Und wenn der Baum – so wie ich – schon im Sommer krank wird und seine Blätter und Früchte fallen lässt, weil ihm das »Wasser« oder die »Luft« fehlten, dann erlebst du dieses Geheimnis schon mit vierzig. Und wenn du willst und deinen Mangel einsiehst, dann wird der Wind dich weitertragen – durchs Leben und in den Himmel.

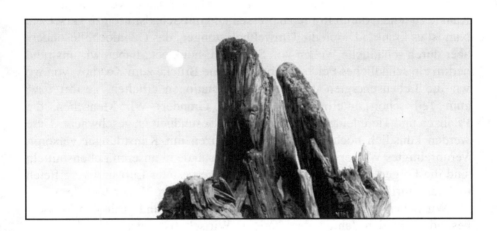

Weisheit kann Wurzeln schlagen, wenn die Erkenntnis des Unwissens in den Boden unseres Bewußtseins gesät wird. Das wussten die Weisen und Gelehrten aller Zeiten. Wer in die Finsternis eintaucht, wird Licht entdecken! Er findet Antworten auf seine Fragen. Er ist offen und empfänglich für (verheißungsvolle) Einsichten „von oben". 1997 mit der Verkündung meines Todesurteils, begann meine Reise zur Ganzheit, geleitet vom Licht meiner intuitivenWeisheit.

253

Schulmedizinisch aufgegeben - was nun?

Überall ist Leben – im Wasser und in Steinen

Wasser kann jedes Lebewesen mit seinen speziellen Energien und Lebens-informationen versorgen. Solche nimmt es auf, transportiert sie und gibt sie ab. Auch die Schlacken der Lebewesen werden vom Wasser transportiert. Woher holt das Wasser seine Energien und wohin gibt es diese Schlacken ab? Es versorgt sich mit den Energien der Gesteine und Mineralien, welche in Resonanz mit den Planeten stehen. In der Natur gibt es einen ewigen Kreislauf, wobei das Wasser die wichtigste Rolle spielt: Es kann durch seine Mikroorganismen und durch seine Bewegungen und Verwirbelungen Ener-gien bzw. Schlacken umwandeln. Es braucht Freiheit: lebendes Wasser sucht sich seine Energiequellen selbst. Der Mensch hat es verstanden, es in Kanäle zu leiten, durch Rohre zu pressen und mit Schadstoffen zu versetzen. Nun ist es krank. »Durch die Umweltbelastungen, das Ozonloch, besonders aber durch schädliche Wellen von Satelliten, Funk ect., haben wir uns rund herum ein schädliches Feld aufgebaut und die Brücke zum Kosmos, von wo wir die Lebensenergien und Lebensinformationen erhalten, gestört bzw. zum Teil schon unterbrochen.« (Johann Grander) Wir Menschen, die Pflanzen und Tiere leiden darunter. Unsere Gesundheit ist geschwächt. Tiere werden künstlich hochgezüchtet und Pflanzen mit Kunstdünger versorgt. Verunreinigtes Wasser und chemische Rückstände in unseren Lebensmitteln sind die Folgen. Mit ungesundem Wasser, verpesteter Luft und vergifteten und dena-turierten Nahrungsmitteln schwindet unsere Widerstandskraft.

Wir haben die Lebensnotwendigkeit des reinen und gesunden Wassers besonders in den Jahren des stetigen Wirtschaftswachstums missachtet. Wasserqualität und Krankheit hängen eng zusammen. Wir haben vergessen, welche Heilkräfte von einem gesunden, lebenden Wasser ausgehen können. Wir verlassen uns auf Medikamente, deren Nebenwirkungen neue Krank-heiten hervorrufen. Krankheiten sind oft Folge einer Unordnung im Körper. Der Naturforscher und (Er)Finder Johann Grander schreibt: »Gesundes, lebendes Wasser wäre in vielen Fällen imstande, die Ordnung wiederherzu-stellen – und das ohne Nebenwirkungen. Jede Medizin muss nämlich der Naturordnung entsprechen.« Seine Wasserbelebung ist ein biotechnisches Verfahren, das dem Wasser verloren gegangene Informationen und Energien zurückgeben soll. Es wird über Magnetismus in hochfrequente Schwin-

254

(Ich muss) über das Leben erzählen

gungen von ca. 100.000 Hertz versetzt. Der wichtigste Informationsträger für diese Schwingungen ist nach Grander eben das Wasser: »Der Mensch besteht zu 80 % aus Wasser, Tiere und Pflanzen bis zu 90 % und die Erde selbst bis 80 % aus Wasser. Daraus wird schon ersichtlich, welche Bedeutung dem Wasser zukommt und wie sehr alles Leben auf dieser Erde an das Wasser gebunden ist. In jedem Samen und in jeder Zelle ist die Erbinformation genauso enthalten wie im Wasser selbst. Ein Samenkorn kann jahrzehntelang in der Kornkammer gelagert werden, ohne das etwas passiert. Sobald Wasser dazu kommt, treibt es aus und das Wachstum beginnt.

Erst die Information im Wasser ruft mit seinen Schwingungen das Samenkorn ins Leben! Gesundes, lebendes Wasser regelt unseren gesamten Körperhaushalt. Die gesamte Vegetation und Umweltsituation kann verbessert werden und somit der Heilungsprozess in der Natur selbst wieder in Gang gesetzt werden. Johann Grander hat sein Leben ganz der Umwelt verschrieben und ist mit der Natur verwurzelt. Mit seinem Wissen und seinen erstaunlichen Entdeckungen ist er zum Teil der Zeit voraus, weil er sich nicht mit wissenschaftlichen Zahlen und Formeln abgibt, sondern die gesamte Natur als perfekte Schöpfung betrachtet, die ihm den richtigen Weg zeigt. Er hat mich überzeugt: Ich lasse sein Wasserbelebungsgerät in unsere Hauswasserversorgung einbauen, möchte die positiven Auswirkungen der Wasserbelebung kennenlernen und für mich und meine Familie nutzen. Auch im festen Glauben an die Gesundung.

Ich habe die Ehrfurcht vor dem Wasser und der Natur nicht verloren. Weiß, dass jede Körperzelle, wenn sie einwandfrei funktionieren soll, auf Wasser angewiesen ist, aber unser Wasser die Kraft zur Selbstreinigung verloren hat. Es ist heute durch Chemikalien »geschädigt« und kraftlos. Aus einem Abwasser kann niemals wieder ein Quellwasser entstehen! Durch die Wasserbelebung kann jedem Wasser wieder »Leben« eingeflößt werden, damit es wieder die Kraft bekommt, die es braucht, um sich selbst regenerieren zu können. Dadurch kann der Kreislauf der immer größer werdenden Vergiftungen in der Natur unterbrochen werden – und somit auch der im menschlichen Organismus. Doch den schädlichen Effekt von Chlor, Nitrat, Pestiziden usw. kann sie nicht ausblenden.

Wenn du krank wirst, beginnst du über Gesundheit nachzudenken. Wenn du nicht sterben möchtest, möchtet du wissen, worunter du leidest – du erweiterst dein Bewusstsein. Christus = erweitertes Bewußtsein.

Schulmedizinisch aufgegeben - was nun?

Christ all = allchristliches Bewußtsein
Wasser hat eine christalline Struktur (Kristall). Welche Informationen (= geometrische Struktur) haben Wasser und Salz, unsere Lebensmittel? Ich sitze an meinem Quellfluss, wenige hundert Meter von meinem Haus entfernt und denke darüber nach: vor mir fließt ein Quellwasser, das sich während vieler Jahre energetisch mit den Informationen des Erdreichs sättigen und voll „ausreifen" konnte. Es enthält alle 84 Elemente der Erde in feinster Form, wie sie für die Steuerung der komplizierten Abläufe in meinem Körper dringend benötigt werden. Jene 84 Elemente sind genau im gleichen prozentualen Verhältnis wie in unserem Körper in der Erde und ihren Salzlagern anzutreffen.

Einige Kilometer weiter, an der Quelle des Flusses, schaue ich auf die lebendige Kristallstruktur des Wassers. Es sieht aus wie flüssige Kristalle und jedes dieser Wassermoleküle scheint seine eigene Charakteristik zu haben. Es ist ein lebendiges Wasser! Solange es sein Gerüst, seine geometrische Struktur (noch) besitzt, ist es ein Informationsträger höchsten Grades.

Vitamine, Mineralstoffe, Spurenelemente usw. sind Trägersubstanzen der Lebendigkeit, sie transportieren Energie! Es ist wichtig auf die Zutaten unserer Lebensmittel zu achten, doch wir müssen die biochemischen und biophysikalischen Zusammenhänge beachten!

Die meisten Menschen trinken zu wenig (Wasser!), sie sind dehydriert. Ihre Zellen sterben ab, trocknen aus, verlieren an Flüssigkeit wie der Apfel, den ich im Frühjahr aus dem Keller hole. Wie Gottes Botschaft besagt, ist ständige, unbeabsichtigte Austrocknung die Hauptursache für Schmerzen und Krankheiten einschließlich Krebs. Der gesamte Stoffaustausch jede Informationsübermittlung, jede zelluläre Aktivität geschieht über das Wasser. Im dehydrierten Zustand wird unsere Wasserstraße geschlossen, die Energieerzeugungsmechanismen des Körpers bekommen keine Kraft mehr. Histamin steuert und betreibt unser Neurotransmittersystem, welches bei Wassermangel untergeordnete Systeme in Kraft setzt, um eine Neuverteilung des im Körper vorhandenen Wassers vorzunehmen. Ärzte aber verschreiben Antihistaminika (z. B. Tagament) und der pharmazeutischen Industrie ist durchaus bekannt, dass Histamin für die Regulierung unseres Wasserhaushaltes zuständig ist! Auch der Minealwasser-Industrie gehen wir tagtäglich auf den Leim und folgen der Werbung: Tafelwasser ist nichts anderes

(Ich muss) über das Leben erzählen

als mit Kohlensäure versetztes Leitungswasser. Unser Körper aber will sich von der Kohlensäure befreien! Man macht mit dieser Kohlensäure Keime kaputt, das Wasser haltbarer. Auch ich habe lange Zeit stilles Mineralwasser getrunken; seine Mineralien sind zu grobstofflich, unser Körper kann sie nicht aufnehmen! Jetzt trinke ich gutes Quellwasser, „das Blut der Erde": Wo Wasser eine Geometrie (Gerüst) aufweist, können sich keine Keime halten. Ich gebe meinem Körper aus den Elementen, aus denen er geschaffen wurde, die Möglichkeit, diese wieder in eine bestimmte geometrische Anordnung zu bringen!

Wenn wir wahre Lebensmittel zu uns nehmen, benötigen wir sehr wenig, weil sie lebendige Informationen enthalten. Mit lebendigem Wasser kann ich Leben in meinen Körper hineintransportieren. Wie viele Millionen pilgern alljährlich zu den heilligen Quellen wie Fatima, Lourdes usw., um Heilung zu erfahren!

Was ist das für ein Wasser? Es trägt eine Information. Durch die Bewegung verwirbeln sich die Energien. Das Wasser enthält bestimmte Frequenzmuster (Informationen, Energien, Wellenlängen), die es an uns weiterleitet und in uns eine starke Kraftanhebung erzeugen. Es ist also in erster Linie ein Informationsträger und übermittelt gespeicherte Enrgie.

Krankheit müssen wir als einen Mangel an Energie, an Information verstehen. Durch mangelnde Resonanz werden unsere Zellen und Systeme nicht angeregt, so kommt es zu Blockaden und Unterfunktionen, in unserem Körperwasser zeigt sich die Gravitation. Müde und schwer drückt es uns zu Boden bzw. auf ein Krankenlager.

Aufwärts, liebe Leserinnen und Leser, geht es, wenn wir uns rundum lebendiges Wasser, energiereiche natürliche Nahrung zuführen und uns ausreichend bewegen, um genügend Sauerstoff aufnehmen. Dann befinden wir uns in der Levitation: wir fühlen uns kraftvoll und unternehmenslustig – wie innerlich gehoben.

Auch die Wirkung der homöopathischen Medizin beruht nachweislich aus den physikalischen Schwingungen und Frequenzen, die für uns Menschen sehr zuträglich sind. Das neueste physikalische Weltbild erklärt die Welt als Fülle von Schwingungen, Wellen und Resonanzen, in der die unsichtbaren Energien – von denen wir erst wenige kennen – einen weit überwiegenden Teil der Wirklichkeit ausmachen. Jeder von Ihnen kennt das Sprichwort: »Wenn Wasser über sieben Steine fließt, ist es wieder

Schulmedizinisch aufgegeben - was nun?

gereinigt.« Diese Kraft kann man heute noch vereinzelt an Gebirgsbächen erkennen, wo Wasser und Bachbett klar und sauber sind. So sauber und lebendig wie heute an diesem schönen Märztag an meiner Quelle.

Die Elemente Feuer, Wasser, Luft und Erde, füttern uns mit Leben; wenn du am Ende deiner Kräfte bist, dann besinnst du dich darauf! Sie nehmen dich auf die Hüfte, wenn Vater und Mutter nicht mehr da sind, wenn nichts mehr hilft. Auch keine Apparatemedizin. Sie sind Trostmedizin, die dir den Rücken stärken, damit du über deine Krankheit kommst. Sie schenken dir Ruhe und Entspannung in Fango- und Moorbädern, in ihren Höhlen, nahe ihrer Mineralien,in Salzstollen. Steine schenken Ruhe. Nicht nur auf dem Friedhof. Sie helfen, sich zu konzentrieren und zu heilen. Ihnen werden seit Jahrhunderten magische Kräfte zugesprochen: Schon Hildegard von Bingen beschrieb die medizinische Heilwirkungen der Edelsteine. Und ihr Wissen gelangt heute wieder zu hohem Ansehen.

Steinkenner sagen, dass das Energiefeld des Menschen zu schwach und gestört ist und durch bestimmte Steine wieder aufgeladen werden kann. (Doch ihre Strahlungen sind nicht messbar, »wissenschaftlich nicht anerkannt«.) Ich spüre instinktiv, dass der Citrin auf mich wirkt: Er gibt mir mehr Vitalität, stärkt das Immunsystem und den Stoffwechsel, regeneriert und stärkt die Leber, kräftigt Nieren und Darm. In Verbindung mit dem Bernstein vermag der Natur-Citrin Unterleibsbeschwerden, Magenentzündungen, Geschwüre und Krebs zu heilen. Ich trage beide seit mehr als einem Jahr.

Zwei weitere Steine lade ich in der Sonne auf, damit sie deren Kraft speichern können: Den Heliotrop und den roten Jaspis. Sie sind auf Herz-chakra und Sonnengeflecht aufzulegen; haben eine stark reinigende Wirkung auf das Blut, den Blutkreislauf, die Milz, die Niere und die Leber, bewahren vor Herzschmerz und Herzrhythmusstörungen, heilen chronische Herzschwäche. Auch Atemnot und Ödeme werden gelindert. Ihnen wird die Stabilisierung des Blutkreislaufes und die Befreiung der Lungen und Gefäße von Ablagerungen und Giften nachgesagt. Nachts bewahre ich den roten Jaspis unterm Kissen auf. Er bewahrt vor Alpträumen und hat schützende Energien, macht den Kopf frei für Konzentration, Zufriedenheit, Vitalität und Lebenslust. Der Jaspis gehört zu den Primär-Mineralien, und das sind Heilsteine erster Wahl in Lebenssituationen, wo wir einen Neuanfang vollziehen wollen, der uns mit vielen neuen Eindrücken konfrontiert und jede

(Ich muss) über das Leben erzählen

Menge Lernaufgaben beschert. Tertiär-Mineralien wiederum helfen bei allen Krankheiten, die ihre Wurzeln in der Angst haben, etwas loszulassen, in nicht vollzogene Veränderungen oder in einer Lebensführung, in der wir keinen Sinn mehr sehen. So half mir mein »Falkenauge«, den inneren Umwandlungsprozess anzuregen. Und Quarzkristalle wie der Bergkristall oder Amethyst liegen in meinem Wasserkrug, um das geometrische Gerüst, die Struktur meines Wassers aufzubauen. Sie sind Energiesammler und geben diese an ihre Umgebung ab.

Nun werden Sie denken: Der Glaube versetzt Berge! Doch schon Samuel Hahnemann hat vor mehr als 150 Jahren versucht, die homöopathischen Heilkräfte verschiedener Substanzen und Mineralien zu systematisieren. Und der gescheiterte Chemiker Michael Giegner hat die Steine gerufen, als Antibiotika und Homöopathie bei seiner chronischen Stirnhöhlenvereiterung versagten. Er hat sich einen Smaragd auf die Stirn geklebt und die leidliche Geschichte verschwand. Eine Krise musste her, um eine erfolgreiche, aber falsche Richtung zu stoppen! Giegner wurde Heilpraktiker und half mit Steinen. Er ergründete, welches Wissen und welche Energie welche Steine gespeichert haben und mit sich tragen, um uns Menschen neue Anstöße, neue Schwingungen und Beschwingtheiten abzugeben. Er hat versucht, eine Beziehung zwischen den Kristallstrukturen der Mineralien und dem Lebensstil der Menschen herzustellen. Man könnte meinen, es gibt eine Seelenverwandtschaft zwischen Steinen und Menschen. So hat die Psychologie herausgefunden, dass bestimmte Farben bestimmte seelische Verfassungen und Anlagen spiegelt. Es muss der Stein mit der passenden Farbe direkt auf der Haut getragen werden, damit man den entsprechenden Zustand erlebt.

Was aber auch alle meine Mitpatienten erlebt haben, war eine Kurzwellendurchflutung des Zwischenhirns, welche zu messbaren Veränderungen im Blut führt. Bei der Autohormontherapie (AHT) nach Professor Schliephake kommen elektrische Schwingungen zur Anwendung, die besonderen Gesetzen folgen und fast die Eigenschaften von optischen Wellen annehmen. Die vegetativen Zentren des Zwischenhirns (Hypophyse, Hypothalamus) werden durchflutet, was zur Regelung des gesamten Hormonhaushaltes führt bzw. das schwer gestörte vegetative Regelsystem verbessert. Damit wird schließlich unser Immunsystem positiv beeinflusst.

Und um den Kreislauf der Elemente zu schließen, noch ein Wort zur

Schulmedizinisch aufgegeben - was nun?

Luft und dem Feuer: Über die Sauerstoff-Mehrschritt-Therapie habe ich bereits geschrieben. Sauerstoff einatmen ist mehr als nur Luft holen. Er wird vom Organismus noch stärker aufgenommen, wenn Sie sich zugleich durch Laufen oder Rad fahren angestrengen. Der Körper wird wie ein Feuer in die Lage versetzt, seine schwellenden Verbrennungstätigkeiten, die fast erstickt waren, wieder neu anzufachen. Ich erhielt schon nach wenigen Sauerstofftherapien einen regelrechten Schub an Lebensenergie. Meine Nieren- und Leberwerte stabilisierten sich.

Feuer ist das Zentrum des Lebens; es tröstet, ist gelassen und voller Wärme. Schaust du in eine offene Kaminflamme, verliert die Zeit die Macht über dich. Das Feuer reinigt mit seiner Kraft dein Herz – und du kommst in eine ganz andere Welt. Ich habe von einer Frau gehört, wenn man sich aufgrund seiner Erziehung und seines Lebensumfeldes nicht »Nein« zu sagen traut oder sich Hilfe bei seiner schweren Erkrankung erhofft, man einen Feuerlauf machen kann und sich damit psychisch stabilisiert. Bei dieser geleiteten Feuermeditation geht es darum, sein Energiepotential zu entdecken und seine Angst loszulassen. Wer seine Angst vor glühenden Kohlen besiegt und es schafft, barfuß darüber zu gehen, der schöpft Selbstvertrauen, sagt sie.

Doch das war mir ein wenig zu heiß. Einen Feuerlauf würde ich erst machen, wenn mir gar nichts anderes mehr einfällt! Doch ich kann mir das hohe Energiepotential des alten indischen Liedes »Relive your mind« vorstellen, das von den Teilnehmern gesungen wird und ihnen hilft, den Verstand loszulassen. Die Energie muss genauso spürbar sein wie gestern Abend im Chor der Schlosskirche, als wir Frauen gemeinsam den »Tanz des Friedens« tanzten und zu Gott beteten. Als wir mit gemeinsamer Kraft unsere Bitte vortrugen und jede einzeln ihren Dank beim Anzünden einer Kerze aussprach. Wer Hilfe annimmt, Körper, Geist oder Seele, hilft anderen mit. Während Ärzte noch immer annehmen, ein Tumor besteht aus wild wuchernden Zellen, wissen diese Frauen, dass ihr Tumor ein Gebilde mit einer richtigen »Seele« war. Psychologie und Seelsorge sind wichtig, wenn ein Mensch von seiner Krankheit an den Rand seines Lebens getrieben wird.

Am Ende seiner Kräfte ruft er nur ein Wort: »Mama!« (oder »Vater!«, wenn er evangelisch ist). Ich glaube, es gibt einen Zugang von Seele zu Seele, eine Kraft, wenn viele – in der Heimat und in der Fremde – mit mir

(Ich muss) über das Leben erzählen

und für mich beten. Und auch Wasser und Steine haben eine Seele, und mein Baum. Nicht zu vergessen meine beiden Kinder, die mir Kraft und Leben geben. Wie die jungen Triebe eines Baumes.

Sei Lob und Ehr dem höchsten Gut

Johann Grander sagt: »Tatsächliches Wissen fängt wohl erst dort an, wo vermeintliches aufhört.« Haben Sie AHNUNG, was er damit meint? Vielleicht gibt es zwischen Himmel und Erde doch Dinge, die mit dem menschlichen Verstand nicht fassbar sind. Zürnt Ihr Herz noch immer mit Gott? Dann brauchen Sie sich nicht wundern, wenn sich alle möglichen Wolken ausgerechnet immer über Ihrer Krone zusammenschieben würden! Sie stehen im Dunkeln. Und am dunkelsten ist es in Ihrem Herzen. Sie können den Himmel mit Ihrem Herzen bewegen! Dann fällt Licht in Ihr Leben und Ihr Gleichgewicht wird sich einstellen.

Jede unterschiedliche Baumart braucht das entsprechende Gestein, das für sie die richtigen Energien austauscht. Das ist für Sie Ihr Partner, mit dem Sie Worte, Gefühle und Zärtlichkeiten austauschen. Der Ihnen Liebe schenkt – und Sie ihm. Dann gelingt das Wachsen und Gedeihen. Mit einem ausgewogenen Bodenverhältnis.

> *»Am Wege der Same wird sofort*
> *vom Teufel hingenommen:*
> *In Fels und Steinen kann das Wort*
> *die Wurzel nicht bekommen;*
> *der Same, der in Dornen fällt*
> *von Sorg und Lüsten dieser Welt*
> *verdirbet und ersticket.«*

(Evang.Kirchengesangbuch Nr.196, Vers 3)

Wir brauchen die Verbindung mit der Erde, sie steckt in jedem Kind. Doch mit dem Heranwachsen lernen wir, uns gegen unsere Gefühle abzuschotten. Wir verlieren unsere Wurzeln, werden unsicher; trachten nach materiellen Dingen und Beherrschbarkeit der Natur. Wenn wir uns wieder verwurzeln, werden wir fähig, unseren Organismus, der sich in einem Krisen- und Verfallszustand befindet umzuwandeln.

Wir Menschen sollten uns nicht so sehr von außen beeinflussen lassen, weil es uns daran hindert, eine eigenständige Meinung zu bilden und über die wesentlichen Dinge des Lebens nachzudenken. Jeder von uns sollte für sich wieder mehr Verantwortung übernehmen. Eine Änderung in der Wertvorstellung, besonders aber die Änderung im Umgang mit den Mitmenschen und der Umwelt könnte sehr viel im Leben und in der Welt bewegen. So will ich jedem Menschen raten, mehr über sich selbst nachzudenken und sich zu fragen, woher er kommt, warum er hier ist und wohin er einmal gehen wird. Der Weg in die Demut ist nicht leicht, aber der Mensch erkennt, welche Hilfen ihn begleiten.

Warum bin ich hier?

Das Bewusstsein, dass von Gott nichts zugelassen wird, was nicht seine Bedeutung hat, hat mir geholfen, meine »Probleme« zu meistern. Ich habe den Sinn der Krankheit erkannt. Es ist kein Zufall und auch kein Wunder, dass ich noch da bin. Ich wurde mit einer Aufgabe bedacht, die es zu vollbringen gilt. Der Schöpfer hat mir mein geistiges Gut und mein persönliches Talent mitgegeben. Das muss nicht verkümmern! Der Geist wohnt schon von Geburt an bei mir, sozusagen als Samenkörnchen in meinem Herzen. Und das wird in der Seele geweckt und geht auf. So gibt jetzt der Geist die richtigen Gedanken an die Seele weiter. Der Sinn des Lebens ist also, den Geist immer mehr zu wecken: Wenn der Mensch im Sinne von Liebe und Nächstenliebe handelt, wird er erfahren, wie viel an Hilfestellungen er für sein eigenes Leben selbst verlangt. Ich will mein Licht nach außen tragen. Mich dafür einsetzen, um anderen zu helfen. Durch diese Kraft bekomme ich selbst die Möglichkeit, meine eigenen Talente richtig einzusetzen.

Durch die Krankheit bin ich ganz nah zu Gott gekommen. Mein Wunsch ist nicht groß zu werden, sondern so zu bleiben. Menschen helfen, die Natur beobachten, erkennen, lernen, schreiben – etwas Gutes machen im Leben. Etwas tun, was Menschen hilft, gesund zu bleiben bzw. gesund zu werden. Etwas tun, worüber sie sich freuen, was sie anerkennen und wofür sie

(Ich muss) über das Leben erzählen

dankbar sind. Freude, Anerkennung und Dankbarkeit habe ich in meiner Ehe wohl wenig erfahren, deshalb weiß ich das besonders zu schätzen.

»Zwei Schlüssel öffnen dir jedes Herz,
zwei niedliche kleine blanke;
gib acht, dass du sie nie verlierst,
sie heißen BITTE und DANKE«

steht in meinem Poesie-Album. Der Spruch fiel mir ein, als ich mich fragte: Warum hat dir das Herz so wehgetan? Ich unterhielt mich mit Gott, wenn niemand mit mir reden wollte und erzählte ihm, wie ich mich fühlte. Um den dunklen Stunden und dem Angeschwiegen-sein ein Schnäppchen zu schlagen, begann ich wieder zu lesen: Wissen ist wichtig. Ich musste versuchen, ein besseres Wissen über meinen Körper, meine Seele und meinen Geist zu bekommen und damit Erkenntnisse und Zusammenhänge. Schließlich wollte ich meinem Leiden ein Ende setzen. Ich musste wissen, wie. Heute ist es für mich wunderbar, mit Gott immer wieder in Verbindung sein zu können, und die Fragen, die ich nie beantworten könnte, zu fragen. Dann weiß ich die Antwort und tue es dann. Das nenne ich Führung.

Ich glaube, viele Menschen können selbst nicht mehr denken, sie lassen sich nur noch dirigieren. Der Chef, die Mutter, der Partner, irgendein Politiker oder Beamter, wenn nicht gar der Doktor, denkt für sie.

Das ist nicht in Ordnung. Jeder muss sich selbst fragen: Wo komme ich her, warum bin ich hier und wo gehe ich hin? Und an unsere Kinder sollen wir denken: an die Enkel und Urenkel. Nicht nur an die Hunde, Rennpferde, Flugreisen und Mondlandungen! Die Kinder sollen eines Tages für uns sorgen! Wer will, dass sein Kind eines von vielen tausend Kindern wird, die obdachlos ohne Vater und Mutter, ohne Heim und Hilfe einfach auf der Straße liegen? Oder aus Not auf den Babystrich gehen, am Bahnhof Zoo? Wer verdrängt das ganze Elend mit Drogen? Und was für welchen!

Ich bin nicht zum »Fernseh gucken« hier!

Was interessiert mich der Klatsch über Prominente und Politiker, selbst der teure Spitzensport. In der Zeitung lese ich nur von Mord und Gewalt im

Schulmedizinisch aufgegeben - was nun?

Unheilsreich. Bei dem angsteinflößenden Informationsüberangebot der Massenmedien muss ich ja verunsichert und krank werden! Diese Zwangsneurosen tragen zur Körperübersäuerung bei und können den Gehirnstoffwechsel empfindlich stören. Der Erregungszustand, der durch die ständige Angsteinflößung und Reizüberflutung geschürt wird, wird verdrängt und führt zu extremer Ich-Bezogenheit. Was folgt, ist die Isolation, und aufgrund der unterdrückten psychischen Zustände auch die Triebenthemmung, Assozialität und Grausamkeit. Wenn ich als Kind meiner Katze an den Schwanz zog, dann bekam ich zu hören: »Der Mensch, der Tiere foltert, steht alleine da.« Ganz allein. Das Böse isoliert und setzt die Ein-Personen-Haushalte (36% aller Haushalte in Deutschland) unter Stress und Strom, die Angst an der Türklinke hängend.

Angst, Schuldgefühle, Groll – alles unnatürlich erzeugte Spannungszustände im Menschen, die von unseren gesellschaftlichen Gesetzen und Verboten aufrecht gehalten werden und zu Konflikten führen. Der Mensch wird innerlich unzufrieden, was Kleinkrieg in der Familie und in den zwischenmenschlichen Beziehungen mit sich bringt. Diese Disharmonien zerren Jahre lang an den Zellen, führen zu Organschäden und Autoaggressionserkrankungen. Es kommt zur Fehlsteuerung des Immunsystems, körpereigene Zellen werden angegriffen und zerstört. Hass ist eine Energie, die ständig auf den Körper einwirkt. Wer Groll hegt, schadet nur sich selbst, nicht den anderen.

Der Mensch unterdrückt seine Anlagen und seine Wünsche. Er lebt am Leben vorbei! Die Seele sucht sich aus diesen Fehlspannungen ein Symptom als Ventil: Es manifestiert sich dort als Krankheit, wo eine genetische Disposition vorliegt. Der Brustkrebs der Mutter! Oder dort, wo in der Entsprechung zum Konfliktgeschehen ein Organ geschwächt ist. Siehe seelische Ursachen des Brustkrebses. Es ist kalt in Deutschland: Es mangelt uns an Aufklärung über die körperlichen und seelischen Zusammenhänge unserer Krankheit, an Streicheleinheiten, Freude, Zuwendung und Anerkennung in unserem Leben! Unrecht, Kränkungen, Ärger, Hass, Furcht, Aggressivitäten – allgemeine Lieblosigkeit. Kälte unter Brücken und Bahnhofsdurchgängen.

Auch ich habe gefroren. In der Lebenslage, in die ich geriet, war es nicht möglich, mich auszuleben und zu verwirklichen. Ein Defizit an Lebensqualität war entstanden. Fremdbestimmung in Form von Bevormundung, Per-

(Ich muss) über das Leben erzählen

sönlichkeitsabwertung und Unterdrückung. Ist die Ehe eine Zweckgemein-
schaft und hat die Krankheit dich isoliert, dann suchst du nach Liebe. Es
war kalt, sie hat sich unbemerkt zurückgezogen und in der Erinnerung
gelebt. Jetzt wartet sie auf die Gelegenheit, auf den Kuss, der sie weckt. Die
Liebe lebt tief in meinen Wurzeln. Ob sie (doch noch) jemand wachrüttelt;
heute ist Valentinstag.

Meine Liebe ist einfallsreich und braucht kein großes Geld.
Hauptsache deine ist auch eine Überraschung und kommt
wie ein Schneeglöckchen im Winter.
Ich spüre, mir wird warm – mitten im Februar. Von innen.
Und es stimmt: Niemand wird alleine warm.
Für den anderen will ich leben!

In meinem Ort gehen von 1.000 Einwohnern ganze 15 Personen zur Kirche.
Das Schiff, das sich Gemeinde nennt, gewinnt zunehmend an Fahrt! In
Deutschland gehen 500.000 Kirchenmitglieder von Bord. Damit es nicht
sinkt, wird es umfunktioniert zum „Traumschiff": Wo schlichte Holzbänke
standen, werden PS-starke Bikes bewundert; mit Techno und Rave-Partys
wird für die Jugendlichen geworben; Kunstausstellungen und Megaposter
mit Claudia Schiffer; Untermieter, deren Wäsche im Kirchturm trocknet und
ein freizügiger Akt in direkter Nachbarschaft zum Kruzifix. Doch wenn aus
den heiligen Hallen Supermärkte und Schwimmbäder werden, das Sprungbrett dort steht, wo früher die Kanzel war... ist Zeit, gleich einen Tresen hinzustellen. Dann merkt wenigstens niemand mehr, dass die Betreiber von
Handynetzen den exponierten Ort für Antennen nutzen und wir alle im
Strahlenwald benebelt dem Herrn zu Füßen liegen. Vielleicht hat der eine
oder andere dann einen Lichtblick und erfährt, wer Gott ist!

Gott ist Liebe.
Gott ist in uns.
Ohne Liebe leiden wir,
mit ihr heilen wir.

Schulmedizinisch aufgegeben - was nun?

Wir brauchen eine neue Kirche!

Ich wünsche mir, dass auch in meinen steinernen Nachbarn wieder Leben einkehrt. Die Feld- und Sandsteine, das Porphyrmauerwerk an der alten Rundkapelle und Apsis mit ihrem Weihekreuz erzählen Geschichten. Genau wie ihre eingelassenen Rittersteine und Grabplatten aus dem 16. und 17. Jahrhundert. Oder die Gedenksteine an die Gefallenen der Bürger- und Weltkriege. Zu allen Zeiten war in diesen heiligen Gemäuern Leben, man warf seine Sorgen und seine Nöte auf den Herrn, kam vom Abendmahl gestärkt nach Hause und hatte seinem Nachbarn Angesicht zu Angesicht die Hand gehalten, Leid und Freud miteinander durchgestanden. Ob in den Jahrzehnten nach dem Krieg oder in dem einen seit der Wiedervereinigung des Landes, wer denkt heute an den »alten Mann«, außer am Tag des Denkmals oder an Weihnachten, Ostern und Pfingsten? »Wirf deine Sorgen täglich auf den Herrn und er wird dir helfen!«, stand fein säuberlich gestickt auf einem Tafeltuch meiner Schwiegermutter. Doch es gab Zeiten, wo mich meine Mitmenschen ausgelacht haben, wenn ich in die Kirche gehen wollte. Zeiten, in denen man das »FDJ-Studienjahr« genau auf die Stunde des Konfirmandenunterrichts legte und du dich entscheiden durftest. Ich bin froh, mich in meinem Glauben nicht beirrt haben zu lassen, hat er mir doch jetzt in dieser schweren Zeit den Rücken gestärkt und alle Kraft gegeben, gesund zu werden. Und die wenigen, die mit mir in den alten Steinen saßen, hielten mir die Hand und beteten für mich. Ich war nicht allein.

Wir haben miteinander gesungen, gebetet, gefeiert, gesegnet, Geld zusammengelegt und ermutigt, geheilt und geteilt, Telefonnummern und Kochrezepte ausgetauscht, gekegelt und gereist, und noch lange von dem Gefühl gezehrt, dass es nichts und niemanden gab, der unwichtig war. Mir reicht das Klima, um von den Gehversuchen zwischen Himmel und Erde zu erzählen, als ich nichts mehr hatte, nur noch Hoffnung. Doch die trug.

Wenn wir Liebe erleben wollen und Menschen zusammenführen wollen, muss es knistern zwischen Himmel und Erde wie zwischen zwei Menschen. Wir müssen uns anschauen, in die Augen schauen. Doch wenn einer hinter dem anderen sitzt in den alten »Sonntags-Schulbänken«, wie kann er da in die lebendigen Augen der Menschen vor ihm sehen? Die Augen des Pfarrers müssen lachen, sein Blick muss verstehen und nicht richten. Und die Men-

(Ich muss) über das Leben erzählen

schen müssen sich ihre Geschichten erzählen! Das ist wichtig! Wie beim Rendezvous der Liebenden: Denen ist alles wichtig, nichts gering. Unsere neue Kirche muss eine erotische Kirche sein, in der man nicht nur von Liebe redet! Schmeißt die toten Bänke raus und lasst Menschen rein, damit sie sich anschauen können! Und lieben! Schafft eine heilende Atmosphäre wie in der Hufeland-Klinik, dann müssen weniger Menschen krank werden oder ungeheilt bleiben!

Und wer wirklich nicht in die neue Kirche gehen möchte, den kann ich vielleicht für das Kino begeistern. Ich finde es nämlich traurig, dass man mit seinem Schwerbehindertenausweis auch gleich noch eine Rundfunk- und Fernsehgebührenbefreiung bekommt. Soll man denn in seinem Schneckenhaus viereckige Augen bekommen? Das wahre Leben findet woanders statt, nicht vor der Glotze! Ein Mal war ich im Kino, ganz allein. Der Film, der gezeigt wurde, hieß:

Eintrittskarte

Die Hufeland Klinik als wahre Schwarzwaldklinik

Den möchte ich Ihnen erzählen, weil ihn sonst niemand gesehen hat. Vielleicht möchten Sie sich danach noch ein wenig darüber unterhalten. Jetzt aber hören Sie zu, was eine Kamerafrau, eine Schauspielerin und eine Reporterin erlebt haben!

Schulmedizinisch aufgegeben - was nun?

Teil I: Die Kamerafrau

Als ich an einem Dienstagabend kurz nach 21.00 Uhr von einem Dia-Ton-Vortrag über Norwegen zurück in die Hufeland-Klinik kam, ging ich in den Speisesaal, um mir noch einen Tee zu machen. Da saß die dicke Nachtschwester bei drei gefüllten Pfannkuchen und träumte vom Schlankheitsideal, dass ihr gerade in einem Fernsehfilm vorgegaukelt wurde. »Na«, sagte ich, »wollen wir beide morgen früh wieder Einlauf machen?« Sie richtete ihren Blick vom Teller weg zu mir, begrüßte mich herzlich und freute sich, dass ich so gut aussah. Ich setzte mich ein wenig zu ihr, nicht um einen ihrer köstlich duftenden Pfannkuchen abzubekommen, sondern um mich mit ihr zu unterhalten.

Kurz darauf kam der Hausmeister mit einer Tasse Tee aus der Küche und gesellte sich zu uns. Auch er erkannte mich wieder. Er sah geschafft und müde aus: Die Sekretärin hatte ihn vor Stunden gerufen, weil es Probleme mit der Heizung gab. »Der Hausmeister ist eben der wichtigste Mann im Haus«, sagte ich ihm: »Mein Mann ist auch Hausmeister.« Doch er klagte uns sein Leid: »Ihr seht mich alle freundlich und hilfsbereit, immer bin ich da, wenn Not am Mann ist. Wisst ihr eigentlich, wie es hinter meiner Fassade aussieht?« Mit zitternden Händen hob er seine Tasse und trank. Dann öffnete er mir das Fläschchen mit den Schwedenkräutern, worum ich ihn gebeten hatte. Ich dankte ihm und ließ ihn einfach erzählen. Irgendwie sah er anders aus, als man ihn sonst im Dienst zu sehen bekam. Er klang traurig: »Auch ich habe einmal Zungenkrebs gehabt, die Behandlung während meines Urlaubs durchgeführt. Hab mich nicht einmal krankschreiben lassen.«

Als er von einer Reise, die er dann zu seinem 50. Geburtstag mit seiner Frau unternommen hatte, berichtete, strahlten seine Augen und das ganze Gesicht. Er war mit Leib und Seele noch einmal bei seiner Reise. Dann berichtete er von seinem Chef, von Doktor Wöppels 50. Geburtstag, etwa zwei Jahre später. Er unterteilte die Belegschaft in zwei Hälften: »Mit der einen konnte man feiern, mit der anderen nicht« sagte er. »Mit denen ich feiern kann, und auch gut zusammenarbeiten kann (Scheiße bauen und Pferde klauen kann), das sind für mich Menschen!« – »Ich habe schon viele kommen und gehen sehen, hat mich doch der Doktor Wöppel damals beim Klinikkauf mit dem Inventar des Vorbesitzers übernommen!« Da schmun-

(Ich muss) über das Leben erzählen

zelte die Schwester, die ihn schon sehr lange kannte und auch in seiner Nähe wohnte. Sein Klagelied ging weiter: Er berichtete von immer öfter auftretenden Depressionen, wie die Sekretärin mit ihm umging und dass er ab und an mal alles satt habe, und was er eigentlich in den ihm verbleibenden Jahren gerne tun würde. Welche Träume stecken in so einem alteingefahrenen Fuchs, dachte ich!

Das Gespräch kam auf einen Arzt, der mich im letzten Jahr betreute. »Oh«, sagte der Hausmeister mit Begeisterung: »das war ein feiner Kerl! Als der ging, kam er zu mir und hatte für mich eine Flasche Wein unterm Arm.« – »Für die anderen bin ich doch nur der Hausmeister! Freundlich und hilfsbereit.« Mit diesen Worten schossen ihm die Tränen in die Augen. Die Nachtschwester, die inzwischen ihren Teller weggebracht hatte, nahm ihn bei der Hand und tröstete ihn. Schließlich holte sie ihren Sketsch für die Karnevalssitzung vor und las mit dem Hausmeister in Mundart. Da ließ ich die beiden allein. Die Schauspieler saßen am Tisch, nur mir fehlte die Kamera!

Teil II: Die Schauspielerin

Während meiner ambulanten Fiebertherapie lernte ich eine 38jährige Frau kennen, eine gebürtige Jugoslawin, deren Lebens- und Heilungsgeschichte mich sehr beeindruckte: wie sie in Deutschland seit zwanzig Jahren lebte und arbeitete, wie oft sie 4.000 Kilometer auf sich nahm, um ihrer Familie zu helfen, wie sie gegen alle Statistik und Aussagen ihrer Ärzte mitten im Leben stand! Mit ihr wurde im Herbst 1997 in der Hufeland-Klinik ein Film gedreht; sie war wunderbar in diesem vom ORF aufgezeichneten Bericht über die Klinik und ihr Leben. Hat sie doch in der Uni-Klinik B. zweimal diese Hochdosis Chemotherapie über sich ergehen lassen – nichts hatte es ihr gebracht. Sie musste wieder operiert werden. Der ganze Bauchraum voller Metastasen!

Alle sieben Frauen, die mit ihr in dieser sterilen Welt lagen, starben. Eine nach der anderen. – Als ich das von ihr hörte, war ich froh und dankbar, mich nicht in diese Studie gedrängt haben zu lassen. Von einer inzwischen befreundeten Ärztin bekam die Frau schließlich den »Geheimtipp« mit der Hufeland-Klinik in Bad Mergentheim. Und da konnte ihr geholfen werden:

Schulmedizinisch aufgegeben - was nun?

sie konnte genesen! Warum nun wollte die Sekretärin, dass ich mich mit dieser Frau unterhalte? In erster Linie sicher, weil das ORF wieder vor der Tür stand, und diesmal ich die »Schauspielerin« sein sollte. Ich musste natürlich wissen, was könnten mich die Leute vom Fernsehen fragen, um mich ein wenig darauf einzustellen. Doch dann war alles so natürlich, es machte sogar Spaß, einen ganzen Tag mit dem netten Trio aus Wien zusammenzuarbeiten. Gezeigt wurde im Film leider nur ein Bruchteil, was ich sehr schade fand. Der Regisseur versprach jedoch eine Talkrunde in der Hufeland-Klinik – und ich glaube, bis dahin hat der Doktor Wöppel wieder die Runde geheilter Patienten voll.

Etwas kurios und amüsant fand ich den Fall eines vom metastasierenden Hautkrebs geheilten Patienten, den ich beim Interview am Abend nach dem Fieberstoß im Kurpark kennenlernte: Er wohnte in Bad Mergentheim – und war in Deutschlands Kliniken umhergereicht worden. Letztlich fand er in seinem Wohnort die Klinik mit der Therapie, die ihn heilen konnte. Das war fernsehreif! Um ihn ging es in einem der früheren Filme in der Klinik. Er wurde über Jahre hinweg mit der Kamera »beobachtet«. – Eben ein Mensch zum Vorzeigen. Doch das können hier viele werden, wenn sie sich mit dem Konzept der biologischen Therapie und mit ihrer eigenen Natur – mit ihrem Krebs – verbünden. Wenn auch Sie ein »Fernsehstar« werden möchten, suchen Sie sich einen Menschen, der Ihre Krankheit hatte und geheilt wurde. Fragen Sie ihn, wie er das gemacht hat! Sollten Sie keinen finden, greifen Sie auf Bücher zurück, in denen dies beschrieben wird. Ich wünsche Ihnen eine gute Aufnahme und Verarbeitung.

An jenem Tag schien der Speisesaal mein Therapieraum gewesen zu sein; ich muss noch von einer zweiten Episode berichten: Die Glocke läutete zum Mittagessen, als ich mir oben bei der Schwester meine tägliche Spritze holte. Ein Lied auf den Lippen eilte ich hinunter zum Essen. Wer saß da an meinem Tisch? Ich traute meinen Augen nicht! Die Jugoslawin, die mich damals »anfeuerte«, die mir sagte, was sie getan hat, um mit ihrer besch... Situation fertig zu werden.

Wir fielen uns in die Arme wie ein Herz und eine Seele. Sie wurde gar nicht fertig, mich anzusehen! »Hast du dich verändert«, sagte sie, »so kenne ich dich ja gar nicht. Wie du aussiehst, dieses Strahlen, du musst mir erzählen«. Endlich ließ sie mich los, ich setzte mich ihr gegenüber auf meinen Platz. Zwischen uns saßen vier Tischgenossen, die sichtbar unsere

(Ich muss) über das Leben erzählen

Freude teilten und während ich an meinem Rohkostteller kaute, der Neuen bereits meine Schandtaten berichtete: dass man beim Wandern ein Seil bräuchte, um sich von mir ziehen zu lassen, die Wanderziele und ich voller Überraschungen seien. Petra schaute mich immer ungläubiger an, ihr Blick sagte alles: »Iss ein bisschen schneller, damit du erzählen kannst.« Doch das taten noch immer die anderen und ich kam vor Lachen nicht zum Essen. Ein Glück, dass das niemand gefilmt hat: Augen und Nase standen voller »Lachflüssigkeit«, der ganze Körper war der reinste Lachkrampf. Ich musste später meine Unterwäsche wechseln, so habe ich gelacht.

Ein Lachen ohne Bremse, aber von einem tiefen Grund: Wir lachten beide über unsere Krankheit, nein, ich möchte sagen über unser Wohlergehen – über das, was wir geschafft hatten! Was die Zeit aus uns gemacht hatte, die wir uns nicht gesehen hatten. Sie wurde tagelang nicht fertig, mich zu bestaunen und zu bohren, warum ich mich so »rausgerappelt« hatte. Und wir haben noch fünf Wochen gelacht – das war (meine beste) Therapie! Ich teile mit ihr ein Geheimnis, das mich am Lachen und am Leben hält! Ihre Geschichte werde ich ihnen gleich erzählen, da werden sie denken: Das gibt es doch nicht! Das darf doch nicht wahr sein! Doch erst mein Rat an die Patienten: Lachen Sie, auch wenn Sie nichts zum Lachen haben – wie damals ich. Lachen Sie über sich selbst, wenn niemand mit Ihnen lachen will! Lachen ist Medizin. Lachen bewirkt etwas anderes im Körper als dieses Trauerspiel im Wartezimmer Ihres Onkologen. Wenn Sie sich jedoch nur diesem aussetzen, müssen Sie weinen! Nehmen Sie sich Lektüre mit, die Sie schmunzeln und hoffen lässt, z. B. »Die 100 Schritte zum Glücklichsein« – von Josef Kirschner. Lesen Sie, »Wie Sie aus eigener Kraft ihr Leben verändern«! Und denken Sie ans Lachen – die Welt ist traurig genug. Aber meine Welt nicht mehr!

Teil III: Die Reporterin

Petra, meine Klinikfreundin, hatte die Hochdosis Chemotherapie zweimal hintereinander über sich ergehen lassen. Sie würde diese Therapie nicht einmal ihrem ärgsten Feinde empfehlen! Als sie mir von dieser schlimmen Zeit berichtete, war ich froh, mich dagegen entschieden zu haben: »Ich fühlte mich, als ob ich keine Knochen mehr im Körper hatte. Konnte mich

Schulmedizinisch aufgegeben - was nun?

überhaupt nicht bewegen. Drei Tage nach der ersten Hochdosis bekam ich meine Stammzellen zurück. Für Wochen lag ich isoliert in einem Zimmer, kein Besuch. Der Arzt kam mit Maske und sprach nicht in meiner Gegenwart, nur an der Tür – weit entfernt. Der leiseste Windhauch hätte mich umgehauen. Erst nach mehreren Wochen durfte ich aus dieser sterilen Zelle, um wieder unter Menschen zu sein. Und ich musste miterleben, wie sieben meiner Mitpatientinnen – eine nach der anderen – verstarben.

Dann folgten Neupogen-Spritzen, zwei morgens, zwei abends. Jede brennt und wird drei Minuten lang gespritzt. Ich erhielt Thrombozytenkonzentrat und Blutkonserven. Bei 30.000 Thrombozyten durfte ich nach Hause, fünf Tage später war ich wieder in der Klinik. Wieder Thrombozytenkonzentrat – zwei Tage lang. Den nächsten Tag nach Hause. Das mehrere Male bis Februar 1997. Mit 6.000 Thrombozyten bin ich dann erneut eingeliefert worden, wieder TK.

Dann hat die Ärztin mir gesagt, ich soll Mann und Kinder holen, sie wüsste wie es um mich steht. Sie riet mir, meine (gesunde!) Milz entfernen zu lassen, sonst müsste ich sterben. Und das bei 3.000 Thrombozyten! Anfang März war die Operation. Eine Thrombozytenerhöhung erfolgte jedoch nicht. Dann empfahl mir der Professor eine Knochenmarktransplantation, ebenso eine dritte und vierte Hochdosis Chemotherapie. Dies habe ich abgelehnt, ich wusste, dass ich das nicht geschafft hätte.«

Ich unterbrach sie, musste sie einfach in den Arm nehmen. Frisch und munter saß sie vor mir, sprühend vor jugendlichem Elan. Ganz ruhig hat sie mir alles erzählt. Doch ihre Augen und das Gesicht sprachen eine andere Sprache. Wie viel Kraft muss diese Frau gehabt haben, dies durchzustehen, dachte ich. Ich bewunderte sie. Nun freute ich mich mit ihr über ihre Heilung und wollte natürlich wissen, wie die ganze Geschichte begann und wie sie weiterging. Die dreifache Mutter aus Nordrhein-Westfalen berichtete weiter: »Im April 1996 wurde ein Ovarialkarzinom mit Metastasen in Lunge, Leber, Bauchdecke und Scheide festgestellt. Ich hatte 25 befallene Lymphknoten. Drei Monate gab man mir noch zu leben! Nach der Operation bekam ich zwei starke Chemotherapien; in dieser Zeit sammelte ich acht Millionen Stammzellen. An meinem Geburtstag, im Juli 1996, bekam ich die erste Hochdosis.

Eine inzwischen befreundete Ärztin in der Uni-Klinik steckte mir schließlich eine Adresse zu, wo ich »es noch versuchen könnte«. So kam ich

(Ich muss) über das Leben erzählen

im April 1997 mit 54.000 Thrombozyten nach Bad Mergentheim in die Hufeland-Klinik und ging im Juni mit dreifacher Zahl nach Hause. Diese immunbiologische Therapie wiederholte ich jeweils vier Wochen im Herbst 1997, Januar/Februar 1998, Mai/ Juni 1998 und Januar/ Februar 1999. Heute liegen meine Thrombozyten bei 230.000!

Hier in der Hufeland-Klinik lernte ich eine leitende Mitarbeiterin eines großen Pharmakonzernes kennen. Sie war das fünfte Mal zur biologischen Krebsbehandlung! Die Dame fragte mich, wie viel Geld ich bekommen hätte für die beiden Hochdosen Chemotherapie? Ich sagte: Nichts. Ich habe um mein Leben gekämpft, nicht um Geld zu bekommen! Sie sagte darauf, wie viel Geld die Ärzte bekommen haben, um das an mir auszuprobieren. Sie wusste es aus erster Quelle.« Petra bekam über 100 Neupogen-Spritzen. 6 Stück kosten DM 18.000. Das sind insgesamt über DM 300.000. Die gleiche Summe für die beiden Hochdosen hinzugerechnet, macht DM 600.000. Das entspricht 3 Wochen immunbiologische Behandlung für 100 Patienten! Wem könnte mit diesem für eine Patientin herausgeworfenem Geld alles geholfen werden!!! Wenn man die Kosten für die unnötige Operation und den Tagessatz in der Uni-Klinik hinzurechnet, könnten die 100 Patienten ihre Therapie noch intensivieren und verlängern. Ich glaube, hierin liegt die Krankheit unserer Krankenkassen und der Stolz unserer Schulmediziner. Petras Ärzte haben aufgehorcht! Wenn sie heute in die Uni-Klinik kommt, dann wird der Professor aus dem OP geholt. Alle kommen zusammen und fragen sie aus, was sie macht, was sie einnimmt. Jede Einzelheit wird aufgeschrieben. Doch alle freuen sich, dass es ihr gut geht. Wenn auch mit Verwunderung. Zuletzt verriet sie mir ihr Geheimnis: »Ich habe mich neu verliebt. Das ist meine beste Therapie! Der neue Schwarm gibt mir unheimlich viel Kraft. Ich freue mich auf jedes Wochenende, wenn ich ihn auf seinen Konzerten begleiten kann. Wenn er seinen Musikfreunden erzählt, was für ein wunderbarer Mensch ich bin!« – Das, liebe Leser, kann ich bestätigen! Als Dankeschön für das Interview schenkte ich ihr zum Abschied ein Gedicht:

Schulmedizinisch aufgegeben - was nun?

Gut ein Jahr kennt sie ihn jetzt. Zufällig kam er auf ihren Weg.
Und plötzlich geschah es. Das Höchste, das Tiefste,
das Menschen erfahren können, vollzog sich.
Licht wurden sie füreinander, ein Frühling.
Namen blühten auf, fingen zu singen an.
Gesichter gaben sich zu erkennen.
Mann und Frau, leuchtend wurden sie
Mensch füreinander.
Sie kann es einfach nicht fassen.
Jeden Tag wundert sie sich von neuem.
Über ihn. Über sich selbst.
Über ihre sonnige Welt.
dass Leben Liebe, so viel Liebe sein kann.
So viel Glück.

Mir fällt eine ganze Menge zu diesem Gedicht ein, doch das bleibt mein Geheimnis.

Was bleiben will, muss sich verändern

"Zufälle..." haben in ihrem Zusammentreffen eine Bedeutung. Mein Leben war nicht in Harmonie mit sich selbst. Die Dinge schienen wie verschwört auf das übelste hinauszulaufen. Auf die gleiche Weise scheinen sie sich nun zu vermengen. Ich habe begonnen, mein Leben zu genießen. Ich habe angefangen, mein eigenes Leben zu leben. Risiken auf mich genommen, um zu tun, was ich wirklich tun will. So habe ich festgestellt, dass alles ganz von alleine läuft und ich mich »rein zufällig« zur richtigen Zeit am richtigen Ort befinde.

Heute habe ich das erste Seminar Ernährungsmedizin beendet. Ich weiß, warum ich das mache, was mich dazu bewogen hat und was es mir bringt. Mein Körper ist ein Wunderwerk, er arbeitet nach den Gesetzen der Natur, und es ist spannend Hintergrundinformationen über diese präzisen Funktionen im Organismus zu bekommen. Phantastisch, anhand von Aufnahmen bzw. einzigartigem Filmmaterial in den Körper hineinzusteigen und zu erfahren. Da werden Zusammenhänge zwischen einer bestimmten

(Ich muss) über das Leben erzählen

Ernährungsweise, einem bestimmten seelischen Verhalten und bestimmten Krankheiten erläutert. Interessant! Empfehlungen gegeben, wie diese Krankheiten mit Hilfe einer gesunden, vitalstoffreichen und symbiose-freundlichen Ernährung sowie einem veränderten seelischen Verhalten geheilt werden können. Ich lerne, dass man tun muss, was sich richtig anfühlt, um etwas vom Leben zu haben. Man muss sich der eigenen Intuition öffnen, dem Teil in sich, der weiß. Die Signale des Körpers wahrnehmen und in sich hineinhorchen.

Wenn man weiß, was man wirklich will, kann man das Unbewusste überzeugen, dass es auch zu erreichen ist. Mit der Hoffnung, die sich damit aufbaut, erhält man die Botschaft: LEBE! Intuitive Entscheidungen führen dazu, dass ich mich selbst gut fühle, selbst wenn andere glauben, ich sei verrückt. Doch ich lebe ehrlich, deshalb mache ich mir keine Gedanken mehr, was andere denken. Wissen Sie, was Menschen tun, die überleben? Sie überlassen es den kleinen und großen Reifenpannen, ihr Leben zu lenken. So gab es in meinem Leben keinen Misserfolg, nur eine Verzögerung – und nun eine neue Orientierung. Geist und Seele sind miteinander verbunden, man sieht es nicht. Ich habe dies »durchschaut« und diese beiden nicht von meinem Körper getrennt. Das hat meinem Leben mehr Bedeutung gegeben. Die positive Einstellung nährt sich aus sich selbst: der Körper spiegelt das, was im Kopf vor sich geht! Ich habe die Erfahrung gemacht, dass sich das Unterbewusstsein um alles kümmern kann, wenn ich mich von seiner Macht – oder meiner Intuition – durchdringen lasse.

Als diese Krankenhaus-Ärztin mich damals für unheilbar abstempelte, war es nicht anders, als würde sie mich für tot erklären. Sollte ich sie einmal wiedersehen, dann werde ich ihr sagen, dass Menschen nicht leben oder sterben, sondern dass sie lebendig oder tot sind. Wenn man lebt, kann man immer noch lieben und lachen und am Leben teilnehmen! In Anbetracht der Alternative war ich nicht bereit zu sterben. Ich habe mich um inneren Frieden bemüht, die Liebe hat die Angst vor dem Tod besiegt und somit unglaubliche Heilenergien freigemacht. Der Glaube an meine inneren Heilkräfte hat durch diesen Schlag ins Gesicht unheimliche Stärke angenommen. Mein Hausarzt schrieb damals: »Frau Ehrhardt ist beseelt, gerettet zu werden.« Heute weiß ich, dass man glauben muss, um sehen zu können. Lieben und glauben ... offen sein muss, damit man mit anderen teilen kann und das Nächstliegende wahrnimmt. Die Augen öffnen und darüber hinaus

Schulmedizinisch aufgegeben - was nun?

sehen was existiert bzw. was uns gesagt worden ist, dass es existiert.

Meine Gedanken und mein Geist haben mich geheilt. Das Leben ist wieder lohnenswert. Ich wünschte, dass wir alle unsere Kindern lehren, wie man liebevoll und gesund wird, und dass Ärzte ihren Patienten zum Entschluss helfen, sich zu lieben und ihre Konflikte zu lösen. Dann haben sie eine größere Chance zu überleben, unverwundbar zu werden.

Ein indisches Sprichwort lautet:

»Als du geboren wurdest, hast du geschrien,
und die Welt hat sich daran erfreut.
Führe dein Leben auf eine Weise, dass die Welt,
wenn du stirbst, weint und du dich daran erfreuen kannst.«

(George Ritchie in »Return from Tomorrow«)

Es ist mein freier Wille, der Liebe und dem Leben einen Sinn zu geben. Ich habe an Liebe und Wunder geglaubt, so konnte eine göttliche Hand hilfreich eingreifen. Wählen Sie die Liebe und das Leben! Beschließen Sie von jetzt an liebevoll und fürsorglich zu sein! Liebe und Fürsorge sind stärkere Kräfte als Aggression und Sich-nicht-weiterentwickeln-wollen. Geben Sie Ihren Zorn und Ihre Depression mit vollem Bewusstsein auf, dann beginnt Ihre Heilung!

Ich habe meinen Frieden mit Gott gemacht und gehe den Weg, den er für mich bestimmt hat. Dieser Rückfall musste kommen, er war nötig, um am Unglück etwas Gutes zu sehen. Leben heißt leiden; Überleben, im Leiden einen Sinn sehen (Viktor Frankl). So habe ich die Todesbedrohung als Lehrmeister gesehen, der mich dazu brachte, das Äußerste aus mir herauszuholen. Ich musste leiden, damit ich mich verändern konnte. Ich musste mich mit meinen Problemen auseinandersetzen und lernen, zu vergeben. Lernen, meine Gedanken zu beherrschen, und beschließen, mit einem Lächeln im Herzen glücklich zu sein. So war ich fähig, mir selbst Prioritäten zu setzen und Entscheidungen zu treffen, die sich nach meinen eigenen Bedürfnissen richteten. Als ich all den Zorn, die Frustrationen und die Traurigkeiten, die sich in den vielen Jahren in mir angesammelt hatten, herauslassen konnte, war meine Seele von allem Schutt befreit und das Kind in mir

(Ich muss) über das Leben erzählen

und ich wieder eins. Ich glaube, wir sollten die Fähigkeit des menschlichen Geistes und Körpers, sich zu regenerieren, niemals unterschätzen, auch wenn die Aussichten noch so schlecht erscheinen. Menschen werden gesund, weil sie etwas tun, woran sie glauben – etwas, was ihnen Hoffnung gibt. Für mich waren die Metastasen in der Lunge die »Eintrittskarten« für einen Prozess der Selbstfindung und der geistigen Veränderung. Mein Leben hat einen neuen Sinn bekommen.

Das Schreiben bringt mich mit meinen Gedanken in Berührung. Es ist eine Art (Heil-)Meditation. Mir wird bewusst, wie aktiv meine Gedanken sind, wenn ich ihnen gar keine Aufmerksamkeit schenke. So erlebe ich sie bewusst und lerne von ihnen. Genau so bewusst denken die Menschen, die sich zu dieser Ausbildung in ganzheitlicher Ernährungsmedizin zusammen-gefunden haben. Dieses Umfeld tut mir so gut; es sind Menschen, die mir helfen, meine Hoffnungen und meine Freude am Leben zu bewahren. Menschen, die mir sagen: »Es ist schön, dass ich dir begegnet bin. – Danke. Meine Gedanken begleiten dich.« (Maria aus Lindau am Bodensee)

Schulmedizinisch aufgegeben - was nun?

Wie das Meer, das bleibt
In Ebbe und Flut.
Der Baum im Wechsel der Jahreszeiten.
Die schweigende Brücke – Ein Klang.
Was bleiben will, muss sich ändern.

Das Leben
Einatmen und Ausatmen
Das, woraus ich Kraft schöpfe !?!?
Neue Wurzeln – Neue Wege!
Was bleiben will, muss sich ändern!

Liebe, die ihre Gezeiten hat, wie das Meer
Freundschaft – Glück
Eine Aufgabe – Ein Erfolg.
Was bleiben will, muss sich ändern.

Neue Bilder:
Von der Vergangenheit, von der Zukunft.
Vom Sinn – Von Gott!
Neue, wichtigste Bilder.
Ich will, dass sie bleiben.

Was bleiben will, muss sich ändern!

(unbekannt)

Ich sehe heute mit den Augen der Seele statt mit den Augen des Ichs, bin
zentriert und im Gleichgewicht. Aus der Mitte sehe ich nach außen auf die
ganze Welt, die alles Lebendige in sich birgt. Es ist eine andere Wahrnehmung der Welt als vor meiner Diagnose: Ich glaube nicht mehr alle anderen
Menschen würden mich ständig mustern, prüfen und beurteilen; ich blicke
hinaus und bemühe mich, nicht zu richten und zu rügen. Dieses Sehen mit
den Augen der Seele scheint man mir anzusehen: weise Frauen und Männer
sprechen mich darauf an. Ein schönes Gefühl für eine 39-jährige!

11

Sich auf den Tod vorbereiten

Ich will mich meinem eigenen Tod stellen und beginnen, das Leiden, das er mir bringen kann, zu verringern. Einmal wird er kommen, und dann will ich mich nicht vor ihm fürchten. Ein Todesmoment bringt tiefe und heilsame innere Erscheinungen zum Vorschein. Ich habe ihn durchlebt – wie eine Vorbereitung auf meinen Tod. Ich war hilflos. Durch die Güte und Fürsorge anderer habe ich überleben können. Menschen haben mich von Angst und Schmerz befreit und es mir ermöglicht, weiterzuleben. Mein Glaube hat mich getragen und die Liebe lässt mich leben!

Eine spirituelle Wüste

Die Menschen in unserer modernen Gesellschaft lernen den Tod zu verdrängen und sehen im Sterben Vernichtung und Verlust. Sie haben Angst vor ihm: der Tod wird verdrängt. Sie sind fachlich hoch gebildet, außer in dem, das den Schlüssel für den Sinn des Lebens enthält – und vielleicht auch für das Überleben. Unsere Gesellschaft ist jugend-, sex- und machtbesessen. Alter und Verfall werden verdrängt; Alte, Kranke und Sterbende zur Seite geschoben, in Alters- und Pflegeheime verbannt, wo sie dann einsam und verlassen sterben. Und wie behandeln wir Menschen mit tödlichen Krankheiten wie Krebs? Sterbende Menschen brauchen Liebe und Fürsorge und sie müssen einen wirklichen Sinn ihres Todes und ihres Lebens entdecken! Was kann ihnen sonst Trost geben?

Der Tod ist nun mal eine Tatsache des Lebens, wenn auch eine traurige. Ich habe begonnen, mein Leben zu würdigen. Wie viel Zeit mir bleibt, weiß ich nicht, aber ich möchte nicht plötzlich von der Reue überwältigt werden. Ich will mein Leben nutzen, um mich auf den Tod vorzubereiten.

Schulmedizinisch aufgegeben - was nun?

Dem Leben einen Sinn geben

Was ist der Sinn des Lebens? In den vergangenen Monaten und Jahren habe ich angefangen, in meinem Leben einen Sinn zu finden. Die Diagnose Krebs bot mir eine kraftvolle Gelegenheit zur Befreiung. Sie war wie ein Moment des Herantretens an einen Abgrund. Gott hat mich in die innerste Natur meines Geistes geführt. Er ließ mir Zeit, um den vollen Nutzen aus meinem Leben und meiner Krankheit zu ziehen. Wenn ich einmal sterbe, soll ich kein Bedauern empfinden und mir nichts vorwerfen müssen, mein Leben verschwendet zu haben. Ich habe mich mit dieser Natur des Geistes vertraut gemacht, um diese Krankheit zu verarbeiten und zu bewältigen – und ich werde sie wiedererkennen, wenn der Tod naht.

Arme Sklaven

Wie hohl und fruchtlos kann das Leben sein, wenn wir an Kontinuität und Dauerhaftigkeit glauben! Unser planvolles Leben ist oberflächlich: In der Jugend lassen wir uns ausbilden, dann gehen wir einer Arbeit nach, heiraten und haben Kinder – oder auch nicht. Wir schaffen uns etwas Eigenes, wollen Karriere machen und unsere Träume verwirklichen. Planen unseren Ruhestand. Wichtig ist, wohin wir in den nächsten Ferien und im nächsten Jahr in den Urlaub fahren und wen wir zur nächsten Fete einladen. Es fehlt die Zeit, über den Tod nachzudenken. Wir scharren Besitz und Reichtümer um uns und werden mit aller Bequemlichkeit des Lebens doch arme Sklaven. Unser Ziel ist es, alles sicher und überschaubar zu halten. Erst eine schwere Krankheit oder ein Schicksalsschlag holt uns da raus.

Ich denke an die vielen Sechzig- und Fünfundsechzigjährigen, an die gemachten Vorruheständler, die ihr ganzes Leben gearbeitet haben und nun dem Tod immer näher kommen. Wie viele wissen nichts mit sich anzufangen? Sind sie weg vom Fenster, fallen sie in ein psychisches Loch oder in eine Krankheit. Mancher Arbeitsloser, Süchtiger oder Obdachloser auch. Ein Ergebnis des menschenverachtenden und zerstörerischen Materialismus. Wer spricht mit ihnen über den Tod? »Solches Gerede« kann der Pfarrer machen, wenn sie denn gläubig sind. Vielleicht erzählt der ihnen auch noch, dass der Tod nicht das Ende ist? (!)

Sich auf den Tod vorbereiten

Die wirklich wichtigen Dinge des Lebens

Auch wenn wir wollen, nie finden wir Zeit dafür. Von früh bis abends gibt es zu viel zu tun; mancher muss auch noch die Nacht zum Tage machen. Die Telefonrechnung wird jeden Monat höher und die Sorgenfalten tiefer. All die vielen belanglosen Unternehmungen und vielen Verantwortlichkeiten. Ich kenne Leute, die völlig von ihrer Arbeit aufgefressen werden, die Kandidaten für Herzinfarkte sind, unter Stresskrankheiten leiden und trotzdem die Bremse nicht finden können. Vielleicht weil sie ihre Routine als Ablenkung benutzen und ihr Leben auf die praktischen Aspekte reduzieren: Sie gehen der Frage aus dem Weg, weshalb sie überhaupt am Leben sind! Ich habe einen Verwandten, der hat schon gar keine Kontrolle mehr über seine »Mäuse« und Anlagen, dass er nachts nicht mehr schlafen kann in seiner »Falle«. Doch als ich eine kleine Maus mit süßen Zöpfen war, damals Ende der sechziger Jahren als Ulbricht im Klassenzimmer an der Wand hing und Taschengeld noch ein Fremdwort war, hat er mir nicht ein Mal ein Stück Schokolade mitgebracht! Was lässt der im Gepäck zurück! Ist er nicht auch bloß Reisender, der vorübergehend Herberge in seinem Körper genommen hat? Auch wenn er jedes Hotelzimmer in mühevoller Arbeit umgestaltet hat, um eine brillante Verkaufsstrategie für sein Produkt zu entwickeln. Ob er heute glücklich ist mit seinen dunklen Augenrändern und seiner jung gebliebenen Frau?

Mein Vater hatte damals eine alte Kuh, wohl an die 30 Jahre alt. Sie schlief in der Scheune neben dem Stall. Ich spielte im Stroh und hörte, wie er sagte: »Du musst fressen, schlafen und scheißen – das ist unvermeidlich. Darüber hinaus braucht dich nichts zu kümmern.« Ich war neugierig und fragte ihn: »Papa, was ist Gnadenbrot?« Er antwortete nur: »Sie ist zufrieden, die alte Lilli.« Das ist die Wahrheit, die vor dem Notschlächter versteckt wurde. Und heute machen es uns die Dinge schwer, die von der Wahrheit wegführen, die den Menschen glücklich machen wollen, ihn aber hindern, sich zu freuen. Die moderne Konsumgesellschaft muss unsere Gier aufrechterhalten, damit sie weiter und schneller laufen kann. Kaum jemand entrinnt dieser Abhängigkeit. Wie besessen.

Die alte Kuh lebte mit der Möglichkeit ihres baldigen Todes, jeden Augenblick. Was wäre, wenn Sie heute Nacht sterben müssten? Kommt der morgige Tag oder das nächste Leben? Stellen Sie sich das Tier vor, das im Schlachthaus auf sein Ende wartet! Oder Ihren Tod: Ihre Empfindungen, Ihre Schmerzen, Ihre Panik, Ihre Hilflosigkeit, die Trauer Ihrer Lieben, Ihre Einsicht, was Sie aus Ihrem Leben gemacht haben und was nicht. Ich möchte nicht, dass Sie überrascht werden, bevor Sie Zeit zum Schlafengehen gefunden haben. Warum also sollte ich wieder in den alten Trott zurücktreten? Ich kenne den Wert meines Lebens. Nehmen Sie das Leben und den Tod ernst! Treiben Sie nicht mit Ihrer Alltagsroutine dahin. Es bringt nichts, wenn Sie sich mit unwesentlichen Aktivitäten und Beschäftigungen überfordern. Ausgewogenheit beginnt mit Einfachheit und endet mit geistigem Frieden.

Ich habe mich angesichts meiner Todes-Prophezeihung gefragt: Was hast du wirklich in deinem Leben erreicht? Einen Lebensrückblick gehalten. Alles noch einmal durchlebt, Einzelheiten in meinen Träumen. Gefühle, die meine Handlungen verursachten. Das Wichtigste, so erkannte ich, sind zwischenmenschliche Beziehungen und Liebe – nicht materielle Dinge – , lernen, andere zu lieben und Wissen zu erlangen. Gott fragt dich, was du getan hast, um der menschlichen Gemeinschaft zu nutzen oder warum du nicht das geworden bist, was du werden konntest. So glaube ich, in jeden meiner Gedanken, Atemzüge und Bewegungen integriert zu haben, dass sich mein Leben geändert hat.

Die Begegnung mit dem Tod

Die stärkste Erfahrung, die ein Mensch haben kann, ist die Konfrontation mit dem Tod. Wenn wir Todesangst empfinden, durch sie hindurchgehen und dann am anderen Ende herauskonmmen, sind wir zutiefst verändert. Die Aufgabe eines jeden Krebspatienten ist es, sich der Angst zu stellen, ihr zwischen die Augen zu sehen. Du musst das Gefängnis des kleinen Selbst und alle seine Zwänge verlassen, dann erst wirst du die Schönheit und Macht rund um dich wahrnehmen. Du bekommst das Gefühl gehalten zu werden, geschätzt zu sein, in Sicherheit zu sein. Geborgen wie ein Kind in den Armen seiner Mutter. Überall ist Leben, gegenwärtig Leben.

Die Begegnung mit dem Tod kann wirklich ein Erwachen bringen, eine

Änderung der gesamten Einstellung zum Leben. Je schwerer die Krankheit, liebe Leser, desto größer ist die Chance, sein Leben zu ändern! Mein Leben hat sich stark verändert: Ich habe keine Angst mehr, akzeptiere den Tod, habe Interesse daran, anderen zu helfen und eine tiefere Vision von der Liebe. Materielle Dinge verlieren an Bedeutung; der Glaube und der Sinn des Lebens treten in den Vordergrund. Ich fühle mit den Menschen, die krank sind und dem Tod entgegensehen, und ich bin dem Krebs dankbar für die Erfahrungen, die ich gemacht habe: Ins Reine kommen mit sich selber, Demut, das Wissen um seine innere Stärke. Als ich gezwungen war, meine eingefahrenen Gleise zu verlassen, neue Prioritäten zu setzen und nach vorn zu sehen, habe ich neue Erkenntnisse über mich entdeckt, neue Werte gefunden und nun kann ich mich weiterentwickeln.

Ich habe gelernt meinen Tod anzunehmen, vielleicht wurde ich dadurch sogar geheilt. Schließlich waren mir ja nur noch wenige Lebensmonate einberaumt worden. Mit der Verbindung von Leben und Tod kann eine Möglichkeit zur Heilung erwachsen. War der Krebs eine Warnung, die mich erinnern sollte, dass ich meine geistigen Bedürfnisse vernachlässigt hatte? Ich nehme Rückblick auf die zehn Jahre vor meiner Diagnose. Wer denkt schon über den Tod nach, wenn er glücklich ist, gesund ist und sich wohl fühlt? Mit der Diagnose Krebs erhielt ich sowohl Trauer als auch Freude. Trauer, weil ich anerkannte, wie vergeblich meine alten Wege sind – und mit dem Loslassen der alten Gewohnheiten Freude.

Eine größere Vision begann sich zu entfalten. Eine neue Kraft, Vertrauen und Anregung, weil ich erkannte, dass ich nicht zu meinen Gewohnheiten verdammt bin, dass ich mich von ihnen lösen kann, mich verändern und frei werden kann.

Veränderungen

Ich habe den Tod ganz nahe kennengelernt. Doch jetzt tanzt das Leben wieder um mich herum und mit mir! Jedesmal, wenn ich über die friedlich fließende Tauber gehe oder den Klang der Glocken von Bad Mergentheim höre, höre ich den Klang der Vergänglichkeit. Wie meinen eigenen Herzschlag. Diese Veränderungen, diese kleinen Tode, verbinden uns mit dem

Schulmedizinisch aufgegeben - was nun?

Tod. Wollen wir greifen und festhalten, können wir unsere Probleme nicht loslassen – Schmerz, Leiden, Schwierigkeiten. Wir haben Angst; Angst wirklich zu leben. Krampfhaft halten wir Frustration und Leiden fest, je nach Grad unserer Verstocktheit. Wir müssen mit der Vergänglichkeit arbeiten, das Leben erfordert es! So eine Krankheit ist ein Wandel, wir lernen mit neuem Verständnis zu sehen. Es hat sich etwas in uns geändert.

So wird die ganze Situation, in der Sie, liebe Patientin, jetzt vielleicht stecken, erträglicher und entspannter, weniger bedrängend und leidhaft. Auch ein Rückfall würde Sie nicht mehr so leicht erschrecken. Sie lassen los und behalten dennoch. Wenn Sie die Vergänglichkeit akzeptieren und zugleich das Leben genießen!

Erst wenn die Trennung droht, merkt mancher, wie sehr er seinen Partner wirklich liebt. Je mehr er sich aber an ihn klammert, um so eher zerbricht die Beziehung. Anhaften wird für Liebe gehalten, sein Besitzergreifen trübt. Und wenn die Zeit der Liebe vorüber ist, was bleibt? Nichts als Narben.

Ich habe schon vor Jahren losgelassen, damals mit dem ersten Probeschnitt in meiner Brust oder noch etwas früher. In verzweifelter Gier nach Zärtlichkeiten und Worten. Langsam gewinne ich Freiheit. Langsam dämmert es mir, dass die Mühen nach dem Ungreifbaren vergeblich gewesen sind. So verstockt kann doch gar kein Mensch sein! Für den Schmerz muss Gott ein Einsehen haben und mich gehen lassen: Der Genuss sinnlicher Freuden ist ein Grundrecht des Menschengeschlechts.

Verluste und Täuschungen lehren uns Vergänglichkeit, sie bringen uns der Wahrheit näher. So entdeckte ich meine innere Stärke. Mut, dem Leiden auszuweichen. Ich kann mit meinen Ängsten umgehen und habe aus meinen Schwierigkeiten gelernt. Wenn ich wieder an meinen Baum denke, besitzt er doch keine unabhängige Existenz: ein ganzes Netz von Beziehungen. Der Regen, der Wind, die Erde, die Jahreszeiten, Licht und Wetter – alles hat Teil an ihm. Das ganze Universum trägt dazu bei, ihn zu dem zu machen, was er ist. Er kann nicht von einem dieser Dinge getrennt werden und seine Natur wandelt sich ständig. So ist auch meine Identität aus verschiedensten Einflüssen zusammengestellt. Ich betrachte mich und die mich umgebenden Dinge und finde sie wie ein Traum. So schwinden Kälte, Hoffnungslosigkeit und Verbitterung, warmherzig schleicht sich ein sanftes, starkes Mitgefühl ein. Und ich werde großzügiger den Menschen und Dingen gegenüber –

meine Welt erscheint in einem hellen Licht. Die spitzen Pfeile können mich nicht mehr treffen und ich muss mich auch nicht mehr verteidigen. Ich kann meine Bösewichte als Traum sehen, begegne ihnen mit Güte, liebevoll und mitfühlend, egal was sie mir zufüg(t)en.

Wir müssen loslassen lernen! Die Angst zu unserem besten Freund machen. Der Dichter Rainer Maria Rilke hat gesagt, dass unsere Angst wie ein Drache ist, der unsere größten Schätze bewacht. Die Angst vor dem Tode hat mich in die Einsamkeit getrieben – zu Gott, der in mir Frieden, Freude und Vertrauen weckte, neuen Lebensmut. Die Metastasen verschwanden.

Bewusst-Sein:

Erst die Verwirklichung meines Lebens Plans ...
... macht das Leben lebenswert.

Alle Menschen wissen zu Beginn ihrer Jugendzeit, welches ihre innere Bestimmung ist. In diesem Lebensabschnitt ist alles so einfach, und sie haben keine Angst, alles zu erträumen und sich zu wünschen, was sie im Leben gerne machen würden. Indessen, während die Zeit vergeht, versucht uns eine mysteriöse Kraft davon zu überzeugen, dass es möglich sei, den persönlichen Lebensweg zu verwirklichen. So schrieb Paul Coelho in einem Auszug aus »Der Alchimist«.

Ich habe bereits als Siebenjährige in der Schule gern geschrieben. Meine Aufsätze wurden schon in der Grundschule vor der Klasse vorgelesen und gelobt. Ich malte die farbenfreudigsten Bilder mit meinen Worten. Mit 17 schrieb ich wunderschöne Gedichte, Hochzeits- und Abschlusszeitungen, malte mir meine Rolle als Schauspielerin, Schriftstellerin, Landschaftsgestalterin/Gartenarchitektin, und vielleicht auch als Hausfrau/Mutter aus. Und dann kam alles ganz anders: Ich musste wählen zwischen »sozialistischer« Plan- und Landwirtschaft oder Chemie, schreiben und malen durfte ich nie. Bestenfalls mit »spitzem Bleistift« rote Zahlen in einem Vordruck korrigieren. Der Ernst des Lebens war weit weniger lustig als die Freude über meine Texte und Gedichte!

Schulmedizinisch aufgegeben - was nun?

Doch dann, nach der Wende,
nahm ich den Stift in die Hände:
kramte in alten Registern,
um eine Chronik aufzulistern.
Die Finger liefen über die Tastatur,
sie wollten schreiben nur
Geschichten aus vielen Jahrhundert´–
Manch´ Zeitgenosse hat sich gewundert.

Das hat mich gefesselt,
ich schrieb wie besesselt.
Nichts konnte mich halten,
Im Pfarramt zu walten.
Man hat mich laufend gestört,
den Archivar als nichtig verschwört,
auf meinen Fleiß getreten.
Statt Hilfe blieb mir nur Beten:

Einer freute sich mit mir –
Der ist heute wieder hier!

In sich hineinschauen

Innenschau halten heißt, die Wahrheit nicht außen suchen, sondern in sich,
in der Natur seines Geistes suchen. Das bedarf großer Feinfühligkeit und
großen Mutes, und wird zu einem Wandel in der gesamten Lebenseinstel-
lung führen. Es ist schwierig, weil uns die Gesellschaft keine Vorstellung
vermittelt, was dort zu finden ist und du womöglich für wahnsinnig erklärt
wirst. Auf meiner »Insel« herrschte keine Hektik, ich hatte Zeit, mich selbst
anzuschauen. In der ganzheitlich orientierten Klinik war ich geschützt von
Lärm und aller Geschäftigkeit, konnte mich ganz der Stille hingeben. Das
Kreuz forderte mich überall dazu auf. Es gibt Gefangene, die nicht fliehen
wollen, selbst wenn die Tür ihrer Zelle offensteht.

Welchen Wert hat unser menschliches Leben? Und welchen meine persönliche Freiheit? Wie viel hat es mir an Selbstachtung gemangelt? War ich
unfähig, mich selbst zu lieben? Die Antworten haben mich bis in die Tiefe
meines Herzens erschüttert und bewegt. Mein gesunder Menschenverstand
ließ mich tiefgründig erkennen, was vielleicht einmal verwirrt oder ver-
blendet war. Ich muss in meinem alten Trott derart besessen gewesen sein,
dass ich gar nicht mehr merkte, wie das Leben an mir vorbeiflog. Das Fass
war völlig leergeschöpft und ein Nachschub an Energie kam nicht. Keine
Pause, und die Last zu tragen war schwer. Vor Erschöpfung musste ich
zusammenbrechen!

Sich auf den Tod vorbereiten

Gott sei Dank, dass ich in der Stille erkannte, wer ich wirklich bin. Da hat mir die Meditation sehr geholfen! Meditation bedeutet: den Geist heimbringen, loslassen und entspannen. Sie wird von einem Meister beschrieben als »Geist, schwebend im Raum, nirgendwo«. Sogyal Rinpoche vergleicht »den Geist in der Meditation mit einem Gefäß voll schlammigen Wassers: Je weniger wir das Wasser aufrühren, desto mehr Teilchen sinken auf den Grund und um so offensichtlicher wird die natürliche Klarheit des Wassers«. Er sagt: »Auch die Natur des Geistes ist so beschaffen, dass er in seinem unveränderten und natürlichen Zustand belassen – von selbst zu seiner eigenen, wahren Natur von Glückseligkeit und Klarheit findet«. Meditation ist ein Wissen über das, was sich jenseits von Gedanken und Bildern befindet; ein Atemraum, zu dem man Zuflucht finden kann, um alte Verletzungen heilen zu lassen. Aus welchem man sich zu Gelassenheit, Kraft und Frieden hinbewegt. Eine charakterliche Veränderung, weil sogar tief verwurzelte Reaktionsmuster ausgelöscht wurden.

Und da bin ich hingekommen! Ich kann meine Gedanken und Emotionen mit einer völlig unvoreingenommenen Haltung anschauen. Meine Einstellung hat sich geändert, so verwandelte sich die ganze Atmosphäre meines Geistes – bis hin zu meinen Gedanken und Gefühlen: Ich bin umgänglicher geworden, sie auch. Ich habe keine Schwierigkeiten mit ihnen, sie auch keine mehr mit mir. In der Hufeland-Klinik ging es manchmal in der Gruppe auf Meditations-Reise oder gemeinsam unter Anleitung in die Entspannung. Auch Visualisierungs- und Atemübungen sowie geleitete Imaginationen wurden genutzt, um Körper, Psyche und Geist zu harmonisieren.

Die Aufmerksamkeit wurde in all diesen Therapien auf meinen Körper oder meinen Atem gelenkt, ich hatte mich auf ein bestimmtes Objekt zu konzentrieren – die endlosen Gedankenkaskaden vom Hier und Jetzt verschwanden. Vergleichbar mit den Tagträumen, wo wir von den Bildern abhängen, die uns unsere Vorstellung liefert. Die Sehrinde ist nicht mehr mit der Verarbeitung von Informationen beschäftigt, die ihr von den Augen geliefert werden. So kann sie über die Kontrollmechanismen des autonomen Nervensystems Psyche und Geist miteinander verbinden – und auch spontane Heilungen auslösen! Der Geist hat die Macht, den Körper zu beeinflussen. Achten Sie nur einmal darauf, wie Ihr Körper reagiert, wenn Sie sich sexuellen Phantasien hingeben! Auch hier kommen wirksame Kanäle

Schulmedizinisch aufgegeben - was nun?

zum autonomen Nervensystem ins Spiel. Es handelt sich um das Zusammenspiel von Imagination, starken Emotionen und körperlichen Reaktionen. Ich habe die Bilder von meiner Heilung mit einer ebenso starken Emotionalität verbunden, konnte mein Heilungssystem aktivieren und Zugang zu regenerativen Kapazitäten finden, die in meinen Genen schlummern. Habe die Macht, die Bilder vor unserem geistigen Auge haben, genutzt, immer und immer wieder. Auch allein die eine oder andere Technik praktiziert. So stellte ich mir bildlich vor, auf welche Weise meine Metastasen verschwinden, morgens und abends. Meine weißen Blutkörperchen und ihre Helfer waren vor meinem geistigen Auge immer bei der Arbeit.

Die Gefühle eines Krebskranken sind einer enormen Schwankung von Stimmung und Gemüt ausgesetzt, auch hier sind Atemübung und Meditation hilfreich. Therapeuten müssen ihre Klienten gezielt zum Ausdruck von Leidenschaft ermutigen, intensive Gefühle verleihen Macht, Körperfunktionen zu beeinflussen. Das kann ein Wutausbruch sein – oder ein Sichverlieben!!! Die Depression richtet sich nach innen, gegen den Patienten selbst. Es muss gelingen, Zugang zu dieser Energie zu finden und sie zu mobilisieren. Man muss so tun, als ob – als fühle man sich trotzdem gut. Enthusiastisch sein. Dann wird sich das gute Gefühl von selbst einstellen. Ich habe versucht, fröhlich zu sein, egal wie es mir ging. Und erfahren, dass man mit Glücklichsein einem Menschen das Leben geben kann! Doktor Wöppel hatte zu mir gesagt: »Das Beste, was Ihnen jetzt passieren kann, wäre, wenn Sie sich neu verlieben!« Und er hatte es kaum ausgesprochen ...

Das war meine beste Therapie! Wir müssen bewusst eine Einstellung zum Leben in uns wecken, die von Begeisterung und überschwenglicher Leidenschaft getragen ist. Dann werden wir empfänglich für die kleinen Geheimnisse, die uns umgeben. Die wesentlichsten und wichtigsten Werte im Leben sind Liebe und Wissen, Mitgefühl und Weisheit. So lautet die zentrale Botschaft von Menschen, die diese aus ihrer Begegnung mit dem Tod oder auch mit dem »Lichtwesen« mitbringen. Leben und Tod sind im Geist selbst zu finden. »Jeder Einzelne kann zur Spiegelung des alchimistischen Geheimnisses werden, wenn er das göttliche Licht, das in ihm gefroren ist, wieder zum Strahlen bringt.« (Marino Lazzaroni)

Sich auf den Tod vorbereiten

Geist und Atem

Manchmal spricht man noch vom »Weingeist«, wenn man destillierte alkoholische Getränke zu sich führt. Der alte Begriff enthält wie die heutigen »Spirituosen« einen Hinweis auf spirituelle Natur: Im Brandy konzentriert sich die entscheidende Essenz des Weines, welcher er sein bewusstseinsveränderndes Potential zu verdanken hat. Wir inhalieren flüchtig aufsteigende Dämpfe. Manchmal spüren wir auch ihre Wirkung ...

Der Geist ist Quelle des Lebens sowie der Kraft und Macht. Der Atem die Quelle des Lebens und der Vitalität – die Bewegung des Geistes im Körper. Diese rhythmische Bewegung des Ausdehnens und Zusammenziehens existiert auf jeder Ebene des Daseins, in unserem Körper und außerhalb von ihm. Wir können lernen, über den Rhythmus und die Tiefe des Atems Körperfunktionen zu regulieren und stärken so das Heilungssystem. Es gibt verschiedene Übungen zum bewussten Atmen, mit denen man lernt, Energie intensiv zu fühlen und fließen zu lassen. Zum Beispiel, um Schmerzen zu lindern (Zilgrei). Die Aufmerksamkeit wird zum spirituellen Pol unseres Lebens gelenkt. Auf entspanntes Atmen lässt sich auch immer zurückgreifen, wenn man nervös ist oder emotional aus dem Gleichgewicht geraten ist. Es hilft bei Angst, Schlaflosigkeit u. a. – ist ein spirituelles Stärkungsmittel für das Nervensystem. Durch sanfte Körperübungen, verbunden mit entsprechender Atmung (Yoga), kann man leicht wieder zurück in seine Mitte finden, ruhig werden und Gleichgewicht herstellen. Heilen helfen.

Kommunikation mit Schwerkranken, Sterbenden und Hinterbliebenen

Wenn ich sterbe, möchte ich meine Gedanken, meine Ängste, meine Panik und Trauer nicht für mich behalten müssen; ich möchte diese Gefühle jemandem mitteilen können. Vielleicht möchte ich noch etwas zur Sprache bringen, was mir am Herzen liegt, damit ich einen guten Tod sterben kann. Ich möchte, dass mir jemand zuhört, mich nicht unterbricht oder widerspricht. Ich möchte ein bisschen Wärme und liebevolles Mitgefühl, jemand der meine Hand hält. Der mich begleitet – wie jetzt durch diese Zeit der bio-

Schulmedizinisch aufgegeben - was nun?

logischen Therapie. Er hat einen gesunden Menschenverstand und einen aufhellenden Sinn für Humor. Das legt die Spannung und den Ernst der Lage. Er wirft mir nichts vor und projiziert nichts auf mich: gibt mir keine Schuld und richtet keinen Zorn auf mich.

In meiner letzten Stunde brauche ich keine Predigt, nur etwas Hilfe, um mit mir in Kontakt zu kommen. Ich will so sterben, wie ich auch leben werde – als ich selbst. Derjenige, der meine Hand hält, soll mich so akzeptieren, wie ich bin. Ich muss Liebe spüren, bedingungslose Liebe. Spüren, dass er wirklich bei mir ist. Sein Herz soll sich mir noch einmal öffnen: Die Sterbende wünscht, bedingungslos geliebt und angenommen zu werden.

In meiner Gemeindearbeit habe ich oft gesehen, dass sich gerade sehr kranke Menschen nach Berührung sehnen. Sie wollen menschlich behandelt werden, nicht als Krankheitsfall! Meiner Schwiegermutter habe ich einfach nur die Hand gehalten, ihr in die Augen geschaut. Ein anderes Mal sie einfach in den Arm genommen und ruhig mit ihr gemeinsam geatmet. Ihr damit Trost gegeben. Ich bedaure sehr, dass ihr Sohn und ihre drei Töchter in der Stunde des Abschieds nicht bei ihr waren. Schließlich hat sie ihre gesamte Welt verloren. Wie viele Emotionen wird sie unterdrückt haben in diesem sterilen Krankenhausbett! Sie war eine gute Frau; warum standen ihr ihre Kinder nicht bei? Ihre letzten Worte zu mir waren: »Ich will dir nicht länger zur Last fallen, jetzt, wo du selber schwer krank bist und mit dir zu tun hast.« Sie wünschte mir alles Gute und verabschiedete sich. Ich musste dann wieder ins Krankenhaus zur Chemotherapie. Dort wunderten sich die Schwestern, warum ich überhaupt "Schwarz" trug. Meine Schwägerinnen aber kamen am Tag nach der Beerdigung, um die Schränke auszuräumen... Menschen wissen oft intuitiv, dass sie sterben werden. Sie erwarten, dass ihnen der Arzt oder die Angehörigen dies bestätigen. Wenn wir ihnen nicht die Wahrheit sagen, wie können sie sich dann auf den Tod vorbereiten? Sie wollen doch die Beziehungen in ihrem Leben zu einem richtigen Abschluss bringen und ihre innere Kraft erschließen.

Ich habe mich mit meiner eigenen Angst vor dem Tod auseinander gesetzt, meinem eigenen Sterben ins Gesicht gesehen. Mein Mann konnte mir nicht helfen, weil er sich nicht eingestanden hatte wie sehr seine Angst vor dem Tod ihn selbst aufwühlte und mit seinen eigenen unangenehmen Ängsten konfrontierte. Er war nicht bereit, sich seiner Panik und der Angst in ihm selbst zu stellen, sie zu akzeptieren. Bereits damals, während der

Sich auf den Tod vorbereiten

nächtlichen Fahrt zur Uni-Klinik hatte ich Angst. Angst, die immer mehr Macht gewinnen wollte. Angst, dass ich meine Kinder und Eltern nicht wiedersehen würde und von ihnen Abschied nehmen konnte. Todesangst. Mein Mann schwieg, die ganzen dreiunddreißig Kilometer, die ich mit gefalteten Händen auf dem Rücksitz des Autos lag. Gott war bei mir. Er war einfühlsam, mir helfen zu können, meine Ängste offenzulegen, sich mit ihnen auseinander zu setzen und – später – auch zu lösen. Ich hatte keine Furcht mehr und wäre in jener Nacht friedlich in meinem Bett eingeschlafen. Jedoch ohne dass mir jemand die Hand hielt.

Doch ich schlief nicht ein. Da waren ja noch so viele unerledigte Geschichten. Wie konnte ich mich jetzt davonschleichen?

Die Kommunikation zu meinem Mann war blockiert. Ich kam einfach nicht an ihn heran! Er war abwehrend, argumentierte aus einer rechthaberischen Verteidigungshaltung heraus und war blind für meinen Standpunkt. Das führte bis heute zu keiner Lösung. Wo sollten meine negativen Gedanken und Gefühle zum Vorschein kommen? Erst viel später konnte ich versuchen, sie zu verstehen, mit ihnen zu arbeiten, sie zu lösen und schließlich loszulassen. Erst in der Hufeland-Klinik, wo ich mich verstanden wusste. Hier lernte ich Therapiemöglichkeiten kennen, die mir halfen, Unerledigtes zum Abschluss zu bringen – zu Vergebung zu finden: zum Beispiel die Arbeit am Tonfeld und das Visualisieren. Ich stellte mir vor, dieser Mensch wäre viel aufgeschlossener für das, was ich ihm zu sagen habe, bereitwillig, sich aufrichtig mitzuteilen und das Problem zwischen uns zu lösen. Ich stellte mir ihn in diesem Zustand neuer Offenheit lebendig und bildhaft vor. Das half mir, mich ihm gegenüber offener zu fühlen. Ich suchte in meinem Herzen nach dem, was ich ihm zu sagen hatte. Sagte ihm, was das eigentliche Problem ist, teilte ihm alle meine Gefühle, meine Schwierigkeiten und Verletzungen, mein Bedauern aufrichtig mit. Im Geiste ließ ich ihn darlegen, was er mir entgegnen würde, wenn er ehrlich wäre. Verletzte Gefühle und Reue, alles habe ich zum Ausdruck gebracht. Nichts blieb unausgesprochen. Ich konnte die Vergangenheit von ganzem Herzen loslassen. Dieser Dialog hat in mir Einsicht und Heilung bewirkt, ich wurde fähig, ihm zu vergeben. Ich stellte mir vor, wie er sich umdreht und geht. Ein paar schöne Erinnerungen behielt ich im Herzen.

Auch schriftlich habe ich einen Dialog gewagt. Er blieb jedoch einseitig. Doch es war, als hätte ich tatsächlich mit ihm gesprochen und wirklich alles

Schulmedizinisch aufgegeben - was nun?

mit ihm geklärt. Ich konnte loslassen. Die Spannung in der Beziehung hat sich aufgelöst, vielleicht werden wir sogar gute Freunde – aber Liebe? Auch mit dem Schreiben dieses Buches, ja auch mit einer jeden Entspannung kann ich vieles loslassen. Ich werde immer gelassener, der Friede kehrt ein. Doch wenn ich einmal sterbe, dann soll jemand an meinem Bett stehen und in aufrichtiger Zärtlichkeit sagen:

>*Ich bin bei dir, und ich liebe dich.*
Du liegst im Sterben, aber das ist etwas ganz Natürliches;
Es geschieht jedem.
Ich wünschte, du könntest noch länger bei mir bleiben,
Aber ich möchte nicht, dass du noch weiter leidest.
Die Zeit, die wir miteinander verbracht haben, war schön und intensiv,
Und ich werde sie immer zu schätzen wissen.
Bitte halte jetzt nicht länger am Leben fest. Lass los!
Ich gebe dir von ganzem Herzen mein Einverständnis zu sterben.
Du bist nicht allein, weder jetzt, noch in Zukunft. Du hast meine
ganze Liebe.«
(Sogyal Rinpoche in »Das Tibetische Buch vom Leben und Sterben«)

Das wünsche ich mir!!! Kein steriles Krankenhauszimmer oder Apparateanschluss auf einer Intensivstation! Eine Bekannte von mir, Leiterin einer Volkstanzgruppe im Westerwald, lag nach Gehirnbluten ganze acht Monate im Koma. Ich habe ihren Mann ermuntert, Zeit bei seiner Frau zu verbringen und ihr alles zu sagen, was ihm auf dem Herzen liegt. Sie »sagte« ihm, wie sehr sie ihn vermissen würde und wie sehr sie ihn liebte – durch Fingersprache! Kurt und ich trösteten uns damals gegenseitig am Telefon. Seine Frau hat es geschafft! Ich auch. Wir tanzen heute beide wieder. Christine ließ nicht von ihrem festen Glauben ab, ich bin stolz auf sie und freu´mich mit ihr und ihrem Mann.

Es ist wichtig, zu erkennen, der ganzen Familie helfen zu müssen, sich ihrer Trauer und der Unsicherheit bezüglich ihrer Zukunft zu stellen. Manche Menschen weigern sich, den geliebten Menschen gehen zu lassen. Sie denken, es wäre ein Zeichen, dass sie ihn nicht genug lieben würden. Wir müssen lernen, mit der Trauer umzugehen und Abschied zu nehmen.

Gerade bei Kindern ist das ein Problem, die werden so oft von der Trauergesellschaft ausgeschlossen. Ich habe in meinem Amt der Friedhofsverwalterin erlebt, wie hilflos Angehörige sind und wie lange es dauern kann, loszulassen. Dabei ist es gar nicht so schwer, ein Kind zu ermuntern, für den Sterbenden zu beten und ihm so das Gefühl zu geben, für den geliebten Menschen etwas getan zu haben.

Und noch eins: Menschen sollten zu Hause sterben! Dort fühlen sie sich am wohlsten! In vertrauter Umgebung, in Ruhe und Harmonie einschlafen. Auf einer Intensivstation ist wohl kaum ein friedlicher Tod zu erreichen. Man kann den Sterbenden zumindest in ein Einzelzimmer verlegen, ohne Anschluss von Überwachungsgeräten. Er soll Stille und Frieden haben, wenn er seine Reise antritt. Bis zum letzten Augenblick muss bewusste, wache und liebende Fürsorge weitergehen – und nicht den Menschen allein ins Sterbezimmer abschieben oder angesichts fehlenden Bewusstseins künstlich am Leben erhalten, um sagen zu können: Wir haben alles versucht ...

Nun ist der alte Mensch doch verstorben. Das, liebe Leser, sind die Kosten, die unsere Kranken- und Pflegekassen in den Ruin stürzen, und nichts mit Sterbehilfe und würdevollem Abschied zu tun haben. Ich hoffe, dass der Umgang mit Menschen, vor allem auch mit Schwerkranken und Sterbenden, neben der Gesundheitslehre bald als eines der wichtigsten Unterrichtsfächer Einführung finden wird, sowohl in der medizinischen Berufsausbildung wie auch in der Schulausbildung. Nicht nur in der »Schule des Lebens«!

Mitgefühl und Liebe

Oft handeln wir mitleidslos, was uns und andere frustriert und verzweifeln lässt. Wir sehnen uns alle nach Glück, doch dieses negative Handeln und diese negativen Gefühle führen uns von unserem Glück weg. Sie sind Ursache für unser negatives Karma, werden vom Greifen nach einem Ich und von der Sehnsucht erzeugt. Diese Ich-Bezogenheit blockiert die wahre Liebe und das wahre Mitgefühl in uns. Mitgefühl ist nicht nur Sympathie, Fürsorge und Herzenswärme gegenüber unseren Nächsten, sondern auch eine Entschlossenheit, alles zu tun, um sein eigenes Leiden zu lindern. Wir müssen den bösen Geist in uns selbst vernichten, um unser Leiden beseitigen zu können. Dann kommt unsere wahre Natur zum Vorschein. Und das schaffen wir, wenn wir uns dem Wohl anderer widmen, uns ihrer annehmen, anstatt uns nur um uns selbst zu kümmern. Wenn wir am Ich festhalten, erzeugen wir Selbstsucht. Und diese Selbstsucht führt dazu, dass wir uns gegen Schmerzen und Leiden abneigen, sie meiden wollen. Nervöse Ängstlichkeit, Hoffnung und Furcht breiten sich aus.

Ich habe versucht, mir voller Mitgefühl vorzustellen, zusätzlich zu meiner eigenen Krankheit auch die Krankheit von Mitpatienten auf mich zu nehmen oder die Kinderlosigkeit meiner Schwägerin. Damit habe ich mein eigenes Karma reinigen können, das ja Ursache für mein Leiden war. Das Annehmen der Leiden anderer hat oft eine verblüffende Wirkung: Es dient der Heilung. Mitgefühl öffnet das Herz und man kann sich selbst bedingungslos Liebe geben. Die Verblendung ist hinweggefegt, du kannst den anderen jetzt wahrhaftig vor dir sehen. »Ich bin die Götterbotin der Liebe, und meine Aufgabe ist es, Liebe in die Welt zu senden« – das habe ich mir immer wieder kommuniziert, visualisiert. Zuerst muss ich mich selbst lieben.

Angst vor dem Tod?

Da ich mich mit dem Tod auseinander gesetzt habe, sind die Angst und die Unsicherheit, die mich heimsuchten, weniger geworden. Ich brauche mir auch nicht die Augen zuhalten wie ein Kind beim Versteckspielen in dem Glauben, man sieht es nicht. Warum also haben wir Angst vor dem Tod? Wir wollen leben und am Leben bleiben, weil wir den Tod als grausames Ende sehen. Etwas Unbekanntes. Wissen wir, wer wir wirklich sind? Wenn uns alles genommen wird? Sind wir uns dann fremd und wollen uns nicht begegnen? Warum wollen wir nicht in der Stille allein sein, müssen unsere Zeit mit Lärm und Aktivität füllen? Wenn wir sterben, bleibt alles zurück, die Hände liegen offen und die Finger sind ausgestreckt. Wir sind nur noch wir selbst. Unser Körper bleibt hier, die Seele verlässt uns. Wollen wir uns dann, im Augenblick des Todes, auf unseren Geist verlassen?

Ich möchte
gewiss sein, dass während meines Sterbens mit liebevoller Einsicht für mich gesorgt wird! Möchte betende Hände um mich haben und nicht weggeworfen werden. Möchte nicht allein gelassen werden und ohne Unterstützung bleiben. Das wäre furchtbar und würde mir wehtun!

Ich möchte,
dass jemand da ist, der meine Hand nimmt, mich reden lässt und mir mitfühlend und aufmerksam zuhört. Das würde mir helfen!

Ich möchte
wahrgenommen werden als ein Mensch, der liebenswert ist und dem man leicht vergeben kann. Ich möchte Frieden und Befreiung finden.

Hoffnung und Vergebung

Von meiner Mutter weiß ich, dass Sterbende stets betonen, was sie im Leben erreicht und richtig gemacht haben. Sie hat einigen geholfen, sich in der Erinnerung daran glücklich zu fühlen. Sie hörte ihnen zu und hat sie ermutigt, Empfindungen frei auszudrücken. Wenn sie mit der Kraft ihrer Erfahrungen spricht, vermag sie Schmerz und Leid zu nehmen. Wie macht sie das nur? Sie versucht so geschickt wie möglich, mich zu inspirieren und mir Hoffnung zu geben, dass ich nicht in Bedauern und Selbstanklage versinke, sondern einen friedlichen Zustand erreiche.

Dieses Gefühl, Vergebung gefunden zu haben und sie zu verdienen, lässt mich nicht leiden. – Eine Mutter vergibt immer. – Meine Mutter hat Sterbenden unendlich geholfen, weil sie ihnen das Sterben als eine Zeit der Versöhnung und des Mit-sich-ins-Reine-kommens nahe brachte. Oft hat sie uns von ihren Erlebnissen mit Sterbenden berichtet, schon als Kind. Wie natürlich das Ganze vor sich ging, wie lebendig! Manchmal sagte sie sogar, es war schön, »dabeigewesen« zu sein oder dass es ihr gefallen hat, wenn der Davongehende träumte oder phantasierte. Wenn er sprach von der Schönheit, der Liebe, dem Frieden und der glückseligen Weisheit dessen, was er im Augenblick erlebt. Meine Großmutter forderte sie in der Stunde des

Schulmedizinisch aufgegeben - was nun?

Abschieds auf: »Siehst du denn nicht die schönen Blumen dort oben, ein ganzes Meer von Blumen! ...«

Mutter sagt immer: »Der Tod ist etwas Schönes, davor musst du keine Angst haben. Ganz friedlich gehst du hinüber, Gott ist bei dir und deine Lieben auch.« Und ich vertraue ihr. So wie ich immer auf ihre Worte vertraut habe, wenn sie mir Hoffnung auf Heilung machte. Sie sprach aus Erfahrung. Und sie hat einen guten Mann.

DANK

»Gottes Hände halten mich
gleich dem Sternlein in der Bahn;
keines fällt je aus Gottes Plan.

Wo ich bin, hält Gott die Wacht,
führt und schirmt mich Tag und Nacht;
über Bitten und Verstehn
muss sein Wille mir geschehn.

Täglich gibt er mir das Brot,
täglich hilft er in der Not,
täglich schenkt er seine Huld
und vergisst mir meine Schuld.

Lieber Gott, du bist so groß ...«,
ich leg Dank in deinen Schoß:
Du schicktest mich nach Mergentheim,
Ich kehrt ins Leben (wieder) heim.

Ich danke allen,
die mich auf meinem schweren Weg
der Heilung begleiteten,
die mir Hoffnung und Zuversicht gaben –
und ein wenig Liebe.

Heidrun Ehrhardt

12

Aschermittwoch, Karfreitag und ein neues Leben

Aschermittwoch vor zehn Jahren habe ich mein Kind verloren. Was ging da alles von mir? Mein Fleisch, mein Blut, ein Teil meiner Seele. Heute ist wieder Aschermittwoch, und ich habe soeben das Kapitel über den Tod zu Ende geschrieben.

Ich muss noch einiges ergänzen in meinem Buch bis zum Frühjahr, und dann werde ich auferstehen – leben! Ich freu´mich auf Ostersonntag! Und Pfingsten feiere ich Geburtstag!

Und nun singe ich: »Am Aschermittwoch ist alles vorbei ...« – Der Krieg ist beendet. Es donnert. Draußen ist heftiger Schneesturm. In aller Ruhe sitze ich im Speisesaal der Hufeland-Klinik beim Frühstück. Habe gerade meinem Nachbarn sein Buch zurückgegeben, das Buch vom Leben und vom Sterben. Jetzt weiß ich, was zu tun ist!

Aus dem Lautsprecher vernehme ich leise Musik: einen Walzer von Johann Strauß.

Ich könnt´ jetzt einen Walzer tanzen, eine ganze Nacht,
in einem Reifkleid und in einem Spiegelsaal
mit ganz vielen Kerzen.
Einen lieben Menschen im Arm,
voll Wonne und Glück –
und dann hinaus in den Garten,
in die laue Sommernacht ...
Nur der Mond wüßt´, was ich mache.

Das Leben kann beginnen!

Schulmedizinisch aufgegeben - was nun?

M a h n u n g :

Deine Krankheit war keine
»leichtfertige Romanze mit dem Tod«.

(Rinpoche)

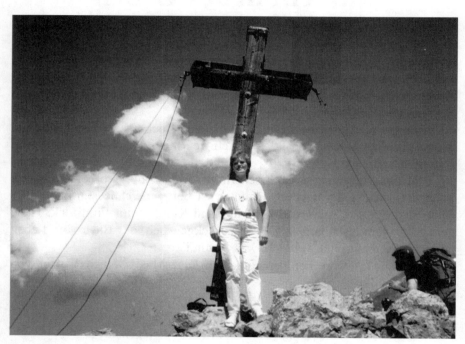

Über das Leben nach dem Tod mache ich mir morgen Gedanken, heute habe ich noch ein Problem:...

Wie sage ich es meinem Mann, wenn er nicht hören will, was ich zu sagen habe? Er soll selber lesen! Und wenn nicht?

Aschermittwoch, Karfreitag und ein neues Leben

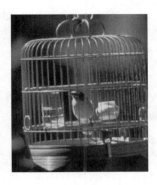

Sich auf die Sonnenseite des Lebens retten

Freiheit!
Freiheit! Liebe und Anerkennung.
Freiheit! Liebe, Anerkennung,
Glücklichsein – LEBEN

Der Vogel wird sich sein Nest bauen, wo er sich wohlfühlt und seine Jungen mit Liebe aufziehen kann.
Beim Brainlight werde ich heute meine alten Kleider auf den Altar legen. Dann kann die Flamme kommen und sie verbrennen. Ich steige jetzt in meine Trachtenjeans! In das neue Reifkleid – wie Aschenputtel!

Koste es, was es wolle: deine Freiheit
nicht aufgeben. Deine Bewegungsfreiheit,
deine Gedankenfreiheit, die Freiheit deiner
Träume, die Freiheit deiner Hoffnungen.

Dich immer wieder lösen von dem, was
dich gefangen hält. Vorstellungen, Erwartungen,
Selbstverständlichkeiten.
Deine Flügel ausbreiten, das Weite suchen.

Immer vitaler wirst du sein,
immer wehrhafter, immer menschlicher.
Ein Mensch, der sich nicht leben lässt;
ein Mensch, der selbst lebt.

Hans Bouma

Schulmedizinisch aufgegeben - was nun?

13

Ich habe die Krankheit verstanden, mein Leben jetzt zu ändern, denn »die Aufgabe, die wir hier im Leben haben ist wichtiger«.

(Ring, Life at Death)

Ich habe mir
einen Traum erfüllt

Endlich habe ich mich durchgesetzt: Ein Laptop steht vor mir auf dem Tisch! Es ist Sommeranfang, ich sitze auf meiner Terrasse inmitten aller Blumenpracht. Die Morgensonne lacht mir zärtlich ins Gesicht, lieblicher Blütenduft steigt in meine Nase und die himmlische Ruhe hier am Rande des Naturschutzgebietes wird nur durch ein Vogelkonzert »gestört«. Welch ein Genuss!

Das klingt wie Urlaub, aber ich möchte hier arbeiten. Nicht in einem stickigen Büro bei künstlichem Licht sitzen und dem Geränkel der Angestellten ausgesetzt sein. Nicht das tun müssen, was der Vorgesetzte von mir verlangt. Sondern mein eigener Chef sein, mich voll entfalten können. Ganz nach meinem Gefühl gehen können, was ich heute tun möchte bzw. tun muss. Etwas aus dem Herzen in meine Arbeit hineinlegen.

Das ist ein Gefühl! - Und ich könnte mir auch vorstellen, hier eines Tages meine Klienten in Sachen Ernährung gut zu beraten. Ihnen mit praxisbewährter und naturgesunder Ernährungsmedizin bei der Bewältigung ihrer Probleme zu helfen, Gesundheits- und Lebensberatung durchzuführen, Tips zum Anbau und der Verarbeitung von biologisch gezogenem Gemüse geben, zur Herstellung von Weizengrassaft und anderen chlorophyllhaltigen Kräutergetränken, ... – Kurz: Nahrungsmittel Heilmittel werden lassen!
Doch jetzt darf ich Schreiben, das tun, was schon als Kind mein Traum war. Der liebe Gott hat mich dahin geführt, hat mich all das erleben lassen, worüber ich schreiben möchte.

Ich habe mir einen Traum erfüllt:
Den Traum, zu leben - So, wie ich es möchte!

Ich habe mir einen Traum erfüllt

Er hat mich in Österreich wieder einen hohen Gipfel erklimmen lassen, dass selbst eingefleischte Bergwanderer über meine Kondition gestaunt haben. Es war der Drang, ganz nach oben zu steigen, diese Natur, diesen Tag zu genießen. Auf dem Plateau angekommen, in greifbarer Nähe den Groß Glockner, da spürte ich ein Gefühl von Weite und Freiheit – und ich war Gott so nahe und dankbar. »Berghöhen sind ganz besondere Orte«, sagte einer der beiden einheimischen Wanderer: »Sie verleihen demjenigen, der sie erklimmt, besondere Energien.«

Ich vergaß meinen ersten Seminartag an diesem sonnenverwöhnten 3.Mai, da draußen zu sein, war mir viel wichtiger! Ganz bei sich zu sein. Den beiden netten Österreichern, die mich im letzten Drittel des Aufstieges begleiteten und mich einige Male aus dem Schnee zogen, erzählte ich meine Geschichte. Sie freuten sich mit mir und meinten: »Ihr Onkologe würde heute neidisch werden.« Dabei fiel ihr Blick auf die Bergmassive des Tennengebirges, die im strahlend blauen Himmel so weiß und mächtig dastanden wie die Schulmedizin. In den Tälern um uns aber sproß sanft die Natur!

Wer niemals ruht,
wer mit Herz und Blut
auf Unmögliches sinnt,
der gewinnt

am Ende das,
was er sich erhofft,
was er sich ersehnt hat!

Diesen Spruch schrieb mir meine Astrologin.

Schulmedizinisch aufgegeben - was nun?

Ein Zwilling reist seiner Liebe nach. Vor einem Knüpfteppich auszuharren, ist einfach nicht meine Art. In Hausschlappen, Schlafanzug und Fernsehsessel! Ich brauche Kommunikation, den Wechsel von Horizonten und Tapeten, verlangen nach Austausch und mein Weltbild nach Breitwand. Ich stecke voll Neugier und Verlangen....

Ungestillt begann ich über die Liebe hinauszuwachsen. Aus intellektuellem Ehrgeiz bekam ich Interesse an der Literatur, am Schreiben, an Vorträgen, Seminaren und anderen Dingen, die mir etwas geben, die mir Freude bereiten und es wert sind, dass ich ihnen meine wertvolle Lebenszeit widme.

Ich bin von nun an ganz fest entschlossen, mein Leben selbst in die Hand zu nehmen. Lebensfreude erhält meine Gesundheit, steigert meine Leistung, ist ein Lebenselixier, das mich glücklich macht. Die Freude ist mein Lebensziel. Heilen durch Freude macht Spaß. Strahlender, nie versiegender Optimismus soll meinen Lebensweg begleiten, denn das Grundgesetz des Lebens ist die Freude!

Alles, was von außen kommt, ist zerbrechlich. Ich muss auf meinem Weg darauf achten, dass ich in meinem Inneren gefestigt bin, um in meiner Mitte ruhen zu können. Aus der Gelassenheit heraus wird mir das meiste viel leichter gelingen.

Das einzige, was wirklich mein ist, bin ich also selbst. Alles, was mich durch den Wandel und den Wechsel oben hält, ist der Mut, das Vertrauen und der Glaube zu mir selbst. Ich vertraue ganz fest darauf, dass ich es meistern kann. Ich habe Vertrauen, dass alles zu meinem Wohl geschieht. Vertraue auf eine höhere Macht, zur unendlichen Intelligenz, zur Schöpfung, deren Teil ich bin. Habe Vertrauen, dass alles einen Sinn hat: Ich bin auf dieser Welt, um mein Bewusstsein zu erweitern, um zu leben und zu lernen. Selbst der schlimmste Verlust, der größte Schmerz, muss einen Sinn haben. Trauer über einen gewissen Zeitraum hinweg ist angemessen und natürlich. Lebenslange Trauer dagegen entsteht aus Unverständnis gegenüber der Schöpfung. Ich habe mich nun endlich von den Fesseln negativen Denkens befreit. Die Welt ist so, wie ich sie sehe. Ich mache also an jedem Tag das beste aus meinem Leben – lach' mir die Welt wieder schön!

Ich habe mir einen Traum erfüllt

Wenn Du
an Dir nicht
Freude hast,
die Welt wird Dir
nicht Freude
machen.

Paul Heyse

Ich baue auf mich selbst. Schaue auf die Kraft in mir, und vertraue dem Höheren, das unser aller Geschicke bestimmt. Es kann mich nichts auf der Welt davon abhalten, das zu bekommen, was ich mir wünsche.

Schulmedizinisch aufgegeben - was nun?

Zusammenfassung

Ich glaube, wir sollten wieder stärker zurückfinden zum Vertrauen an die Möglichkeit, körpereigene Heilkräfte zu mobilisieren, und unsere gesundheitlichen Probleme nicht aussschließlich an Dritte delegieren. So gibt es doch auch mentale Heilverfahren, wo nichts Materielles übertragen wird, »nur« Zuspruch, Mut oder die liebevolle Anwesenheit eines nächsten Angehörigen. Wo etwas fließt von Mensch zu Mensch oder – wie bei mir – vom Geist des Menschen zu seiner eigenen Materie, wenn er sich selbst gut zuredet, sich selbst versichert: Ich werde es schaffen!

Wir sollten das Fließen von Gedanken anerkennen, die den Gemütszustand des Menschen verändern können – nicht nur im Schlechten, sondern auch im Guten. Anerkennen, dass solche »Informationen« über Materie transportiert werden können und uns mit dem Wissen über die Wirkung zufriedengeben. Muss denn unsere Wissenschaft hinter allem eine Formel suchen und alles empirisch überprüfen, damit es gilt und »anerkannt« wird?

Umdenkprozesse stehen vor der Tür:

In der Medizin –
wo der Mensch als eine Einheit von Körper, Seele und Geist gesehen wird, anstatt an Einzelteilen zu reparieren oder homöopathische Dosen anstatt chemischer Keulen verwendet werden;

In der Landwirtschaft –
wo im biologischen Landbau unter Berücksichtigung der Mondphasen und alter Kenntnisse über chemiefreie Schädlingsbekämpfung produziert wird;

Und in anderen Bereichen –
wo man festgestellt hat, dass das Ganze mehr ist als die Summe aller Einzelteile, dass man mit weniger mehr erreichen kann.

Ich habe mir einen Traum erfüllt

Heilverfahren als »unmöglich« oder »nicht anerkannt« hinzustellen, nur weil sie mit heutigen Methoden nicht nachzuweisen sind, ist gelinde gesagt kurzsichtig. Vor sechzig Jahren hatte auch niemand verstehen wollen, dass heute Worte durchs Weltall transportiert werden – mit einem so kleinen Ding (Handy) in der Hand bis Amerika.

In der Wirtschaft geht es um Fakten und Zahlen, gelenkt von Vorschriften und Gesetzen. Um was aber geht es in der Medizin? Nicht um Krankheiten und Versuchskaninchen, die man Patienten nennt, sondern – um den Menschen! Es gibt keine Krankheiten, nur kranke Menschen. Und da muss angesetzt werden: Warum sind sie krank, was macht sie krank? Was sind die Ursachen und wie lassen sich diese beheben?

Was liegt da näher, als bei der Ernährung und der Umwelt zu beginnen! Doch was machen wir mit unserer Lebensgrundlage, dem Wasser? Wirkt Homöopathie nicht auch bei Pflanzen? In Garten und Landwirtschaft soll Wasser nicht gleich Wasser sein! Welche Information also vertreibt die Disharmonien aus unseren Böden, aus unseren Pflanzen? Was ist ein »Lebensmittel« mit einem Hauch Kunstdünger und chemischen Unkraut- und Schädlingsbekämpfungsmittel wert? Was ein chemotherapiertes und bestrahltes Menschenleben?

Wir sind selbst schuld an dem kaum mehr zu bewältigenden Umfang zur Vergiftung, Verpestung und Verseuchung des organischen Lebens in der Erde, im Wasser und in der Luft, und damit an unseren Krankheiten und Seuchen!

Liebe Patientinnen, liebe Patienten, heute sind mir viele Zusammenhänge mit der Brustkrebserkrankung klar, doch damals, als ich in dieser verzweifelten Situation mit dem Rückfall steckte, die düstere Prognose der Schulmedizin ins Gesicht geschleudert bekam, wollte man mich dumm sterben lassen. So habe ich meine »Krankheit« studiert und sie mit diesem Buch zum Abschluss gebracht: Es ist meine Abschluß-Prüfung – der Mut für das neue Leben. Es ist mir eine Freude, Ihnen dieses Wissen weitergeben zu dürfen. Auch Sie werden es schaffen, wenn Sie wollen! Freuen Sie sich darauf!

Es war wohl die härteste Lektion, die »die Schule des Lebens« zu bieten hat, doch nun lebe ich so, wie es Gott für mich gedacht hat – wie er mir den Weg zeigt. Wir alle sollten den Gesetzen der Natur wieder mehr Achtung schenken, um den Glauben an uns selbst, an unser wahres Sein, zu stärken.

Schulmedizinisch aufgegeben - was nun?

Zerstreuung heißt Ablenkung. Sorgen, Ärger, Kummer, Leid, Groll, Neid, ... und Zeitverschwendung ziehen dich nach unten. Das macht dich krank wie ein ungesundes Verhältnis unsere Gesellschaft: Wir müssen ja krank werden bzw. bleiben, weil unsere Gesetze die Kassen daran hindern, bestimmte (erfolgreiche) Therapien zu bezahlen! Ich bekam von der Mitarbeiterin meiner früheren Krankenkasse zu hören: »Wir würden Ihnen ja gerne helfen, aber wir dürfen nicht. Uns sind die Hände gebunden.« Statt Hilfe bekam ich drei Seiten Aufklärung über gesetzliche Bestimmungen! Und da fiel wieder der Begriff »wissenschaftlich nicht anerkannt«.

Anerkannt – und beachtet – sollen endlich die Gesetze der Natur und der Schöpfung werden!!! Wer gegen diese arbeitet, wird krank bleiben müssen. Wer sich durch denaturierte Nahrungs- und Genußmittel negative Energiearten zuführt, wird in Verbindung mit belastenden seelischen Verhaltensweisen Funktions- und Fehlsteuerungen in seinen Körper- und Gehirnzellen bekommen! Sein hochempfindliches magnetisches Schwingungs- und Übertragungsfeld ist gestört, der Körper nicht mehr im harmonisch-biologischen Gleichgewicht. Folglich sind der Krankheit und dem Leid Tür und Tor geöffnet. Hippokrates schrieb:

»Krankheiten befallen uns nicht aus heiterem Himmel, sondern entwickeln sich langsam aus täglichen kleinen Sünden gegen die Natur. Erst wenn diese sich gehäuft haben, brechen sie scheinbar auf einmal hervor.«

Liebe Leserinnen, liebe Leser, ich könnte Ihnen noch so viel über das Leben erzählen, über die Liebe und das Gesundwerden. Und über das, was wirklich in unseren Lebensmitteln steckt und krebsvorbeugend wirkt – wenn sie denn natürlich sind!

Doch nun wird es Frühjahr, morgen ist der 21.März. Das heißt für mich: Hinaus in den Garten, sich bewegen an frischer Luft und Sonne – säen, pflanzen, pflegen, ernten und sich an allem freuen, was Gott wachsen lässt! An den Farben der Blumen, der Vielfalt der Pflanzen und dem Duft der Blüten, dem Tanz der Schmetterlinge und dem Zwitschern der Vögel. Und wenn der Kuckuck ruft, dann schlägt mein Herz höher:

Ich habe mir einen Traum erfüllt

Dann ist es Mai: *Die Störche zeigen mir ihre Jungen,*
                           Die Entchen haben »Pips« auf den Zungen.
                           Überall LEBEN, wohin du schaust –
                           Auch du einen Neuanfang traust!

Ich genieß´den Sommer: *muss nicht nach La Palma fliegen,*
                           Kann mich im Nußbaum-Schatten wiegen.
                           Da kehrt die Stille in mein Herz:
                           Ich danke Gott – er nahm den Schmerz.
                           So er mir Licht und Farbe schenkt,
                           Und mit Liebe an mich denkt.

Der gold´ne Herbst   *wird meine Arbeit lohnen:*
                           Ich ernte Äpfel und noch einmal Bohnen.
                           Kartoffeln in den Keller –
                           Die Bäume werden »heller«.
                           Die Sonne meint´s noch gut mit mir:
                           Ich freu´mich an des Malers Zier.

(Das nächste Buch)   *Doch wenn der Regen klopft an meine Scheiben,*
                           Dann muss ich im Hause bleiben.
                           Um der grauen Zeit nun zu entrinnen,
                           werd´ich ein Netz neuer Gedanken »spinnen«,
                           Das mich froh und heiter macht,
                           Und die Gesundheit weiter lacht!

Heidrun Ehrhardt

Schulmedizinisch aufgegeben - was nun?

Das wünsche ich Ihnen auch! Gesundheit aber kommt nicht vom Wünschen, sondern vom Tun: Man muss täglich an seiner Gesundheit arbeiten, um sie zu erhalten. Das ist der beste Schutz vor Krankheit und Leid! Die beste Therapie, um aus einer verfahrenen Situation herauszukommen. Ich habe mir viele Gedanken gemacht und praktisch umgesetzt.

Gesundheit, das sind:

* schlackenfreie Zellen, Gewebe und Organe,

* gefüllte Mineralstoffdepots und

* ungeschädigte, nicht verätzte oder vergiftete Zellen, Organe, Drüsen, Funktionen.

Gesundheit heißt auch, etwas Neues an sich und in sich entdecken – sich weiterzuentwickeln auf dem Gebiet der gesunden Lebens und Ernährungsweise. Nach all dem, was ich erlebt und gelernt habe, sehe ich es als meine Aufgabe an, meine Leserschaft weiterhin aufzuklären, woher die Krankheiten kommen. Das Schmerzen, Dysfunktionen, Behinderungen und Ängste vor allem auch durch Intervention der technischen Medizin entstehen. Insbesondere Frauen werden mit unzureichenden Informationen und falschen Nutzen-Versprechen zur Teilnahme an Vorsorgeuntersuchungen gedrängt. Frauen werden viele Märchen vorgegaukelt, die Pharmaindustrie weiß das Versprechen ewiger Jugend gut zu vermarkten und die von den Ärzten verursachten Krankheiten breiten sich zu einer der schnellsten Epidemien unserer Zeit aus. Wir müssen eingreifen bevor deren Eingriffe zu lebensbedrohlichen Situationen werden! Frauen, bildet euch!.

Schlußwort

>>Wer nach einer schweren Krankheit
wieder in den alten Trott tritt,
der ist ein Trottel.<<

Ich habe mir einen Traum erfüllt

Dieser Satz steht eingerahmt an der Wand vor Dr. Wöppels Sprechzimmer, so dass ihn jeder Patient der Hufeland-Klinik lesen kann. Wir alle sollten ihn beherzigen!

Ich habe viel über den Sinn meiner Krankheit nachgedacht, bin dankbar für die Zeit, die sie mir geschenkt hat. Zeit für mich! Zeit über mich und mein Leben nachzudenken. Ich musste erfahren, dass ich die »erste Lehre« nicht angenommen hatte und bekam einen Rückfall: der Krebs bildete Tochtergeschwülste.

Was kann ich tun, um mein Leben so zu verändern, dass ich mit mir und meiner Umwelt in Einklang stehe? Woher komme ich und wohin werde ich einmal gehen? Warum bin ich hier? Durch diese »zweite Lektion«, die mir Gott mit den Lungenmetastasen erteilt hat, habe ich endlich gelernt. Endlich habe ich kapiert, dass ich der wichtigste Mensch in meinem Leben bin! Eine kleine Götterbotin der Liebe. Seither geht es mir gut - ich habe mich noch nie so wohl gefühlt wie jetzt.

Ich bin ein neuer Mensch geworden. Mein ganzes Leben hat sich verändert bzw. verändert sich noch. Es ist viel schöner und bewusster als vor der Diagnose. So, als ist es erst jetzt mein Leben.

Was ich auch tue, es erfüllt mich mit Freude, was die Anspannung des Alltags vertreibt und – für mich persönlich – das Flair eines außergewöhnlichen Luxus hat. Ich schaffe mir genügend helle Momente, damit die Balance von Körper und Seele ausgewogen bleibt und ich mich wohlfühle und gesund bleibe! Denn was nützen mir die beste Immuntherapie und die beste Ernährung, wenn die Psyche außer acht gelassen wird?! Wenn die Seele weiter mit Füßen getreten wird?!

Schulmedizinisch aufgegeben - was nun?

WERTVOLL ERNÄHREN + GUTES SEELISCHES
VERHALTEN

IST IST

PFLANZENHEILKUNDE + SEELENHEILKUNDE

= DAS VEREINEN DER NATURGESETZE

MIT DEN GÖTTLICHEN LEBENSGESETZEN

Eine idealere, reinere und beglückendere Gesundheits- und Lebensform gibt
es nicht! So gibt es Menschen in meinem Umfeld, die erklären mich heute
für verrückt. Ich bin für sie unbequem geworden, weniger belastbar als
früher. Sie verstehen das Warum nicht. Sie wollen nicht verstehen, dass sich
ein Mensch nach einer so schweren Erkrankung verändert hat. Sie versuchen weiter, ihre alten Strategien des Denkens und Handelns mir nahezu-
bringen.

Wie gehe ich mit diesen Menschen um? Ich lebe ihnen vor, wie man
gesund lebt! Habe ein tiefes Verständnis biologischer Zusammenhänge
bestimmter Ernährungsgewohnheiten entwickelt, denn das Leben beginnt in
der Zelle! Zwischen meinen Bausteinen der Gesundheit soll alles reibungslos ablaufen, damit ich widerstandsfähig, vital und belastbar bleiben

Ich habe mir einen Traum erfüllt

kann und keine Funktionsstörungen wieder auftreten. Ich weiß, dass eine degenerative Ernährung, negativer Stress, ein Schlafdefizit und ein negatives seelisches Verhalten erheblich meine Grundsubstanz schädigen und meine lebenswichtige Zellversorgung behindern.

Da diese vier Schwerpunkte der eigentliche physische Nährboden meiner Zellerkrankung waren, muss ich sie alle ausmerzen! Mit dem negativen seelischen Verhalten ist das am schwierigsten, da mein Mann mich immer wieder nach unten zieht. Da kommt nichts Positives, nichts Aufbauendes ´rüber! Er bleibt auf seiner Stufe stehen und verdrängt. Somit halten meine Emotionen mich in einem Zustand des Nicht-Fließens gefangen. Um mich auf Dauer vor einer Verschmutzung meiner inneren Umwelt zu schützen und somit auch Organschäden entgegen zu wirken, muss ich nun diesen letzten Schritt tun: das Loslassen und Geschehenlassen. Lernen, den anderen loszulassen, um für mich da zu sein.

Lebensschulen sind eine Unterweisung, ein Unterricht der Seelen, damit sie lernen. Die Probleme des Nachbarn werden wichtiger als die eigenen. Die Gesellschaft ein Hemmnis, ich möchte jedem gerecht werden ... – Ich muss »Nein«-sagen, jetzt bin ich erst einmal wichtig. Ich habe jeder Zeit die Möglichkeit, mich jetzt zu befreien: Die Gesellschaft erwartet von mir, dass ich..., aber ich habe das Gefühl, ... Ich muss mich von der Gesellschaft befreien, muss erkennen, Hinweise und Warnungen wahrnehmen.

Man tut vieles nur, um die Liebe und Anerkennung der anderen zu bekommen. Das ist Unidentität; ich bin das, was man von mir erwartet. Heute denke ich nicht mehr soviel, was die anderen denken. Wenn ich mich nicht selber liebe, kann ich auch keinen anderen lieben. Ich muss mich mit allen Fehlern und Kanten lieben, dann habe ich Toleranz übrig für die anderen. Einheitlich denken! Angst durch Liebe ersetzen, Häßliches als Schönes sehen. Dankbar sein im Leben!

Wir Frauen und Mütter tun uns schwer loszulassen. Wir müssen etwas geschehen lassen, uns nicht immer einmischen. Das bringt uns den inneren Seelenfrieden. Wenn wir uns zu sehr einmischen, dann kommen Störungen, das kann jeder nachvollziehen. Schlechtes Verhalten führt zur Krankheit: der Mensch bekommt (negative) Aufmerksamkeit. Ich hadere nicht mehr mit der Lebensschule, bin dankbar, dass ich lernen darf. Hab' Freude am Leben! Die härtesten Lebensschulen bringen dich am weitesten. Das ist das Gegenteil von Selbstmitleid. Trotz all der Schicksalsschläge kann man

Schulmedizinisch aufgegeben - was nun?

leben. Goethe sagte: »Ich danke dir, dass du mich presst, ich danke dir, dass du mich wieder entlässt.«

Nachher erkennen wir, dass es so am besten war für uns. Das ist das schönste Geschenk! Oft wirst du getroffen, und du bist nicht fähig, darüber zu sprechen. Später denkst du darüber nach: Bin ich verletzt oder der andere? Mein Ego ist verletzt. Warum stört es mich? Was ist das Problem? Was macht mich betroffen? Mein Gegenüber kann mir Hilfen geben. In allem, was wir hören, ist eine Botschaft versteckt. Tatsche ist, was wir in Kontakt mit dem anderen spüren.

Ich sehe meine Lebenskrise als Entwicklungschance, sie beleuchtet die Problematik des Loslassens von der psychologischen Warte aus. Die »Krankheit« als Symbol hat geholfen, hinter die Symptome zu schauen. Konkrete »Therapiemaßnahmen« konnten fruchten. Nun wird auch die seelische Ebene zu ihrem übergeordneten Recht kommen. Wenn dort die Weichen gestellt sind, kann sich der Organismus selbst helfen und es ist keine Frage der Zeit, dass sich das Problem wieder melden muss! So muss ich auch den letzten schweren Brocken von meinem Weg räumen, um dauerhafte Heilung zu erreichen.

Doch ich akzeptiere die Menschen, die immer in derselben Schiene weitermachen, um ja nicht prinzipiell umdenken zu müssen. Sie sind vom »Machervirus« infiziert und tricksen ihr eigenes Schicksal aus. Wenn sie sich nicht auf die inneren Werte des Menschen besinnen wollen ... kann ich ihnen nicht helfen. Meine Gedanken und meine Gefühle werden mich zu den Menschen führen, die mich stärken und weiterbringen! – Ich lebe. Ich bin lebendig.

Ich habe mir einen Traum erfüllt

Zwei Jahre später: (Frühjahr 2000).

Tamoxifen - 2 Jahre,
5 Jahre oder überhaupt nicht?

1. Kontra: Antiöstrogene haben starke Nebenwirkungen!

Während der zwei Jahre Tamoxifeneinnahme litt ich unter vielfältigen Beschwerden wie Hitzewallungen, Depressionen, Rückenschmerzen. Gewichtszunahme und Wasseransammlungen, die viele Frauen an sich beobachten, gab es bei mir nicht. Aber ich hatte den Eindruck, dass sich bei mir negative Effekte auf den Leberstoffwechsel und das Nervensystem bemerkbar machten. Schon immer machte ich mir Gedanken über die täglich stets zur gleichen Zeit auftretenden Rückenschmerzen, doch als eines Tages meine sonst recht gute Konzentrations- und Merkfähigkeit nachließ, da fragte ich mich:

2. »Was macht dieses Medikament mit dir?«

Für mich ist die Lebensqualität das "Maß der Dinge", da sich die täglich erlebbare körperlich-seelische Befindlichkeit direkt positiv bzw. negativ auf das Immunsystem auswirkt. Ein "innerer Vorbehalt" gegen das Präparat bestand wohl schon immer, und nun ein Grund mehr, es abzusetzen, zumal auch die wissenschaftlichen Studien (Lancet 2000, 690 % höheres Risiko für Gebärmutterkrebs) bezüglich 2- bzw. 5- jähriger Einnahmedauer nur marginale Unterschiede im Hinblick auf die Beeinflussung der Erkrankung aufweisen. Also Schluss damit! Vier Wochen später fühlte ich mich wie neu geboren.

3. Mut und Vertrauen

Das Risiko, welches das Absetzen dieses Medikamentes für mich bedeutete, war mir durchaus bewusst. Ich nahm es zugunsten meiner Lebensqualität auf mich und wollte es durch meine sehr konsequente biologische Lebensqualität ausgleichen. Es gelang!

Ich muss Mut haben, das zu tun, was ich möchte, was ich fühle. In meiner Ausbildung habe ich gelernt: Wer nicht auf sich hört, ist gezwungen,

Schulmedizinisch aufgegeben - was nun?

künstliche Hormone zu nehmen. Lass´ dich nicht von außen bedrängen! Mut ist ein Heilmittel! Du musst den Mut haben, über die Brücke zu gehen - dort drüben wartet (wirklich) ein anderes Leben auf dich! Du musst die alten Küsten verlassen, dann kannst du neue Kontinente entdecken. Neues Leben.

Unsere Schilddrüse erfüllt einen Lebenserhaltungsmechanismus. Nur ein Tröpfchen Schilddrüsen-Hormon zu wenig, und unser Stoffwechsel wird träger! So ist es in den Wechseljahren und ihrer Vorphase unabdingbar, der Ernährung besonderer Aufmerksamkeit zu schenken: 7000 sekundäre Pflanzenstoffe und 7500 bis 8000 Biochemikalien sind zum Heilen und Regenerieren da! Ab dem 40. Lebensjahr, liebe Leserinnen, setzt eine Erneuerung der Körper- und Gehirnzellen ein - ein Umbau des Körpers. Alle Körperzellen werden ausgeschieden! Das heißt: Krankheitsmittel meiden. Der Körper benötigt Aufbaumittel! Ich muß wertvolle Mikronährstoffe zuführen: hochwertige Aminosäuren (Phytoöstrogene sind in allen Hülsenfrüchten enthalten), Vitamine, Mineralstoffe, Spurenelemente und besonders viel Chlorophyll! Schlacken werden an Chlorophyll gebunden und ausgeschieden: Weizengras, Spitzwegerich, Löwenzahn, Brennessel, Petersilie mit Paprika, Sellerie und grüne Kräutergetränke!

Das in Petersilie und Sellerie enthaltene Phytoöstrogen Apiol ist der sanftere Weg! Apiol ist ein hormonstimulierender Stoff, er wirkt ausgleichend bei Schilddrüsenstörungen. Feld-, Endivien- und Kopfsalate enthalten Chlorophyll, und Bitterstoffe sind wunderbare Hormonstoffe! Wertvolle Bitterstoffe sind z.B. im Catuaba-Tee enthalten, der ähnlich wie Lapacho einen hohen Anteil an Mineralstoffen und Spurenelementen aufweist und eine sanfte Alternative zu aufputschenden Getränken darstellt. Er hellt die Stimmung auf, stärkt in Kombination mit Lapacho und Aloe Vera unsere Abwehrkräfte und auf sanfte Weise sämtliche Vitalfunktionen. Sie brauchen keinen Kaffee und keine Antidepressiva. Für den Östrogenausgleich sorgt das Sulforaphan im Brokkoli, ... - und die Liste der sekundären Pflanzenstoffe und hormonstimulierenden Maßnahmen ist lang! Warum also künstliche Hormone nehmen, die uns zuviel Energie kosten und die Ausscheidung belasten?

4 bis 5 Millionen Frauen in Deutschland nehmen Östrogene, immer mehr Frauen bekommen Myome, Gebärmutterhalskrebs, Arteriosklerose, Osteoporose, insbesondere im Zusammenspiel mit Rauchen und der »Pille«. 70 Prozent aller Frauen mit Östrogen und Progesteron erfahren eine Vielzahl

314

Ich habe mir einen Traum erfüllt

an Nebenwirkungen und Studien beweisen, wie sich das Risiko Brustkrebs zu bekommen durch die derzeitige Modeerscheinung Hormon-Ersatz-Therapie erhöht. Den Betroffenen wird dann in erfolgreicher Marketing-kampagne ein Anti-Östrogen verkauft: Tamoxifen als Krebsheilmittel und zuvor die Hormon-Ersatz-Therapie als Allzweckheilmittel gegen das Schreckgespenst des Alters, Osteoporose.

Doch unsere Knochen brauchen Belastung, auch seelische Belastung! Sich den Aufgaben des Lebens stellen, geistig beweglich sein, das Leben selbst erkennen, mit dem Fluß des Lebens gehen - bereit sein, sich zu ändern. Haben Sie Mut, seien Sie tapfer und zeigen Sie Rückgrat! Versuchen Sie, den Gefühlen treu zu bleiben, sonst schmeißt Sie die Gesellschaft um.

Liebe Leserinnen, synthetische Hormone sind eine Belastung! Der Körper legt Müllhalden an, er ist ständig überfordert. Zudem die Nahrungs-und Genußmittel mit all den künstlichen Farb-, Konservierungs- und Aromastoffen, Süß- und Haltbarkeitsstoffen - sie alle stören unser hochempfindliches Hormonsystem. Und wir Frauen sind Opfer, Opfer der Industrie, Opfer der Medizin! Die "Pille" führt zu Ablagerungen in unseren Gefäßen, Medikamente über Medikamente lassen unser Gehirn ständig im Nebel stehen. Depressionen beginnen.

Es hat keinen Sinn, an Dingen festzuhalten, die vergänglich sind. Wenn ich leide oder unglücklich bin, raubt mir das sehr viel Energie. Eine Depression nimmt mich gefangen! Kummer, Zorn und Selbstmitleid zerreissen mich; ich bin unfähig, mich zu bewegen. So kann auch eine Partnerschaft eine große Störung sein. Du kannst dich scheinbar nicht lösen. Du bist auf den Menschen angewiesen, den Du scheinbar brauchst. Du bist benebelt. Die Natur, die Freundin, kann helfen. Seelisch gesehen ist diese Partnerschaft Zeitverschwendung. Du hast nichts Gemeinsames mit ihm. Du musst eine Korrektur machen! Sonst bekommst du Schwierigkeiten (als Hilfe).

Du musst den Weg der Entwicklung gehen, nicht 40 Jahre warten, bis der Mann mitmacht oder seine Ruhe haben will! Krankheit ist eine Hilfe, eine Chance, etwas zu tun. Lebensphasen, Partnerschaftsphasen, Berufsphasen ... sind überlebt! Wo sind gute Gefühle, wo ist die Freude? Finden keine Gespräche und kein Austausch statt, musst du raus. Du brauchst Luft zum Atmen, hast Hunger nach Sinnerfüllung. Hierin, liebe Leserin, haben wir die Rückkopplung auf das Gesundheitsgeschehen. Die Schilddrüse ist immer eine Erkrankung der Seele! Brustkrebs eine Sprache der Seele! Oft

Schulmedizinisch aufgegeben - was nun?

heilst du, wenn du deinen Weg gehst, deinen Mitmenschen. Du spürst deine Berufung und gehst. Wir alle sind hier zum Lernen. Ich denke an Beethoven. Er ging in die Natur, hat sich in die Blumenwiese gelegt, weil seine Liebe mit dieser Frau nicht sein durfte. Das Leben ist schön, das Leben ist der Fluss. Es ist Ihre Entscheidung, über die Brücke zu gehen - oder durch das Leid des Tales.

Ich bleibe bei den sekundären Pflanzenstoffen in meinen Kräutern und Gemüsen. Phytosterine, Terpene, Karotinoide, Phytoöstrogene u.a. wirken ähnlich wie die menschlichen Hormone und helfen, Brust- und Gebärmutterkrebs zu verhüten!

Mein Tamoxifen habe ich durch hormonausgleichende Kräuter und Wurzeln der chinesischen Phytotherapie ersetzt. Doch es ist schwierig, der Kasse zu beweisen, daß TCM auch bei Energiemangel, Blutarmut und Schwäche des Immunsystems hilft. Die darf nur den Hämatologen bezahlen, obwohl sie im Chinesischen Institut für Naturheilverfahren wirbt!

Die chinesische Medizin untersucht Bewegungen, Dynamisches, Psychisches, vor allem aber Funktionen und ihre Störungen. Krebs ist eine Stoffwechselfunktionsstörung, wie Sie in verschiedenen Kapiteln erfahren haben. Eine »Krankheit«, bei der unsere westliche Medizin oft nicht zu schlüssigen Befunden kommt. Die auf den Körperbau des Menschen (Anatomie) und stoffbezogene Wissenschaft (Histologie) läßt sich durch fernöstliche Medizin vortrefflichst ergänzen! Ich habe 1998 bei einem Besuch in der Steigerwald Klinik (Dr. Schmincke) sowie 2000 im Chinesischen Institut Bad Oeynhausen erfahren, wie sie Menschen zu helfen vermag, die Jahre durch die Apparatemedizin wanderten und keine Hilfe fanden.

Für den Schulmediziner sind alle Lebern, alle Nieren, alle Mägen, alle Herzen und alle Nerven gleich: Sie reagieren auf bestimmte Ursachen gleich. Doch für all jene Patienten, deren Krankheitsursachen in der Unbestimmtheit verdämmern und diese Theorie von der Gleichartigkeit des Organs nicht aufrecht erhalten werden kann, findet er keine Hilfe in der "Roten Liste": Er verschreibt ein Tablettchen, das die Symptome mehr oder weniger wirksam unterdrückt. Die Traditionelle Chinesische Medizin aber versteht den Menschen als ein System von Funktionskreisen. Und ich möchte körperlich und seelisch-geistig wieder richtig funktionieren, damit ich auch das Alter noch in guter Lebensqualität genießen kann! Heute bin ich froh, mich mit dem zellulären Grundmechanismus meiner kranken bzw.

Ich habe mir einen Traum erfüllt

»funktionsmüden«" Zellen beschäftigt zu haben. Jetzt weiß ich, mit welchen Rohstoffen und Rohmaterialien ich meine Zellkraftwerke anheizen muß, damit der Ofen brennt und die Zellen sich nicht zurückziehen müssen und ihre Funktion auf das eigene Überleben beschränken. Und das sind vor allem die Zellen, welche zu wenig Sauerstoff erhalten!!! So ist es der Rote Bete-Saft, der hilft, die Leber zu entgiften und störendes Fett in ihr abzubauen, der auf die schädlichen Bakterien im Darm wirkt, der, wenn er regelmäßig getrunken wird, eine blutbildende Wirkung hat und die Sauerstoffatmung der Zellen um das 8 bis 10-fache erhöht! Und obendrein die Gehirnleistung verbessert. Doch der gebildete Zivilisationsmensch kauft sich getreu der Werbung für DM 4,95 alle möglichen ungesunden Getränke, nur keinen milchsauer vergorenen Rote Bete-Saft aus biologischem Anbau! Ich weiß, Reformhausware und Naturkost sind teuer und längst nicht in jeder Kleinstadt zu haben! Machen Sie doch mal Ihrem Apotheker den Vorschlag, sein Angebot zu erweitern! Vielleicht wird dann das eine oder andere Pharmagift aus den Regalen verbannt - dann ist Platz für die Dinge, die Sie gesund machen!!

Letzten Sommer stand mein Bett auf der Terrasse, nachdem mir die Kasse erneut die intravenöse Sauerstofftherapie abgelehnt hatte: Mein Sauerstoffgehalt im Gewebe liegt bei 99%! Wenn das Feuer keinen Sauerstoff bekommt, erstickt es oder verbrennt unvollständig. Das gilt auch für die Mitochondrien: Je weniger Sauerstoff die Zelle angeboten bekommt, desto geringer ist ihre Energieausbeute. Und je weniger Energie von den Kraftwerken produziert wird, desto weniger kann sich die Zelle um ihre Funktion im Organismus kümmern (Beispiel Hormonproduktion). Sie verbraucht ihre gesamte Energie, um sich selbst am Leben zu erhalten.

Als Folge erfahren wir funktionelle Störungen und Krankheiten bis hin zum Krebs. Mein Blutbild zeigt, dass sich das einst gestörte Säfteverhältnis wieder im Zustand der Ruhe und der Gesundheit befindet, insbesondere nach Einnahme der chinesischen Kräuterpillen und der maßgeschneiderten Teerezeptur! So habe ich den Chef der BARMER überzeugt, was hilft und viel (!) weniger kostet als Hormonbehandlung und Hämatologie. Der medizinische Dienst aber meint, die Kasse kann nur sparen, wenn der Patient die Kosten selber trägt. Kräutermedizin und Magnetfeldtherapie: alles "wissenschaftlich nicht anerkannt", basta. Doch viel wichtiger ist: ich fühle mich richtig gut – und muss meine wertvolle Lebenszeit nicht in einer Arztpraxis

Schulmedizinisch aufgegeben - was nun?

oder einem Krankenhaus zubringen! Krankenhäuser sollte man künftig durch Gesundheitshöfe ersetzen; ein guter Gärtner weiß seine Pflanzen zu hegen und zu pflegen! Und wenn doch eine krank wird, setzt er Brennessel-jauche an, die je nach Ansatzdauer gegen Blattläuse (als »Medikament«) oder als Dünger (zur »Nahrungsergänzung«) wirkt. Und der zweite Aufguß vom homöophatisch wirkenden 7x7 Kräutertee erweckt Zimmerpflanzen wieder zum Blühen.

4. Wenn mit der Diagnose »Krebs« das Thema »Tod« ins Leben tritt ...

... muss die Frau sich auf das wirklich Wesentliche im Leben besinnen. Sie muß bereit sein, das Ruder ihres Lebensschiffes herumzureißen und wieder Kurs auf sich selbst und ihre Lebensaufgabe zu nehmen. Ich habe erlebt, was Schulmediziner so schamhaft Spontanremission nennen, alle anderen Menschen aber als Wunder bezeichnen. Der Schritt zu sich selbst hat nichts mit Egoismus zu tun. Es ist heilsam, sich auf die eigenen Themen zu besinnen - man wird in erlöster Weise offen für andere.

Krebszellen verwirklichen auf ihre Weise Omnipotenz und Unsterblich-keit, sie drücken sich mit aggressivem Vorwärtsdrang und in ihrem Rückzug auf primitive Zellmuster aus. Das Problem der Betroffenen liegt in der Angst, sich selbst zu leben. Die Frau muß mutig und offensiv nach vorn leben, im »Krebs« die Umkehrchance erkennen!

Ruediger Dahlke beschreibt den Brustkrebs als ein Krankheitsbild, bei dem es zentral um das Eigene, Individuelle geht: »Es gilt, sich dem bewußten Rückzug zu ursprünglichen Lebensträumen zu gönnen, auf die eigentlichen Anliegen mutig zurückzukommen, Mut und Kraft zu radikalen Kehrtwendungen zu finden, die eigene Weiblichkeit ohne Rücksicht auf etwaige drohende (materielle) Verluste auszuleben, auf dem weiblichen Ent-wicklungsweg zu verwirklichen, was nur Frau selbst kann« (... und nicht die Hormontherapie), »Zugang zur eigenen Einzigartigkeit zu entwickeln auf dem Weg zum letzten Ziel: eins mit allem zu werden.« (Frauenheil-Kunde, S. 390). Ein Thema, das solange es nicht bewältigt ist, immer wieder irgendwo seinen Platz finden muss. Ob nach der Langzeitgabe von Tamo-xifen im Gebärmutterkrebs oder im Zusammenhang von einer ungesunden Ernährungs- und Lebensweise in der "Altersgeisel" Osteoporose. Auch hier wird die eigene Weiblichkeit durch künstliche Hormone verdrängt! Ich bin sicher, auch mein nächstes Buch wird Ihnen eine Hilfe sein.

Ich habe mir einen Traum erfüllt

Verlasse Deine Ängste
Verzicht auf alle Krücken
Auf Mitleid, Bestätigung
Erwartungen, Hilfe, Wünsche
Anerkennung oder Dank

Vertrau und spür
In der Mitte Deines Selbst
Bist und warst Du nie allein
Es sorgt für Dich
Ist immer für Dich da

Von Anfang an
Nicht erschaffbar
Unzerstörbar
Es ist Liebe
In mir
In Dir
In allem

(von Reiner Schmid)

5. Frau sein

Die Brust, liebe Leserinnen und Leser, ist ein Gefühlsorgan. Sie ist sehr empfindlich, vor allem im seelischen Bereich. Sie ist „Ausdruck der Weiblichkeit (Nahrungsquelle)". Eine Frau kann zu lange stillen wollen oder zu wenig geben können.

Bei Störungen in der Brust ist eine Partnerschaft geistig-seelisch gestört. Brustkrebs zeigt körperlich eine Aversion, Bitterkeit, Wiederstand oder Überempfindlichkeit gegenüber dem Partner (Ehepartner, Kind, Freund, Lehrer), so Kurt Tepperwein in „Die Botschaft deines Körpers". Er sagt: "Heilung bringt letztlich nur, der Person oder dem Umstand zu vergeben und ihn zu akzeptieren, so wie er nun einmal ist – nicht nur dulden!" Selbstliebe heißt: Es so annehmen wie es ist. Frau sein heißt: Nicht hadern, nicht vergleichen mit anderen. Ruhe, Gelassenheit, Entspannung - und hochwertige Ernährung.

Schulmedizinisch aufgegeben - was nun?

Liebe, seelische Liebe, ist die stärkste Medizin! Sie führt zu Anregung von heilenden Stoffen. Wenn du dich selber liebst, ziehst du die seelische Liebe an: Es gibt Gespräche, Befruchtung, gute Freundschaften, Austausch, Menschen, die dich tragen. Jeder trägt auch den anderen. Die seelische Liebe hat bleibenden Wert, die sexuelle verfliegt.

Wie gehst Du nun mit deinen Gefühlen um? Lass den anderen so wie er ist, oder eine klare Trennung! Altes loslassen führt zum Heil. Du hast den Schutz und die Hilfe der Natur- und Lebensgesetze. Denk´ an deine Sinnerfüllung! Gefühle werden anders: Ein neues Lebensgefühl, ein neuer Optimismus! Seelenfreundschaften sind wichtig! Du erfüllst einen Sinn des Lebens. Du kannst nicht im Keller sitzen bleiben: die Seele hält es nicht aus. Wir finden göttliche Liebe. Das lehren uns die Weisen, die göttlichen Gesetzmäßigkeiten. »Stirb und werde«, heißt es im neuen Testament. Immer wieder über die Brücke gehen, etwas Altes loslassen.

Hesse schreibt in seinem Gedicht *Stufen:* Wenn das Krankwerden entstanden ist, müssen wir die Brücke erreichen, dass wieder ein Sinn im Leben ist. Der Sinn des Lebens liegt in der Weiterentwicklung. Lassen wir also die Östrogene und Antiöstrogene los und wenden uns den gesünderen Dingen des Lebens zu! Zu Risiken und Nebenwirkungen lesen Sie die Packungsbeilage und fragen Sie Ihren inneren Arzt oder Ihre Gesundheitsberaterin!

Wir dürfen uns von den Umständen oder anderen
Menschen nicht berühren lassen, damit wir unsere
eigenen Herren werden und unsere Barke über die
rauhe See des Lebens steuern, ohne je das Ruder der
Redlichkeit zu verlassen und das Steuer fremden
Händen zu überlassen.

Mit diesen Worten aus Bachs *Heile Dich selbst* möchte ich mein Buch schließen.

Ihre Heidrun Ehrhardt

MENSCHEN GEGEN KREBS e.V.

Alle Menschen haben das Recht zu wissen und zu wählen

Menschen gegen Krebs e.V. * Pfarrstr. 8 71 * 71394 Kernen
Tel: 07151-910217 * Fax: 07151-910218
e-mail: mgk@krebstherapien.de * www.krebstherapien.de

Liebe Leserin! Lieber Leser!

Jeden Tag wenden sich Menschen mit Krebs, deren Angehörige, Journalisten, Wissenschaftler, Ärzte und weitere Interessierte an unsere Organisationen in den USA, Großbritannien und Deutschland, um mehr Informationen über erfolgreiche Krebstherapien zu erhalten. Dies geschieht vor allem vor dem Hintergrund, dass in absehbarer Zeit Krebs die Herz-Kreislauferkrankungen als Todesursache Nr.1 in Deutschland ablösen wird. Immer wieder wird uns von großen Fortschritten der Chemotherapie, durch Interferon, Interleukin, Stammzelltherapie, Gentherapie, stereotaktischen Bestrahlungen, Angiogenese-Hemmer und vieles mehr erzählt. Doch wenn man ins Detail geht, erkennt man sehr schnell, dass die Statistiken auf den zweiten Blick nicht so positiv aussehen wie viele Krebskranke oftmals annehmen.

Krebs wird leider immer noch als eine eigene Krankheit angesehen - **und nicht als ein Symptom einer Erkrankung eines Menschen.** Deshalb wird auch immer noch versucht, die *Krankheit Tumor* mit allen zur Verfügung stehenden Mitteln wie Chemotherapie oder Bestrahlung auszumerzen. Es werden nur noch Tumore - und keine Menschen mehr behandelt. Durch diese Sichtweise war es möglich, dass sich in den letzten Jahrzehnten alles auf 4 Krebstherapien konzentriert hat: Chirurgie, Bestrahlung, Hormon- und Chemotherapie. Fast alle Forschungsgelder sind in diese Therapien geflossen - doch für Millionen Krebskranker ohne irgendeinen durchbrechenden Erfolg.

Unsere täglichen Erfahrungen zeigen uns, dass die meisten Onkologen immer noch versuchen, ausschließlich Tumore zu zerstören. dass die Zerstörung eines Tumors jedoch nicht gleichzusetzen ist mit einer Verlängerung der Lebenszeit und schon gar nicht mit einer Verbesserung der Lebensqualität, zeigen die vielen Metastasen und leider auch die hohe Sterblichkeitsrate bei den häufigsten Krebsarten. Um Mißverständnisse auszuschließen: Die Zerstörung des Tumors ist ein wichtiger Bestandteil jeder Krebstherapie und auch wir sind in bestimmtem Fällen für den Einsatz aggressiver Mittel.

Jedoch wurde durch diese einseitige Sichtweise in den letzten Jahrzehnten der Mensch als Träger des Tumors leider vergessen. Denn er ist es, der diesen Tumor entwickelt. Nur wenn wir den ganzen Menschen betrachten, und nicht nur seinen Tumor, können wir ihn auch richtig behandeln. Ein weiterer Punkt ist der, dass durch diese einseitige Konzentration andere erfolgreiche Krebstherapien in den Hintergrund geraten sind. Wir hören immer wieder: "Mein Arzt würde es doch wissen, wenn es andere erfolgreiche Krebstherapien gäbe."

Dabei erleben wir doch alle jeden Tag, dass die ganzheitliche Betrachtung von Krankheiten zugunsten einer chemischen bzw. High-Tech Medizin weichen muß und deswegen erfolgreiche Therapien vergessen, verdrängt, aus finanziellen Gründen verleugnet, als nicht erfolgreich verkannt oder an den Universitäten erst gar nicht mehr gelehrt werden. Ob eine Therapie erfolgreich ist oder nicht, wird in der Wissenschaft vor allem mit sogenannten Doppelblindstudien bewertet. Leider zeigt es sich jedoch immer wieder, dass diese Studien entweder falsch bewertet werden oder aber die Zahlen nicht richtig sind. Ein weiteres Problem stellen außerdem Fälschungen aus Profitgier dar. Aufgrund solcher "Forschungen" kommen dann Medikamente auf den Markt, auf die sich Betroffene und Ärzte verlassen. Der Leidtragende ist dabei der erkrankte Mensch.

Einerseits sagen Ärzte und Krankenkassen, dass Sie nur Doppelblindstudien als wissenschaftlich fundiert akzeptieren, und andererseits werden diese Doppelblindstudien von den gleichen Personen angezweifelt, wenn sie nicht in deren Schema passen. Oder wie kann man sich sonst erklären, dass es sehr viele Doppelblindstudien gibt, die beweisen, dass Chemotherapien bei epithelialen Tumoren (über 80% aller Krebsarten) nur in den wenigsten Fällen geholfen haben, das Leben zu verlängern, jedoch immer noch bei den meisten Krebskranken eingesetzt werden. Ärzte dürfen in Deutschland zuerst einmal nur *wissenschaftlich fundierte* Therapien anwenden. In der Regel "dürfen sie wählen" zwischen einer krebserzeugenden Bestrahlung, einer immunzerstörenden Chemotherapie und einer Operation, deren Folgen evtl. nie mehr rückgängig zu machen sind.

Doch Hand aufs Herz, wer untersucht eigentlich, wie wissenschaftlich diese Wissenschaft noch ist? Wie frei können Ärzte eigentlich ihre Patienten behandeln, bzw. wie stark werden Sie von Institutionen, Regierungen und Firmen unter Druck gesetzt? Krebs ist eine den ganzen Menschen umfassende Erkrankung, und Sie müssen die Verantwortung für Ihre Gesundheit heute mehr denn je wieder in Ihre eigene Hand nehmen.

Täglich erfahren wir von Menschen, wie diese ihren Krebs besiegt haben, welche Therapien sie machten, welche Ernährungsmaßnahmen die Therapien begleiteten, welche Visualisierungstechniken sie benutzten, welche allgemeinen Lebensveränderungen notwendig waren, um den Krebs zu besiegen und vieles, vieles mehr. Die Summe dieser Maßnahmen läßt sich leider in kein bestehendes wissenschaftliches System pressen und auswerten - und schon gar nicht erfolgreich patentieren. Viele Menschen, die sich an uns oder an ganzheitlich denkende Krebstherapeuten wenden, haben noch etwas gemeinsam: Sie haben sich nicht-konventionellen Therapien meist erst in einem Stadium zugewandt, nachdem konventionelle Therapien versagten. Um so positiver sind deshalb die Erfolge zu bewerten, die wir tagtäglich erfahren dürfen. Wie groß könnten die Erfolge erst sein, wenn Krebskranke sich schon früher darum bemühen würden, welche Möglichkeiten einer Therapie es gibt, und nicht erst, nachdem wichtige Teile herausgeschnitten wurden, notwendige Organe durch agressive Präparate fast unfähig sind normal zu arbeiten, und die Angst vor dem Tod das Immunsystem so stark unterdrückt, dass ein zufriedenes Leben nur noch begrenzt möglich ist.

Krebs ist heilbar. Immer wieder erleben wir, dass auch Menschen in einem sogenannten *finalen Stadium* ihren Krebs besiegen. Werden Sie deshalb aktiv und finden Sie heraus, was Sie noch heute gegen Ihren Krebs tun können. Übernehmen Sie die Verantwortung für Ihre Erkrankung. Überlassen Sie es nicht anderen Menschen, dass Sie gesund werden. Beginnen Sie noch heute damit, darüber nachzudenken, was Sie zukünftig anders machen werden und vertrauen Sie Ihrer inneren Stimme, die Ihnen sagt, dass SIE Ihren Krebs besiegen.

Wir werden alles tun, um Sie auf diesem Weg so gut wie möglich zu unterstützen.

Quellen- und Literaturverzeichnis

Bücher

Simonton, Carl O. : Auf dem Wege der Besserung. Schritte zur körperlichen und spirituellen Heilung. Reinbeck 1993

Vogel, Alfred: Der kleine Doktor. Hilfsreiche Ratschläge für ihre Gesundheit. München 1997

Vogel, Alfred: KREBS. Schicksal oder Zivilisationskrankheit? Konstanz 1987

Dahlke, Ruediger: Krankheit als Sprache der Seele. Be-Deutung und Chance der Krankheitsbilder. München 1992

Fliege, Jürgen: Es geht um Ihre Heilung. Erfahrungen mit sanfter Medizin. Stuttgart 1996

Fliege, Jürgen: In hellen und in dunklen Tagen. Düsseldorf 1996

Weil, Andrew: Heilung aus eigener Kraft. Die Selbstheilungskräfte des Körpers aktivieren. München 1997

Hirshberg, Caryle / Barsch, Marcelan: Spontan-Heilungen. Wenn Krankheiten von allein verschwinden. Augsburg 1997

Kerner, Imre und Dagny: Heilen. Köln 1997

Freitag, Erhard F. / Zacharias, Carna: Die Macht Ihrer Gedanken. München 1986

Dahlke, Ruediger / Ehrenberger, Doris: Wege der Reinigung. Entgiften, Entschlacken, Loslassen. München 1998

Siegel, Bernie: Prognose Hoffnung. Heilerfolge aus der Praxis eines mutigen Arztes. Düsseldorf 1988

Neumann, Halina: STOP Krebs, MS, Aids. Eine neue Ganzheitsmethode. Starnberg 1997

Echter, Christian Wilhelm: Neue Wege zur Gesundheit. Kösel 1996

Wöppel, Wolfgang: Wie ernähre ich mich gesund, wenn ich krank bin? Eigenverlag der Fa. PASCOE, Bad Mergentheim, 1996

Wöppel, Wolfgang: Krebstherapie nach einem ganzheitlichen Konzept. Eigenverlag der Fa. PASCOE

Cousins, Norman: Der Arzt in uns selbst. Wie Sie Ihre Selbstheilungskräfte aktivieren können. Reinbek 1996

Achterberg, Jeanne: Rituale der Heilung. Die Kraft von Phantasiebildern im Gesundheitsprozeß. München 1996

Olvedi, Ulli: Das stille Qi Gong. Bern, München, Wien 1997

Schulte-Uebbing und Berkmüller, Alfons: HI. Hildegard. Kebs. Körper und Seele ganzheitlich behandeln. Augsburg 1997

Gerson, Max: Eine Krebstherapie. 50 geheilte Fälle. Waldthausen Verlag

Paungger, Johanna und Poppe, Thomas: Aus eigener Kraft. München, 1993

Sogyal Rinpoche: Das Tibetische Buch vom Leben und Sterben. O.W.Barth Verlag, 1997

Dr.M.O.Bruker: Unsere Nahrung – unser Schicksal. Lahnstein, 1986

Kuklinski, Bodo: 120 Jahre jung. Bielefeld, 1996

Messing, Norbert: Lebensmittel als Arznei. Bad Schönborn, 1999

Oberbeil, Klaus: Fit durch Vitamine. München, 1999

Dr.Johanna Budwig: Die Dokumentation. Krebs. Das Problem und die Lösung. Kernen, 1999

Dr.Matthias Rath: Fortschritte der Zellular Medizin. MR Verlag, 1999

Zeitschriften/ Informationsschriften:

Infoblatt der Gesellschaft »Menschen gegen Krebs«

Zeitschrift »Signal« und Informationsmaterial der Gesellschaft für Biologische Krebsabwehr Heidelberg

Klinikmappe für Patienten der Hufeland-Klinik Bad Mergentheim

Ausbildungsunterlagen zur ärztlich geprüften Gesundheits-, Ernährungs- und Lebensberaterin

»Forschung und Praxis« , wissenschaftliches Journal der Ärzte–Zeitung

»Originalium« , Natur- und Ganzheitsmedizin

»Natur und Heilen«

»Naturheilkunde«, Fachwissen und Informationen für die naturheilkundliche Praxis

»Der Naturarzt«

»Leben« das beste aus der alternativen Presse.

FREMDWÖRTER-INDEX

Albumine	mengenmäßig wichtigsten Eiweißkörper; sie dienen v.a. zur Aufrechterhaltung des kolloidosmotischen Druckes des Blutes
Alkaloide	basische Pflanzenstoffe, die Stickstoff enthalten und die allgemein salzartig an pflanzlichen Säuren gebunden sind
Aminosäuren	wichtigste Bausteine der Eiweiße
Anergie	das Nichtreagieren auf ein Antigen (Allergen) oder einen Krankheitserreger
anergisch	energielos, unempfindlich gegen Reize, fehlende Raktionsfähigkeit
Anthozyane	rote, blaue und violette Pflanzenfarbstoffe; gehören zu den Flavonoiden – sekundären Pflanzenstoffen; verbessern Zellatmung und Zellregeneration, wichtig für die Ausscheidung und Neutralisation von Giften und Strahlen, fördern den Wärmehaushalt
Antibiotika	die mit dem Penicillin erstmals unter dieser Bezeichnung in die Behandlung infektiöser Krankheiten eingeführten natürlichen Stoffwechselprodukte (und deren halb- und vollsynthetische Nachbildungen) von Bakterien, Pilzen, Flechten, Algen u. höheren Pflanzen
anticancerogen	senkt das Krebsrisiko; krebshemmend
Antihistamine	Substanzen, die die Histaminwirkung durch Blockierung spezifischer Geweberezeptoren hemmen. (Histamine sind für die Regulierung des Wasserhaushaltes zuständig).
Antikörper	die von B-Lymphozyten und Plasmazellen als Reaktion auf ein Antigen streng spezifisch gegen dieses gebildeten und ausgeschiedenen Eiweißkörper
Antioxidantien	Radikalfänger – wertvolle Mikronährstoffe und Substanzen wie Vitamin A, C und E, Magnesium, Selen, Chrom, Zink, Anthozyane, Flavonoide, körpereigene Schutzenzyme und die Aminosäuren Glutation, Cystein sowie das Transporteiweiß Methionin; Es sind Schutzstoffe, die Elektronen abgeben und Wasserstoffionen aufnehmen und damit zerstörerische Reaktionen beenden.
Antipyretika	fiebersenkendes Mittel
Assimilation	Angleichung, Umsetzung
Balsalmembran	Grenzschicht zwischen Bindegewebe und nicht-bindegewebigen Bestandteilen (z. B. Muskelfasern, Deckgewebe)
Bilirubin	gelbbrauner Gallenfarbstoff, der als Bestandteil des Blutes dem Serum gelbe Farbe verleiht; Abbauprodukt des roten Blutfarbstoffes
Biophotonen	Licht-, Farb- und Energieschwingungen aus der Erde, dem Wasser und der Sonne
cancerogen	krebserzeugend
Carotinoide	Farbstoffe, die dem Obst und Gemüse die rote, gelbe und gelborange Farbe geben; bilden dieVorstufe von Vitamin A, stimulieren die Immunantwort, krebshemmende Wirkung
Cholesterin	fettähnliche und lebenswichtige Substanz; Baustein von Zellmembranen, Gallensäuren, Hormonen und des Knochen- und Entgiftungsvitamins D3
Cholin	wichtiges biogenes Amin (Gruppe d. B-Vitamine) in Blutserum, Leber, Gallen blase, Harn und Sperma; Grundsubstanz des Acetylcholins; Baustein für Lecithin; Leberschutzstoff – Cholin und Inosit arbeiten eng zusammen (Lecithinbildung, Schutz vor Leberverfettung)
Chymotrypsin	eiweißspaltendes Enzym der Bauchspeicheldrüse
Coenzym	organische Verbindung, die als »Wirkgruppe« zusätzlich zur katalytischen Wirksamkeit des Enzyms zur Übertragung von Gruppen, Wasserstoff, Elektronen

FREMDWÖRTER-INDEX

	benötigt wird
Colon	Dickdarm
Computer-Tomographie	bildgebendes (röntgendiagnostisches) Verfahren, bei dem der menschliche Körper Schicht für Schicht durchstrahlt wird und die Ergebnisse auf dem Computerbildschirm sichtbar sind
Cortison	Nebennieren-Hormon
DNS	Desoxyribonucleinsäure; genetisches Material in den Chromosomen (Träger des Erbgutes im Zellkern)
Dysbakterie	quantitative oder qualitative Störung des Gleichgewichts der Mund- oder Darmflora
Echinacea	Sonnenhut (Heilpflanze), wirkt anregend auf das Immunsystem
exogen	durch äußere Ursachen entstanden; von außen in den Körper eingeführt
Enzyme (Fermente)	für den Stoffwechsel aller Organismen unentbehrliche Eiweißkörper; Biokatalysatoren; steuern bzw.beschleunigen bestimmte biochemische Reaktionen im Körper
Ephithel	Deckgewebe; Zellschicht der Haut und Schleimhäute, am Aufbau der Drüsen und inneren Organe beteiligt; enthält keine Gefäße
Fibrin	Blutfaserstoff, der bei der Blutgerinnung entsteht
Fibrinolyse	Trombolyse; enzymatisch-proteolytische Auflösung von Fibringerinnseln im Organismus
Fibrose	krankhafte Bindegewebsvermehrung in Organen
Flavonole	s. Flavonoide; gelber Pflanzenfarbstoff (z. B. in Zitronen, gelbem Paprika)
Flavonoide	sekundäre Pflanzenstoffe, die v.a. in Randschichten u.Blättern von Obst u.Gemüse vorkommend: Flavonole, Anthozyane u.Quercetin wirken antikancerogen, entzündungshemmend, antimikrobiell, gerinnungshemmend, schützen vor Oxidation und Arteriosklerose
Freie Radikale	hochaktive und äußerst aggressive Molekülteilchen mit ungepaarten Elektronen, welche zur gefährlichen Oxidation der Zellwände führen können
Gensequenzen	Übersetzungen von ATP/ DNS-Molekülen in Enzyme
Glykogen	Kohlenhydrat-Speicherform beim Menschen; v.a. in der Leber und in den Muskeln
Glycose	Traubenzucker, zählt zu den Monosacchariden (Einfachzucker)
Granulationsgewebe	bei Entzündung und Wundheilung auftretende zellreiche, weiche Gewebsneubildung
Hämodialyse	Blutwäsche
Helicobacter	Bakterien, welche chronische Magenschleimhautentzündung, Magen- und Zwölffingerpylori-Darmgeschwüre verursachen
Hepatitis	Leberentzündung; Gelbsucht (Bilirubin gelangt ins Blut)
Herpes	mit Bläschenbildung einhergehender Hautausschlag (z. B. an Lippen, Haut und Schleimhäuten); Viruskrankheit
Histamin	Neurotransmitter und lokaler Signalstoff zur Regulierung des Wasserhaushaltes im Körper
Homöopathie	von Samuel Hahnemann 1810 eingeführte Heilmethode
Hormonrezeptor	gewebsspezifischer Eiweißkörper der Zellmembran, an dem das Hormon gebunden wird
humoral	die Körperflüssigkeit betreffend, auf dem Wege über die Körperflüssigkeit erfolgend
Hydrolyse	Spaltung einer Verbindung durch Wasser

FREMDWÖRTER-INDEX

Hypothyreose	Unterfunktion bis Funktionsausfall der Schilddrüse mit Verminderung des Thyroxingehaltes des Blutes
Immagination	Einbildungskraft; Phantasie; bildhaftes Denken; Fähigkeit, sich abwesende Gegenstände, Personen, Situationen in Form von Vorstellungen zu vergegenwärtigen
Immunglobulin	Antikörper der spezifischen körpereigenen Abwehr, die der Organismus bildet, um bestimmte Eindringlinge, Antigene, unschädlich zu machen; spezifische Plasmaproteine, die exakt auf die spezielle Oberflächenstruktur eines Fremdstoffes passen
Immunität	veränderte Reaktionsbereitschaft des Immunsystems gegenüber Antigenen (z. B. Viren, Bakterien, Fremdeiweiß)
Immunkomplex	Produkte der Antigen-Antikörper-Reaktion
Immun-modulatoren	Immunstimulanzien; Substanzen, die die Aktivität v.a. des geschwächten Immunsystems anheben
Infusion	tropfenweise Zufuhr größerer Flüssigkeitsmengen
Inhibitor	Hemmstoff
injizieren	relativ schnelles Einbringen (Einspritzen) einer Flüssigkeit (Arzneimittel-, Infusionslösung, Blut) in den Körper
Inosit	zum Vitamin B2-Komplex gerechneter Wuchsstoff; präzisiert die Sauerstoffentladung der roten Blutkörperchen und bewirkt dadurch eine bessere Gewebversorgung; beteiligt am Fettstoffwechsel, Cholesterinspiegel senkend, ausgleichend, beruhigend, Haarwuchs fördernd, vor Arteriosklerose schützend – Inosit und Cholin arbeiten eng zusammen.
Intelligenz-metalle	Elemente mit impulsübertragenden Eigenschaften (Rubidium, Germanium, Caesium, Gold, Silber, Strontium); fördern das präzise Zusammenwirken zwischen Gehirn, Hormonsystem und Seele; können Schlacken im Organismus unschädlich machen
Interferone	von körpereigenen Zellen gebildete Substanzen (Zytokine), die das Immunsystem modulieren, die Vermehrung von Viren und das Zellwachstum hemmen
Interleukine	v.a. von Lymphozyten gebildete Substanzen (Lymphokine), die als Signalstoffe des Immunsystems wirken
intramuskulär	in den Muskel
intrazellulär	im Inneren einer Zelle; das Zellinnere betreffend
Intuition	unmittelbare Anschauung; unmittelbares ganzheitliches Erkennen oder Erfahren von Sachverhalten
Kapillare	Haargefäß
Karma	zentraler Begriff des Hinduismus, Jainismus, Buddhismus – bezeichnet ein universelles Gesetz, nach dem das Leben eines Menschen die Folge seiner Handlungen in einem früheren Leben darstellt, ebenso wie seine Handlungen in seinem gegenwärtigen Leben sind
Karzinogen	krebserzeugender Stoff oder krebserzeugender physikalischer Faktor
Karzinophobie	(krankhaft übertriebene) Befürchtung, an einer Krebskrankheit zu leiden
Lactobacillen	Milchsäurestäbchen; artenreiche Bakteriengattung
Leberzirrhose	Sammelbegriff für Leberkrankheiten, die mit Veränderungen der Läppchestruktur, Leberfibrose und Knotenbildung einhergehen und zu Gefäßverschluß führen
Leukozyten	weiße Blutkörperchen
Lymphokine	Stoffe, die v.a. von T-Lymphozyten nach Kontakt mit ihrem Antigen freigesetzt

FREMDWÖRTER-INDEX

	werden und die zellvermittelten Immunreaktionen wesentlich beeinflussen
Lymphozyten	Untergruppe der weißen Blutkörperchen; immunkompetente« Zellen mit der Fähigkeit zur spezifischen Reaktion auf ein Antigen
Makromolekül	Molekül aus 1000 und mehr Atomen; z. B. zahlreiche Naturstoffe
Makrophagen	große »Freßzellen« des Immunsystems; fressen Fremdmaterial, das durch Lysozym im Zellinneren abgebaut wird
Mamma-Ca	Brustkrebs
Metastasen	Absiedelung, Tochtergeschwulst
Methylxanthine	Purinderivate; v.a. Coffein, Theophyllin (in Kaffee und Tee vorkommend), Theobromin (coffeinähnl.Alkaloid der Kakaobohne)
Mikroben	Mikroorganismen, mit bloßem Auge nicht sichtbare tierische und pflanzliche Kleinlebewesen
Mitochondrien	Oganell als »Kraftwerk« der Zelle für die Umwandlung von Substraten in energiereiches ATP; liefern dem Organismus die benötigte Energie für die Zellfunktion
intramuskulär	in den Muskel
Neurotransmitter	Überträgerstoffe, die Signale von Nervenzellen weiterleiten
Niacin	Vitamin B3, wasserlöslich; bedeutend für Haut, Schleimhaut u. Gehirnstoffwechsel; bei Durchfall, Erbrechen, Magen- u. Darmstörungen; Schutzvitamin für das Nervensystem
Nitrosamine	NO-haltige organische Verbindungen aus sekundären Arminen und HNO2; z.T. kanzerogen
Komplement-System	mehr als 15 Eiweiße (Glykoproteine) im Blutplasma, die an der unspezifischen Abwehr von Krankheitserregern beteiligt sind
Leukozyten	weiße Blutkörperchen
Lipid	Fett
Lymphozyten	Zellen, die zur Resistenz von Bakterien, Allergien, bzw. Infektionen benötigt werden und in der Antikörperherstellung involviert sind
Mesenchym	Muttergewebe des Bindegewebes sowie der daraus sich entwickelnden Stützgewebe (Knorpel-, Knochengewebe), des Fettgewebes, des Blutes, der Blut- und Lymphgefäße
Mykose	durch Pilze verursachte Krankheiten
Noxe	Schädlichkeit, Krankheitsursache
Ödem	Gewebswassersucht; Ansammlung von Flüssigkeit aus dem Gefäßsystem in den Gewebsspalten von Haut und Schleimhäuten, in Nervengewebe, Hohlräumen und -organen
Onkologie	Lehre von den bösartigen Geschwülsten
Onkogene	Gensequenzen in normalen Zellen, aus Tumorviren stammend oder in Tumorviren
Östrogene	weibliche Geschlechtshormone
Ovarial-Ca	bösartige Erkrankung der Eierstöcke
Pankreas	quer im Oberbauch hinter dem Magen liegende »Bauchspeicheldrüse«
Papain	Wirkstoff aus dem Milchsaft der Papaya-Frucht
pathogene Mikroorganismen	krankmachende, mit bloßem Auge nicht sichtbare tierische und pflanzliche Kleinlebewesen wie Bakterien oder Viren
peripher	zur Körperoberfläche hin
Pharmazeutik	dem Apothekerberuf zugrundeliegende Wissenschaft von den Arzneimitteln und ihre Herstellung
Phenolsäuren	sekundäre Pflanzenstoffe mit antikancerogener, antioxidativer, antimikrobieller und cholesterinsenkender Wirkung; beeinflussen die Stärkeverdauung/ den

FREMDWÖRTER-INDEX

	Blutglucosespiegel
Phytoöstrogene	wirken durch einen Rezeptor im Inneren der Körperzellen, der sich nahe des Zellkerns befindet, auf die hormonelle Situation im Körper, ferner antikanzerogen u. antioxidativ;enthalten in Getreide, ballaststoffreicher Kost u.gemüse (Sellerie, Petersilie, Leinsamen)
Phytosterine	Pflanzenstoffe, welche den Cholesterinspiegel senken und die Krebsentstehung hemmen können; v.a. in fettreichen Pflanzenteilen enthalten (Keimöle, Kürbikerne, Sesamsaat ...)
Polysaccharide	hochmolekulare Kohlenhydrate; kettenförmig aneinandergereihte Einfachzucker
Präventation	Vorkehrungen zur Verhinderung von Krankheiten; gesundheitserhaltende Maßnahmen
Prostaglandine	aus essentiellen Fettsäuren aufgebaute lebenswichtige Wirkstoffe; Sie steuern, regulieren und koordinieren eine Vielzahl physiologischer Prozesse in Körper und Gehirn
Prostata	männliche Vorsteherdrüse
Protease	eiweißspaltende Enzyme
P.Inhibitoren	sekundäre Pflanzenstoffe, die eiweißspaltende Enzyme hemmen
proteolytisch	Eiweiß verdauend bzw.hydrolysierend
Psycho-Neuro-Immunologie	Forschungsbereich innerhalb der Psychosomatik, der die Wechselwirkungen zwischen dem psychischen Erleben und Verhalten, dem Nervensystem und dem Immunsystem untersucht
Purine	an Phosphorsäure gebundene und wichtige Bausteine von Kerneiweißstoffen
Pyrogen	hitzebeständiger, dialysierbarer Oligo-, Poly- und Lipopolysaccharid (Zucker) oder Polypeptid (Fett) aus apathogenen und pathogenen Bakterien, die beim Menschen in sehr kleinen Mengen Schüttelfrost und Temperaturanstieg bewirken
Regression	Rückbewegung, Rückentwicklung
Remission	das vorübergehende Nachlassen chron.Krankheitszeichen, ohne Erreichen der Genesung
Retikulo-endo-theliales System	Funktionseinheit aus Zellen, die zur Aufnahme und Speicherung von Stoffen befähigt sind
Rezidiv	»Rückfall« einer Krankheit; i.e.S. ihr Wiederauftreten nach völliger Abheilung; bei Tumoren nach zunächst (scheinbar völlig) erfolgreicher OP oder Strahlentherapie
Revitalisierung	Wiederherstellen der normalen Vitalität (nach Krankheiten) durch stärkende und rehabilitierende Maßnahmen
Rezeptor	für spezifische Reize empfindliche und einen besonderen Aufbau besitzende »Empfangseinrichtung« einer Zelle, eines Organs oder Systems
Rhesus-Faktor	erbliche, der Erythozytenmembran eigene Blutgruppeneigenschaft
Saponine	sekundäre Pflanzenstoffe; stark bitter schmeckende, oberflächenaktive Substanzen in Hülsenfrüchten u.Spinat, die Komplexe mit Eiweißen und Fetten bilden und v.a. im Magen-Darm-Trakt wirken, da sie kaum resorbiert werden; antikancerogene, antimikrobielle, cholesterinsenkende, entzündungshemmende u. immunstimulierende Eigenschaften
Silymarin	Wirkstoff aus der Mariendistel
spasmolytisch	entkrampfend
Streptokokken	Bakteriengattung grampositiver Kokken; natürliche Bewohner von Schleimhäuten
Suggestion	Eingebung; Beeinflussung des Denkens, Fühlens, Wollens und Handelns eines Menschen unter Umgehung seiner rationalen Persönlichkeitsanteile
Sulfide	sekundäre Pflanzenstoffe; bilden die Hauptwirksubstanz des Knoblauchs, das

FREMDWÖRTER-INDEX

Allicin; wirken antimikrobiell, antioxidativ, antikancerogen, hemmen die Blutgerinnung, aktivieren das Immunsystem, regen Speichelfluß, Magensaftsekretion und Darmperistaltik an, senken Blutdruck und Cholesterinspiegel und wirken entzündungshemmend

Sulfonamide
Bakterienwachstum hemmende Chemotherapeutika

Symbiose
dauerhaftes Zusammenleben verschiedenartiger – einander speziell angepaßter – Lebewesen (Symbionten) zum gegenseitigen Nutzen; z. B. Mensch und Mikroorganismen

Symphatikus
dem Parasympathikus entgegenwirkender Teil des vegetativen Nervensystems

Symptom
Krankheitszeichen in der Medizin

Terpene
sekundäre Pflanzenstoffe; Aromastoffe wie z. B. Menthol in der Pfefferminze oder Carvon im Kümmelöl; wirken antikancerogen und steigern die Entgiftung in Leber und Dünndarm

Thrombozyten
Blutplättchen; kleine Blutelemente mit wesentlicher Funktion bei der Blutgerinnung

T.-Konzentrat
aus Frischblut gewonnene, durch Volumeneinengung von thrombozytenreichem Plasma hergestellte Blutkonserve

Thyroxin
Haupthormon der Schilddrüse

Toxin
wasserlöslicher Giftstoff; Protein oder Lipopolysaccharid mit genetisch fixierter Bildung

Toxizität
Giftigkeit einer Substanz

Transfettsäuren
durch Erhitzen und industrielle Verarbeitung (Fetthärtung) verlieren die Fette ihren essentiellen Charakter. Die räumliche Struktur an einer Doppelbindung wird durch diese Verfahren verändert. T. wirken sich schädigend auf den Aufbau der Zellmembran und des Zellstoffwechsels aus.

Trypsin
Haupt-Enzym der Bauchspeicheldrüse (Eiweißverdauung!)

TNF
Tumor-Nekrose-Faktor; von Zellen des Makrophagen-/Monozyten-Systems gebildeter oder gentechnisch hergestellter Faktor, der zur Auflösung bösartiger Zellen führt

Tumormarker
spezielle Stoffe, die von der Geschwulst ins Blut abgegeben werden

Ubichinon/
Coenzym Q 10
ein essentieller Mikronährstoff mit Vitamincharakter, welcher an der intrazellulären Energiegewinnung in den Mitochondrien iligt ist und eine vorzeitige Zell-/ Organalterung verhindert

Ungesättigte
Fette
Fette mit Doppelbindungen im Molekül, d.h. mit hoher Bindungsenergie, mit Elektronen beladen, mit hoher Sauerstoffaffinität

vegetativ
unbewusst, unwillkürlich

vegetatives
Nervensystem
Teil des peripheren und zentralen Nervensystems, der der Regelung der unbewussten – und vom Willen weitgehend unabhängigen – inneren Lebensvogänge und deren Anpassung an die Erfordernisse der Umwelt dient

Viren
besonders kleine Krankheitserreger, die sich nur in lebenden Zellen vermehren und auf künstlichem Nährböden nicht züchtbar sind

Visualisierung
Bezeichnung für bildhafte Formulierung und Kommunikation, d.h. für Aufbereitung von Informationen mit v.a. bildlichen Mitteln wie durch visuelle Wahrnehmung

Vitalstoffe
Vitamine, Mineralstoffe, Spurenelemente, Enzyme, hochungesättigte Fettsäuren, natürliche Aromastoffe, Faserstoffe (Ballaststoffe), sekundäre Pflanzenstoffe und Wasser

Xanthophyll
Pflanzenfarbstoff; gelbes sauerstoffhaltiges Carotinoid; zum größten Teil in den Blättern der Pflanzen enthalten; schützt die Zellen vor schädigendem Lichteinfluß

FREMDWÖRTER-INDEX

xenogene Peptide	Eiweiße artfremder Herkunft
Zellmembran	Schutzhülle und hochkomplizierter Filter, der die Aufnahme von Nährstoffen aus der Zwischenzellflüssigkeit ermöglicht und gleichzeitig Schlackenstoffe vom Zellstoffwechsel in die Zwischenzellflüssigkeit zum Weitertransport abgibt
Zyste	durch eine Gewebskapsel abgeschlossener Gewebshohlraum mit flüssigem Inhalt
Zytokine	von einer Vielzahl von Zellen gebildete und sezernierte Substanzen, die als interzelluläre Mediatoren zur Aktivierung von Zellen beitragen (Lymphokine, Interkeukine, Monokine, Wachstumsfaktoren)
Zytolyse	Zelltod, bei dem die Zelle durch Einwirkung hydrolytischer Enzyme weitgehend aufgelöst wird
Zytostatika	Medikamente (Chemotherapeutika) zur Behandlung bösartiger Erkrankungen mit der Gefahr schwerer Nebenwirkungen
zytotoxisch	zellvergiftend, -schädigend; Zytotoxine sind Zellgifte

SENSEI Verlag – wir sorgen uns um ihre Gesundheit

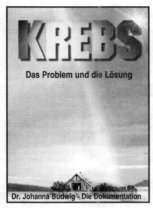

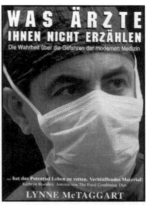

Seit über 40 Jahren behandelt die mehrfach für den Nobelpreis nominierte Wissenschaftlerin, Frau Dr. Johanna Budwig, erfolgreich Krebskranke. Mehr als 50% ihrer Patienten sind Ärzte oder Angehörige von Ärzten, die wissen, warum sie sich bei einer so ernsthaften Erkrankung auf die Erfahrungen dieser brillianten Physikerin, Chemikerin und Pharmakologin verlassen, anstatt sich der herrschenden Meinung anzuschließen, die da sagt, daß Tumore durch Chemotherapie und Bestrahlung zerstört werden müssen. Frau Dr. Budwig erklärt in diesem Buch ausführlich, welche Theorien hinter ihrer Therapie stehen und wie einfach die Umsetzung der Therapie sein kann. Dieses Buch sollte jeder Krebskranke und Onkologe lesen. 140 S. € 15,30

In diesem Buch werden nicht nur Krebsbehandlungen etwas kritischer betrachtet, sondern auch die Früherkennungstests wie Abstrich oder Mammographie etwas genauer angeschaut. Die Autorin, beschreibt, daß gern benützte Worte wie "Tumorverkleinerung" und "positive Reaktion auf die Behandlung" nicht unbedingt gleichzusetzen sind mit Überlebenschance oder Lebensqualität. Anmerkung: Damit ein Medikament die Zulassung bekommt, muß es nur nachweisen, daß es Tumore schrumpfen läßt und nicht, daß es Leben verlängert. Inhalt: Diagnostische Übertreibungen, Cholesterin-Trugschluß, Impfungen, Antibiotika, Zahnmedizin, Operationen, Verantwortung übernehmen und vieles, vieles mehr. 430 Seiten nur € 18,90

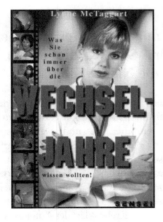

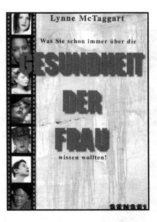

Was sie schon immer über die *Wechseljahre* wissen wollten

In diesem Buch teilt die Erfolgsautorin des Buches "Was Ärzte Ihnen nicht erzählen" ihre Erfahrungen über die Menopause mit, die sie als Herausgeberin medizinischer Magazinen in den letzten Jahren erfahren hat. Lynne McTaggart gehört sicherlich weltweit zu den anerkanntesten Medizin-Journalistinnen. A5, 90 Seiten nur € 10,20

Was Sie schon immer über die *Gesundheit der Frau* wissen wollten

Verhütung: Die Pille ..., **Frauenbeschwerden**: Blasenentzündung, Myome, Endometriose, PMS..., *Pränatale Tests*: Vorsorgeuntersuchungen, Ultraschall.... *Krebs*: Brustkrebs, Mammographie, Eierstockkrebs, Gebärmutterhalskrebs, Abstrich. **Menopause**: Welche Alternativen gibt es. A5, 132 Seiten nur € 12,70

SENSEI Verlag – wir sorgen uns um ihre Gesundheit

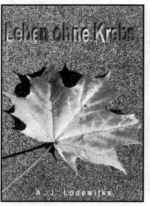

Der Holländer A.J. Lodewijkx beschäftigt sich schon seit über 30 Jahren intensiv mit der Krebsproblematik. Er hat sich in dieser Zeit intensiv mit den Forschern Budwig, Seeger, Warburg, Jung, Kuhl, Wendt, Issels, Spengler und Koch beschäftigt. Dabei fand er einen roten Faden der Therapie heraus, welchen er in seiner Therapien seit nunmehr 3 Jahrzehnten erfolgreich einsetzt. Wer sich als Leser darüber informieren will, wie Krebs entsteht und warum Ernährung und Entgiftung eine zentrale Rolle in allen Krebstherapien spielt, für den ist dieses Buch ein Juwel. Zusätzlich klärt der Autor auf, wie er Krebs diagnostiziert bzw. welche Methoden er zur Therapiekontrolle anwendet. A5, 224 Seiten nur € 20,40.

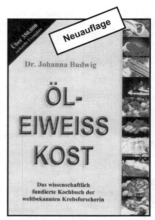

Öl-Eiweiß Kost, In diesem Buch geht es um die Praxis der erfolgreichen Krebstherapie. Es werden mehr als 160 Menüvorschläge präsentiert und auf wenigen Seiten noch einmal alle wichtigen Ernährungsschritte erklärt. E. Clement, Magazin *Regeneration:* "Diese einfache Therapie hat gegenüber all den anderen zwei Nachteile:
1. sie sieht zu einfach aus, klingt nicht gelehrt;
2. sie erfordert eine persönliche Anstrengung, ein Umdenken. Sie ist aber die einzig biologisch vollwertige Methode." Dieses Buch ist das Praxisbuch zum erfolgreichen Titel von Frau Dr. Budwig: **Krebs - das Problem und die Lösung**. A5, 180 Seiten nur € 15,30.

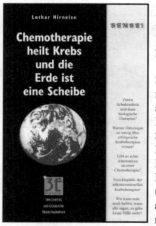

„Zukünftig wird es nur noch zwei Gruppen von Krebskranken geben. Solche, die dieses Buch gelesen haben – und die Nichtwissenden."

Seit vielen Jahren bereist Lothar Hirneise die ganze Welt auf der Suche nach den erfolgreichsten Krebstherapien und klärt Menschen darüber auf, dass es mehr als Chemotherapie und Bestrahlung gibt. International anerkannt als eine der wenigen Kapazitäten auf diesem Sektor, beschreibt er in dieser Enzyklopädie der unkonventionellen Krebstherapien seine jahrelange Forschung. Detailliert erfährt der Leser, warum auch so genannte Experten in Wahrheit nur wenig über Krebs wissen. Neben der Beschreibung von über 100 Krebstherapien und Substanzen zur Behandlung von Krebs, klärt der Autor auch darüber auf, welche Krebstherapien bei welchen Krebsarten in der Schulmedizin angewandt werden und was man als Patient unbedingt wissen muss, bevor man sich solchen Therapien unterzieht. Erstmals wird auch das 3E-Programm beschrieben, das auf der Auswertung der Krankengeschichten von Tausenden von Menschen beruht, die Krebs in einem sehr späten Stadium überlebt haben. Erfahren Sie, warum so viele Menschen an Krebs sterben müssen und andere nicht. Das Buch liefert nicht nur eine unglaubliche Menge an Informationen, sondern hilft dem Krebskranken auch durch aktive Übungen des 3E-Programmes, seinen eigenen Weg zu finden, um Krebs zu heilen. Großformat, 760 Seiten nur € 39,90.